胎儿心脏超声全解

·主编·

［日］川泷元良

·译·

孙心平　穆玉明　赵　晖　赵　映
王建华　高俊雪　孙文堃

·审校·

李建国　孙心平

中国纺织出版社有限公司

图书在版编目（CIP）数据

胎儿心脏超声全解 / （日）川泷元良主编；孙心平等译 . -- 北京：中国纺织出版社有限公司，2024.9
ISBN 978-7-5064-9270-6

Ⅰ . ①胎… Ⅱ . ①川… ②孙… Ⅲ . ①胎儿—心脏病—超声波诊断 Ⅳ . ① R714.504

中国国家版本馆 CIP 数据核字（2023）第 213934 号

本书中关于药物的不良反应、用药时间等均有详细的描述和建议，但是这些内容可能会发生变化。关于本书中提到的药品，请充分参考产品附带的制造商信息。

原文书名：胎児心エコーのすべて
原作者名：川瀧元良
TAIJI SHIN ECHO NO SUBETE
©MOTOYOSHI KAWATAKI 2017
Originally published in Japan in 2017 by MEDICAL VIEW CO., LTD.
Chinese (Simplified Character only) translation rights arranged with
MEDICAL VIEW CO., LTD. through TOHAN CORPORATION, TOKYO.
本书中文简体版经 MEDICAL VIEW CO. 授权，由中国纺织出版社有限公司独家出版发行。
本书内容未经出版者书面许可，不得以任何方式或任何手段复制、转载或刊登。
著作权合同登记号：图字：01-2020-5314

责任编辑：傅保娣　　责任校对：高　涵　　责任印制：王艳丽

中国纺织出版社有限公司出版发行
地址：北京市朝阳区百子湾东里 A407 号楼　邮政编码：100124
销售电话：010—67004422　传真：010—87155801
http://www.c-textilep.com
中国纺织出版社天猫旗舰店
官方微博 http://weibo.com/2119887771
北京华联印刷有限公司印刷　各地新华书店经销
2024 年 9 月第 1 版第 1 次印刷
开本：787×1092　1/16　印张：28.75
字数：500 千字　定价：198.00 元

凡购本书，如有缺页、倒页、脱页，由本社图书营销中心调换

推荐一

祝贺李建国教授主审的译著《胎儿心脏超声全解》即将出版发行。李建国教授是我敬重的一位超声专家，他是中国超声医学工程学会第3任会长，有很高的学术造诣，平易近人。我与穆玉明教授、王建华教授两位译者相识多年，两位教授长期从事心脏超声医教研工作，具有扎实的临床功底和丰富的超声心动图专业知识。很重要的一点，三位教授都曾留学日本，精通日语，本书的翻译十分流畅，用最准确的文字表达出原作者的观点。

先天性心脏病位居我国出生缺陷首位，是婴幼儿死亡的首位原因。我国每年新增约15万的先天性心脏病患儿，其中复杂先天性心脏病占30%~40%。若能在妊娠期尽早发现胎儿心脏发育畸形，则可降低严重心脏畸形胎儿的出生率和围产期死亡率，对优生优育具有重要意义。早在1982年，美国Greggory等就提出可采用超声技术对胎儿心脏进行检查。从2014年美国心脏协会（AHA）发布"胎儿心血管疾病诊断治疗科学声明"，到2018年中国医师协会超声医师分会发布"中国胎儿心脏超声检查指南"，再到2022年发布"先天性心脏病产前产后'一体化'诊疗模式中国专家共识"，倡导胎儿先天性心脏病围产期分级管理，分级管理有利于提高胎儿先天性心脏病救治的成功率。近10年来，胎儿超声心动图已经成为产前评估胎儿心脏畸形最主要的检查手段，并得到迅速的推广和应用，规范化的胎儿超声心动图检查可明显提高先天性心脏病的检出率。由于胎儿心脏扫查独有的特点，如胎儿体位、快速的胎心率、有限的透声窗以及胎儿特殊的血流动力学等，加之先天性心脏病种类的多样性和复杂性，准确诊断胎儿心脏发育畸形仍然具有很高的挑战性。

认真阅读完，我欣喜地发现本书编写新颖，章节编排合理有序，首先介绍心脏发育、胎儿心脏筛查方法及培训，接着详细讲解了约20种胎儿心脏病的概念、血流动力学改变、筛查切面、检查要点和技巧、产后的内科治疗策略、外科手术、家庭指导和预后等内容。切实提高对胎儿心脏超声图像的识别能力是学习胎儿心脏超声的重点，本书大量精美的超声图像，配以示意图，令人爱不释手，有助于读者深入理解胎儿心脏超声。主编及20多位作者分享了他们宝贵的临床经验，讲解深入浅出，实战性、针对性强，知识点梳理详尽，为年轻超声医师学习掌握胎儿心脏超声基础知识及先天性心脏病的超声诊断，提供了一本非常好的实用工具书。

从事胎儿超声心动图检查的医师充分理解、掌握胎儿心脏正常和异常的解剖学知识是提高先天性心脏病诊断准确性的有效途径，2012年我和另外两位教授曾主译《胎儿心脏超声解剖》，由此与胎儿心脏超声结缘。时隔9年，2021年我又作为新版《胎儿心脏超声解剖》的主审，《胎儿心脏超声全解》可视作此书的姐妹篇，相信会深受读者的喜爱。

唐红

四川大学华西医院
中国超声医学工程学会副会长

推荐二

　　随着我国孕妇产筛工作的不断推广和深入，以及家长对出生婴儿健康状态的期望不断提高，各地方医院对胎儿产前筛查和胎儿心血管病的重视也不断加深。由日本川泷元良主编，孙心平、穆玉明、赵晖、赵映、王建华、高俊雪、孙文墅教授主译，李建国、孙心平教授审校的《胎儿心脏超声全解》，详细阐述了胎儿心血管病的发生机制，超声诊断及要点、技巧和注意点，内科治疗和外科手术方式，以及预后等，是日本第一本关于胎儿心血管病的完整教科书，对我国临床医师尤其是产科和儿科医师、超声工作者具有较好的指导作用。译者队伍阵容强大，很多译者都有长期在日本工作学习经历。李建国教授作为审校对书稿校对付出了大量时间和精力，他本人也曾在日本留学工作过一段时间，保证了本书翻译的准确性和文字的通顺性。这是一本值得学习和参考的专业书籍。

国家心血管病中心、中国医学科学院阜外医院超声影像中心
中国超声医学工程学会超声心动图专业委员会主任委员

推荐三

二十世纪中叶胎儿超声心动图的出现，改变了人类无法直观观测胎儿心脏的历史。随着超声成像技术的不断发展，胎儿心脏的观测由一维的 M 型超声心动图，逐步发展至二维和三维超声心动图，观测内容也由动态解剖结构观测发展至心腔内血流和心肌力学状态观测与量化评估。目前，胎儿超声心动图的广泛临床应用避免了大量严重心血管系统发育畸形的胎儿出生，已经改变了儿童和成人心血管疾病的谱系和临床心血管疾病诊断和治疗的现状，同时极大地提升了我国人口素质，减轻了家庭和社会的经济和社会负担。

毋容讳言，在我国胎儿超声心动图的临床应用仍非常不充分。由于其具有较长的学习曲线和较高的技术门槛、较为复杂的检查操作流程和较大的医疗风险等特点，胎儿心脏疾病的超声心动图诊断无论在我国经济发达地区还是广大边远地区和少数民族地区仍然需要大力的推广应用。

日本医学界在胎儿超声心动图学的建立和发展方面，做出了非常杰出的贡献，系统性建立包括胎儿超声心动图学和儿童超声心动图学在内的人类胎儿和儿童快速发育期的无创心血管系统观测技术方法并应用于临床实践。1984 年日本 Aloka 公司研制出了世界上第一台彩色多普勒超声诊断仪。1986 年日本超声医学代表团访问四川，为我国带来了包括胎儿心血管疾病超声心动图诊断的新知识和新技术。推动形成了我国超声医学界在1990 年前后胎儿心血管疾病诊断研究和临床应用的第一个高潮。在那个时期，成长出了一批杰出的中国胎儿超声心动图专家，为我国追赶国际先进发达国家胎儿心血管病学科打下了基础。

日本胎儿心脏病学家川泷元良主编的胎儿心脏病学教科书《胎儿心脏超声全解》从胎儿心脏解剖结构和功能发生发育、胎儿心血管疾病筛查到各种主要胎儿先天性心脏疾病超声心动图诊断，从胎儿心脏功能评估到三维超声以及远程超声心动图诊断，从罹患先天性心脏病胎儿出生后的诊断和治疗管理到预后评估和伦理家庭支持等各个方面，用简练朴质的语言进行了系统的讲解。

各位译者结合自身丰厚的胎儿超声心动图技术和理论积累，用非常翔实、精准的中文专业表述，进一步升华了这本医学著作的专业价值。该译著图文精美，有助于我国广大围生医学工作者更为深刻地理解现代超声医学成像技术的重要性和不可替代价值并在临床实践中主动加以应用。

在此，谨代表中国医药教育协会超声医学专业委员会对这本译著的顺利出版表达衷心的祝贺。感谢各位译者的辛勤付出，愿译著的出版能够有助于进一步推动我国胎儿超声心动图学的进步。

尹立雪

中华医学会理事

中国医药教育协会常务理事、超声医学专业委员会主任委员

● 推荐四

　　《胎儿心脏超声全解》一书系统介绍了胎儿心脏超声在产前重症心血管疾病的诊治规范和进展，重点突出地介绍了日本最新的胎儿心脏超声筛查和培训内容，针对内脏异位综合征等 19 种胎儿期重症心血管疾病，从胚胎基础、病理分型、超声切面显示与分析、三维超声新技术应用、宫内宫外一体化诊治思路和伦理与健康管理等方面进行了详细的讲解和经验分享，具有很高的学术价值和指导意义。

中国医科大学附属盛京医院
海峡两岸专家委员会主任委员

推荐五

我非常荣幸能够对这本由孙心平、穆玉明等翻译的《胎儿心脏超声全解》一书进行评议。本书是一部内容翔实、结构严谨的胎儿心脏超声专著，对于从事胎儿心脏病诊断与治疗的医务工作者具有重要的参考价值。

首先，本书详细介绍了胎儿心脏超声检查的基础理论与技术要点，内容涵盖了正常胎儿心脏解剖、常见及罕见心脏畸形的超声诊断特征等。这些内容不仅为新手提供了入门指南，同时也为有经验的专业人士提供了深入研究的依据。其次，本书配有大量高清图像和丰富的病例展示，通过图文结合的方式，使读者更容易理解和掌握复杂的超声图像和诊断思路。每个章节的案例分析部分，都详细列举了病史、超声图像分析及诊断要点，为临床实践提供了宝贵的参考。此外，本书还介绍了最新的胎儿心脏超声技术和进展，例如三维超声、胎儿心功能评估等前沿技术的应用，使读者能够及时掌握学科发展的动态。书中还讨论了围产期团队医疗的重要性及其在胎儿心脏超声诊断后的应用。伦理部分探讨了与胎儿心脏疾病医学治疗相关的问题，为医务工作者提供了宝贵的伦理指导。最后，本书强调了为确诊胎儿提供家庭支持的重要性，为读者提供了丰富的家庭支持策略和建议。

作为一名专注于心脏超声的医生，我深知胎儿心脏超声在临床中的重要性和复杂性。这本书无疑是对该领域的宝贵补充，为医务工作者提供了系统而全面的知识体系。我相信，本书的出版必将推动胎儿心脏超声诊断水平的进一步提高，为胎儿心脏病的早期诊断和干预提供更为精准的医疗服务。

本书的译者和审校者耗费大量时间和精力进行了精准和卓越的翻译，展现出了非凡的翻译能力和专业精神，正是译者和审校者的辛勤工作和专业精神给我们呈现了一部精美翔实的胎儿心脏书籍。

总之，《胎儿心脏超声全解》一书内容翔实、结构合理、图文并茂，不仅在技术层面提供了详细的指导，还在团队医疗、伦理问题及家庭支持等方面进行了全面的探讨，是一本不可多得的专业参考书籍。我强烈推荐从事胎儿心脏病诊治的医生及相关专业人员阅读此书。

昆明医科大学附属延安医院超声科主任

云南省超声医学工程学会会长

推荐六

　　胎儿心脏超声检查作为产前诊断的重要手段，对于评估胎儿心脏结构和功能、早期发现先天性心脏病具有不可替代的作用。这本《胎儿心脏超声全解》以其全面、深入且实用的内容，为广大超声医生、妇产科医生以及准父母们提供了宝贵的知识和参考。

　　一、内容全面且系统

　　书中首先详细介绍了胎儿心脏发育及心脏超声检查的基本原理、技术要点以及正常胎儿心脏的解剖和生理特点，该部分就涵盖了大量的高清图像，图片精美易懂，为读者打下坚实的理论基础。随后，在胎儿诊断各论部分，分别阐述了各种先天性心脏病的超声表现、诊断要点和鉴别诊断方法，涵盖多种心脏畸形，包括各种复杂心脏畸形，如法洛四联症，三尖瓣闭锁等，以及各种心律失常等。此外，还对目前的远程诊断，远期预后，出生后的治疗、团队医疗等进行了详细的论述，对于危重症的严重程度进行分类，指出了产科医生、外科医生、新生儿科医生、重症心脏科等不同部门医生的职责，并在伦理和家庭支持等方面也进行了客观的分析和讨论，使每个家庭对胎儿的疾病及预后有更加全面和清晰的认识，帮助他们做出最终的决定以及对孕产妇进行协同支持，这对每个家庭都至关重要。

　　二、图像清晰，实例丰富

　　书中所配的超声图像质量高，清晰地展示了胎儿心脏的各个结构和病变特征，有助于读者更好地理解和掌握相关知识。同时，丰富的病例实例不仅增加了内容的趣味性和可读性，还让读者能够在实际操作中借鉴经验，提高诊断水平。

　　三、语言通俗易懂

　　作者在阐述专业知识时，语言简洁明了，避免了过多的专业术语和复杂的句式，使非超声专业的读者也能够轻松理解。同时，书中还设置了许多小标题和小结，便于读者快速抓住重点，提高阅读效率。

　　四、实用性强

　　本书不仅适用于超声专业医生的学习和培训，对于妇产科医生在临床工作中及时发现胎儿心脏异常、为孕妇提供准确的咨询和建议也具有重要的指导意义。此外，对于准父母们来说，通过阅读本书，可以更好地了解胎儿心脏超声检查的重要性和意义，减轻对胎儿健康的担忧。

　　总体而言，《胎儿心脏超声全解》是一本具有很高学术价值和实用价值的书籍，对于推动胎儿心脏超声检查技术的普及和提高我国先天性心脏病的产前诊断水平将发挥重要的作用。

郑春华　包　敏

首都儿科研究所附属儿童医院

译者序

　　由日本川泷元良先生主编的《胎儿心脏超声全解》，在日本享有非常好的声誉，对提高日本胎儿心脏先天性疾病的诊断准确率，起到了非常重要的作用。本书有 12 章，详细讲解了胎儿胚胎时期心脏的发育过程，各种各样的胎儿心脏先天性疾病的病理、血流动力学改变，采用了大量典型超声图像予以展示，图文并茂、易学易懂。本书在超声筛查胎儿心脏先天性疾病方面，用了大量的篇幅，从如何看胎儿的小心脏，到胎儿心脏检查步骤、探头的移动方法、彩色多普勒血流显示、胎儿特殊位置的应对策略、观察胎儿的标准断面、各个断面的观察重点与要点、胎儿心脏超声报告模版、如何应对日常工作中感到疑惑的问题等，都进行了非常详细的说明，细化到了耦合剂的使用，可谓用心良苦。胎儿先天性心脏疾病的超声筛查是一个复杂的过程，但是只要按规范一步一步实施，就可以做到检查全面，诊断准确，本书对胎儿心脏筛查顺序给出了明确规定。本书的另一个大的看点就是添加了大量的模式图，虽然超声图像已经非常清楚了，也非常典型了，但是对初次接触胎儿心脏超声的医生来说还是有难度的，有了模式图就非常容易理解了，对于初学者非常有利。日本学者以重视基础而著称，本书中体现的更加明显。

　　本书由北京大学人民医院李建国教授牵头组织翻译，各位译者也都是在国内享有盛誉的大家，都有日本留学的经历，对日语书籍有着深刻的了解，虽然不能把作者的全部思想都翻译的那么完美，但是基本上也达到了 90% 左右，将本书的精华都翻译非常到位。提高人口素质，降低患有先天性疾病的孩子出生率，是我们国家的国策，胎儿先天性心脏疾病的发生率在胎儿先天性畸形中占比比较高，如果将患有先天性心脏疾病的胎儿及时、准确地筛查出来，可有效降低家庭、社会的负担。相信本书的出版发行对提高我国胎儿先天性心脏疾病的诊断准确率，会起到非常大的帮助，非常期待本书尽快与广大读者见面。

孙心平

清华大学附属垂杨柳医院

前言

这次由川泷元良先生编写的《胎儿心脏超声全解》出版，对于 30 年来既是知己又是同事的我来说，写前言是我的荣幸。

1986 年秋，川泷先生作为无薪实习医生来到了我当时工作的神奈川县儿童医疗中心心血管科。当时的神奈川县医院严格限制着医生数量的定额要求，川泷先生在被录用为带薪职员之前的大约 1 年时间里，作为无薪实习医生住在心血管科病房的值班室，日夜埋头于诊疗和急救工作。从那以后，他对于儿科医学的积极进取和不懈追求一直保持不变。

当川泷先生踏上小儿心脏病学之路时，与目前 90% 以上的患有先天性心脏病和儿童心脏病的儿童可存活至成年的情况相反，当时先天性心脏病正经历艰难的发展过程，与成人心脏病患者相比，在那个时代，只有极少数因救治而受益的新生儿心脏疾病患者。在此期间，断层影像和彩色多普勒血流显像等革命性技术被引入临床，开创了心血管病治疗的新纪元。疾病状态的可视化开辟了一个全新的医疗领域，其中之一就是胎儿心脏病学。从那以后，川泷先生从心血管科医生转变为新生儿科医生，作为以心脏病诊疗为辅助医疗的新生儿科医生，接诊了产前、产后、远程期等大量的胎儿心脏病患儿，有着丰富的诊疗儿童心脏病的经验。川泷先生不仅在日本而且在全世界都不容置疑地被推举为先驱者。

川泷先生已经出版了一本《影像所见胎儿心脏超声的诊断1，2，3》（動画で見る胎児心エコー診断1，2，3）的动态图像胎儿心脏病诊断入门的病例集。这是一部展示了动态图像诊断过程的划时代的著作。本书系统地整理集合了这些入门书，增加了关于各种疾病的见解、诊断诀窍和注意点、疾病发生机制和产后的内科治疗、外科手术、家庭指导和预后等内容，是日本第一本关于胎儿心脏病学的完整教科书。本书不仅可以用作医生和临床技术人员的教科书，还可用作所有从事先天性心脏病执业者的教科书。

2017 年 1 月
地方独立行政法人神奈川县医院机构副理事长
（神奈川县儿童医疗中心前社长，儿科主任）
康井制洋

序言

我们很高兴地宣布《胎儿心脏超声全解》出版了。

1998 年左右，我一边使用手写的超声心动图资料，一边挨家挨户地走访日本神奈川县内的诊所，开始了胎儿心脏筛查的普及活动。那时使用的手写资料不久就整理成《胎儿诊断的方法》（胎児诊断へのアプローチ），10 年过去了。在过去的几年中，我们利用进步显著的 IT 技术举办了远程研讨会（高级研讨会，病例报告会议，专题讲座，纯基础讲座），并取得了令人瞩目的进步，而且有很多人通过全国（日本）各地的远程会场参加了会议。另外，亚洲各国也开始定期使用英语举行会议，活动的幅度和速度都有了显著的进步。这让我想起了 10 年前，关系很好的产科医生对我说的一句充满愤怒的话"为什么一定要看 4CV 以上的断面？"那个时候，法洛四联症（TOF）、右心室双出口（DORV）、完全性大动脉转位（TGA）等心脏疾病，对产科医生来说非常陌生。但是，最近在与产科医生和临床检查技师交谈时，发现谈论起这些疾病的缩写毫无陌生感。这种变化如实表现在胎儿诊断率上。单心室疾病的诊断率现在已经在 90% 以上。并且，长期被认为存在诊断困难的 TGA 胎儿诊断率不知不觉超过了 50%。同时，作为最大难题的肺静脉回流异常，诊断率也将在不久的将来得到改善。

比较《胎儿诊断的方法》和《胎儿心脏超声全解》，可以清楚地看到这 10 年的进步。不仅在胎儿诊断技术，而且在导管治疗、综合治疗和急诊手术方面都取得了飞速的进展。结果显示，救治过去无法处理的极其严重的病例成为可能。虽然远期预后仍然存在问题，但未来的进步值得期待。我们通过反复试验而开始的家庭指导也已开始在每个地区积极发挥作用。我们期待未来 10 年的进步。

迄今为止，我能进行这样的活动，也是因为全国（日本）的参加者，IT 工程师（特别是九州大学医院亚洲远程医疗开发中心的员工），远望大桥（有限公司）的各位，非常感谢您及您家人的支持。另外，感谢中国台湾胎儿诊所同仁的支持。

本书虽然不完美，但我希望它能为日本甚至全世界重症心脏疾病的医疗发展作出贡献。

2017 年 1 月于日本东北新干线隼鸟号列车

日本东北大学妇产科，东北大学大学院医学系研究科融合医工学方向

神奈川县儿童医疗中心围产期医疗部新生儿科

川泷元良

原版书执笔者

主编

川泷元良　　日本东北大学妇产科·东北大学大学院医学系研究科融合医工学方向／
　　　　　　神奈川县儿童医疗中心围产期医疗部新生儿科

执笔者（按编写顺序排序）

松井彦郎　　长野县儿童医院小儿重症监护室主任
内田敬子　　庆应义塾大学保健管理中心／庆应义塾大学医学部儿科
山岸敬幸　　庆应义塾大学医学部儿科教授
辻村久美子　科西妇产科医院超声检查室
芳野奈美　　小阪产科医院医疗技术部超声波室
川泷元良　　日本东北大学妇产科·东北大学大学院医学系研究科融合医工学方向／
　　　　　　神奈川县儿童医疗中心围产期医疗部新生儿科

金　基成　　神奈川县儿童医疗中心心内科
麻生俊英　　神奈川县儿童医疗中心心血管外科主任
长泽真由美　日本国立心血管研究中心儿童心脏病科和围产儿科
稻村　昇　　近畿大学医学部儿科教研室
白井加奈子　草加市立医院儿科
小野　博　　日本国立儿童健康与发展中心心脏病科主任
内藤幸惠　　船桥中央医院新生儿科医生
本田　茜　　广岛市立广岛市民医院综合围产期母子医疗中心新生儿科副主任
村上　卓　　茨城县儿童医院心血管内科小儿专门诊疗部副部长
堀米仁志　　筑波大学医学医疗系儿科教授
前野泰树　　久留米大学医学部儿科副教授
泷闻净宏　　长野县儿童医院心内科主任
石川浩史　　神奈川县儿童医疗中心妇产科主任
安河内聪　　长野县儿童医院心血管中心主任
西畠　信　　综合医院鹿儿岛生协医院儿科
权守礼美　　神奈川县儿童医疗中心新生命支援中心
河津由纪子　市立丰中医院儿科医长，大阪府母子保健综合医疗中心小儿循环科
小泽绫子　　富山大学医学部儿科
市田蕗子　　富山大学医学部儿科副教授

胎儿超声心动图·
日本胎儿心脏病学会的历史

松井彦郎（日本长野县儿童医院小儿重症监护室）

早期通过心率判断的胎儿心脏血流动力学随着胎儿超声心动图的发展而显著改善。随着超声技术的改进而在临床上应用的回波描记技术立即应用于胎儿，M 型超声于 20 世纪 60 年代后半期开始应用于胎儿心脏，B 型超声断层扫描于 20 世纪 70 年代应用于胎儿心脏。先天性心脏病的诊断已开始在临床上应用。通过将 B 型超声与脉冲多普勒/彩色多普勒结合使用，可以进行形态学和血流诊断，并可以评估胎儿宫内和出生后的心脏血流动力学。目前，胎儿超声心动图是儿科心血管医学领域中一个重要的技术。

随着胎儿超声心动图的普及，胎儿心脏病学作为儿科心脏病学的一个专业领域的需求在增加，在 1994 年日本小儿心脏病学会第 30 届帆船年会的的甲板上成立了日本胎儿心脏病研究社，该研究社是日本胎儿心脏病学会的前身。被认定为日本小儿心血管学会的分会之后，1995 年 2 月第一次学术研讨会便在长野县安昙野市举行，之后每年冬天定期举行学术研讨会。随着胎儿心脏超声的普及，活动规模逐渐扩大，2009 年更名为日本胎儿心脏病学会。

日本胎儿心脏病学会除了学术研讨会之外还有很多活动。首先以实现胎儿超声心动图的标准化为目标，2006 年在世界上率先制定了胎儿超声心动图指南，于 2014 年发布英文版，目前已向全世界发布。于 2016 年对美国 2014 年发布的胎儿超声心动图指南进行了日语翻译，努力普及胎儿超声心动图知识。另外，为了在日本全国范围内扩大胎儿心脏超声，2006 年申请了胎儿心脏超声专业诊断（Ⅱ级扫查）作为医疗的新进展，2010 年 4 月，胎儿心脏超声作为胎儿的诊疗首次被纳入保险。

日本 Ⅱ 级胎儿超声心动图的国家注册于 2004 年在保险上市之前开始，到 2015 年已达到 30 000 多次，作为全国（日本）胎儿超声心动图的重要成果使用。

日本胎儿心脏病学会会员人数超过 500 人，是世界上最大的胎儿心脏病学（Fetal Cardiology）学术团体，今后也将成为胎儿心脏病诊疗的中心。

日本胎儿心脏病学会年谱	
1994 年	日本胎儿心脏病研究会成立
2004 年	日本 II 级胎儿超声心动图的国家注册
2006 年	发布了胎儿超声心动图指南（日语版） 胎儿超声心动图高级医学认证
2009 年	更名为日本胎儿心脏病学会
2010 年	胎儿超声心动图纳入保险报销
2014 年	发布了胎儿超声心动图检查指南（英文版）
2016 年	对美国 2014 年发布的胎儿超声心动图指南进行了日语翻译

缩写列表

	英文缩写	英文全称	中文名称
数字	3VTV	3 vessel trachea view	三血管气管切面
	3VV	3 vessel view	三血管切面
	4CV	4 chamber view	四腔心切面
	5CV	5 chamber view	五腔心切面
A	AC	abdominal circumference	腹围
	ACEI	angiotensin converting enzyme inhibitor	血管紧张素转换酶抑制剂
	ACOG	American college of Obstetricians and Gynecologists	美国妇产科学会
	AO	aorta	主动脉
	ARSA	aberrant right subclavian artery	迷走右锁骨下动脉
	ASD	atrial septal defect	房间隔缺损
	ASO	arterial switch operation	动脉转位术
	AVNRT	atrioventricular nodal re-entrant tachycardia	房室结内折返性心动过速
	AVRT	atrioventricular reciprocating tachycardia	房室折返性心动过速
	AVSD	atrioventricular septal defect	房室隔缺损
B	BAS	balloon atrial septostomy	球囊房间隔造口术
	BCPS	bidirectional cavopulmonary connection	双向 Glenn 手术
	BPD	biparietal diameter	双顶径
C	CCAM	congenital cystic adenomatoid malformation	先天性囊性腺瘤样畸形
	CDH	congenital diaphragmatic hernia	先天性膈疝
	CHD	congenital heart disease	先天性心脏病
	CNC	cardiac neural crest	心神经嵴
	COA	coarctation of aorta	主动脉缩窄
	criticl AS	critical aortic stensis	重度主动脉瓣狭窄
	CRL	crown rump length	头臀径
	CS	coronary sinus	冠状窦
	CTAR	cardiothoracic area ratio	心脏 / 胸廓的面积比
	CTR	cardiothoracic ratio	心胸比率
D	D arch	ductal arch	动脉导管弓
	DA	ductus arteriosus	动脉导管
	DAA	double aortic arch	双主动脉弓
	DAO	descending aorta	降主动脉
	DORV	double outlet right ventricle	右心室双出口
E	EAT	ectopic atrial tachycadia	异位房性心动过速
	EF	ejection fraction	射血分数
	EMT	epithelial-mesenchymal transformation	上皮—间质转化
F	f ECG	fetal electrocardiography	胎儿心电图
	FHF	first heart field	第一心区
	FHR	fetal heart rate	胎心率
	FL	femur length	股骨长径
	fMCG	fetal magnetocardiography	胎儿心磁图
	FS	fractional shortening	短轴缩短率
H	HD	high definition	高分辨率
	HLHS	hypoplastic left heart syndrome	左心发育不良综合征
	HR	heart rate	心率
I	IAA	interruption of aortic arch	主动脉弓离断
	IEF	intracardiac echogenic focus	心腔内强回声灶
	IUFD	intrauterine fetal death	胎儿宫内死亡
	IVC	inferior vena cava	下腔静脉

	英文缩写	英文全称	中文名称
L	LQTS	long QT syndrome	长 QT 间期综合征
	LT-BCV	left-brachiocephalic vein	左头臂静脉
	LVOTO	left ventricular outflow obstruction	左心室流出道狭窄
M	MAPCA	major aortopulmonary collateral artery	体肺侧支动脉
	mild TR	mild tricuspid regurgitation	轻度三尖瓣反流
	MPA	main pulmonary artery	肺动脉干
	MPI	myocardial performance index	心肌做功指数
	MSW	medical social worker	医务人员
N	NICU	neonatal intensive care unit	新生儿重症监护病房
	NT	nuchal translucency	胎儿颈项透明层
P	PAIVS	pulmonaly atresia with intact ventricular septum	单纯性肺动脉闭锁
	PA/VSD	pulmonary atresia with ventricular septal defect	肺动脉闭锁伴室间隔缺损
	PAB	pulmonary artery banding	肺动脉环束术
	partival AVSD	partial atrioventricular septal defect	部分性房室隔缺损
	PCD	primary ciliary dyskinesia	原发性纤毛运动障碍
	PCDA	premature constriction of ductus arteriosus	动脉导管提前收缩
	PEO	proepicardial organ	心外膜组织
	PGE$_1$	prostaglandin E$_1$	前列腺素 E$_1$
	PHIS	pediatric health information system	儿科健康信息系统
	PLSVC	persistent left superior vena cava	永存左上腔静脉
	PPHN	presistent pulmonary hypertension of newborn	新生儿持续性肺动脉高压
	PS	pulmonary stenosis	肺动脉狭窄
	PVL	periventricular leukomalacia	脑室旁白质软化症
	PVO	pulmonary venous obstruction	肺静脉狭窄
R	RAA	right aortic arch	右位主动脉弓
	ROI	region of interest	感兴趣区域
	RRF	pulse repetition frequency	脉冲重复频率
	RVDCC	right ventricular dependent coronary circulation	右心室依赖性冠状动脉循环
S	SAS	subaortic stenosis	主动脉瓣下狭窄
	SHF	second heart field	第二心区
	SQUID	superconducting quantum interference device	超导量子干涉仪
	STIC	sepatiotemporal image correlation	时空关联成像
	SVC	superior vena cava	上腔静脉
T	TA	tricuspid atresia	三尖瓣闭锁
	TA	truncus arteriosus	永存动脉干
	TAPVD	total anomalous pulmonary venous drainage	完全性肺静脉异位引流
	TCD	total cardiac dimension	总心横径
	TCPS	total cavopulmonary shunt	全腔静脉肺分流术
	TDI	tissue Doppler imaginng	组织多普勒成像
	TGA	transposition of great arteries	大动脉转位
	TOF	tetralogy of Fallot	法洛四联症
	TOP	termination of pregnancy	终止妊娠
	TTTS	twin-twin transfusion syndrome	双胎输血综合征
	TUI	tomographic ultrasound imaging	断层超声成像
V	VSD	ventricular septal defect	室间隔缺损
	VSD PA	ventricular septal defect with pulmonary atresia	室间隔缺损合并肺动脉闭锁
	VTI	velocity time integral	速度—时间积分
W	WPWS	Wolf-Parkinson-White syndrome	WPW 综合征

目录

Ⅰ 了解心脏发育有助于胎儿心脏诊断

Ⅱ 心脏筛查

Ⅲ 胎儿诊断各论

XII　远期预后

附录　家属告知

了解心脏发育
有助于胎儿心脏诊断

了解心脏发育有助于胎儿心脏诊断

内田敬子（庆应义塾大学保健管理中心 / 庆应义塾大学医学部儿科）

山岸敬幸（庆应义塾大学医学部儿科）

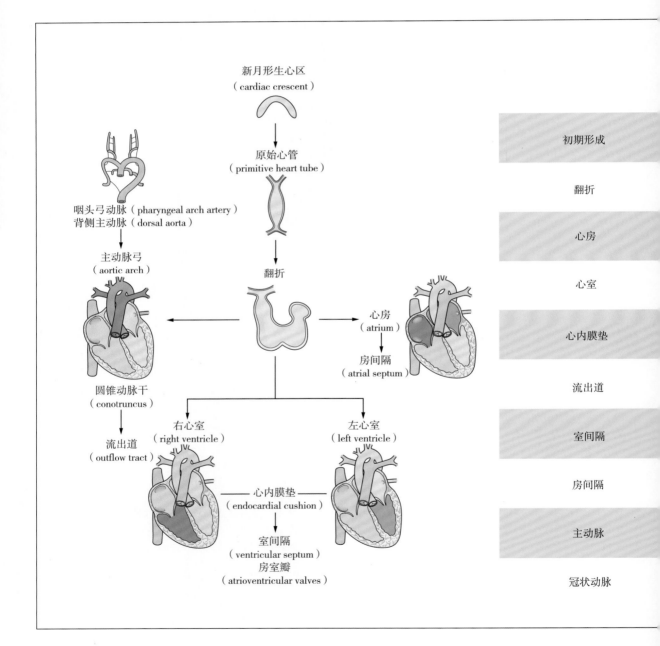

心脏大血管的形成

心脏大血管作为承担生命所必需的循环系统器官，比其他任何器官都开始发育得早，并完成形态的构成。开始向身体供应氧气和营养，为出生后的体循环和肺循环的分离做准备。

人的心脏大血管系统在胚胎发育的第 20 日左右开始形成，胚胎发育第 50 日左右基本完成（图 1-1）。外胚层、中胚层、内胚层

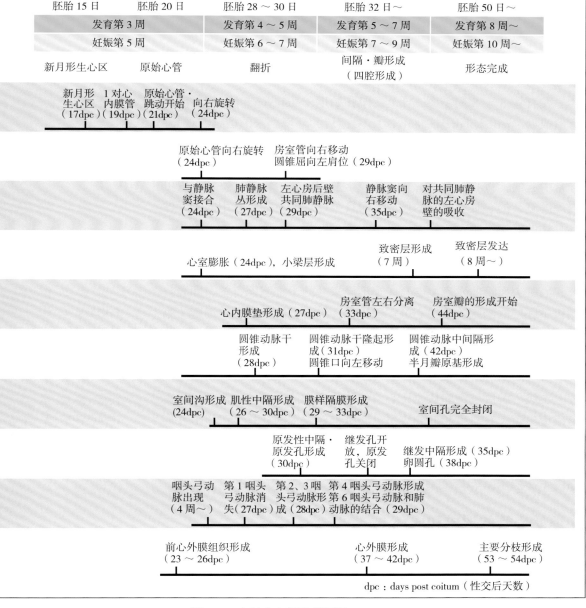

胚胎 15 日	胚胎 20 日	胚胎 28～30 日	胚胎 32 日～	胚胎 50 日～
发育第 3 周		发育第 4～5 周	发育第 5～7 周	发育第 8 周～
妊娠第 5 周		妊娠第 6～7 周	妊娠第 7～9 周	妊娠第 10 周～
新月形生心区	原始心管	翻折	间隔·瓣形成（四腔形成）	形态完成

新月形 1 对心 原始心管· 向右旋转
生心区 内膜管 跳动开始 （24dpc）
（17dpc）（19dpc）（21dpc）

原始心管向右旋转 房室管向右移动
（24dpc） 圆锥屈向左肩位（29dpc）

与静脉 肺静脉 左心房后壁 静脉窦向 对共同肺静
窦接合 丛形成 共同肺静脉 右移动 脉的左心房
（24dpc）（27dpc）（29dpc）（35dpc） 壁的吸收

心室膨胀（24dpc），小梁层形成 致密层形成 致密层发达
（7 周） （8 周～）

心内膜垫形成（27dpc） 房室管左右分离 房室瓣的形成开始
（33dpc） （44dpc）

圆锥动脉干 圆锥动脉干隆起形 圆锥动脉中间隔形
形成 成（31dpc） 成（42dpc）
（28dpc） 圆锥口向左移动 半月瓣原基形成

室间沟形成 肌性中隔形成 膜样隔膜形成
(24dpc)（26～30dpc）（29～33dpc） 室间孔完全封闭

原发性中隔· 继发孔开 继发中隔形成（35dpc）
原发孔形成 放，原发 卵圆孔（38dpc）
（30dpc） 孔关闭

咽头弓动 第 1 咽头 第 2、3 咽 第 4 咽头弓动脉形成
脉出现 弓动脉消 头弓动脉形 第 6 咽头弓动脉和肺
（4 周～） 失（27dpc）成（28dpc）动脉的结合（29dpc）

前心外膜组织形成 心外膜形成 主要分枝形成
（23～26dpc） （37～42dpc） （53～54dpc）

dpc：days post coitum（性交后天数）

图 1-1　心脏大血管形成概要

根据参考文献 [1] 中的心脏大血管的形成（概述）作图

3个胚层一旦形成，侧中胚层的一部分细胞就会作为心脏前体细胞形成新月形生心区。该生心区在胚胎的中线具有管状结构的原始心管。

原始心管形成后，它立即开始搏动并将血液从尾侧输送到头侧。不久后，原始心管一边扭动一边向右弯曲，同时，即将形成左、右心房和心室的部位开始膨胀，各自的形态变得明显。在房室交界处形成的凸起组织称为心内膜垫，通过与周围组织融合并重塑而形成房室隔和房室瓣。流出道的心脏原基称为圆锥动脉干（conotruncus），靠近心脏的部分（近心端）为圆锥，靠近大血管的部分（远心端）为动脉干。圆锥动脉干内的1对左右嵴是管状结构，融合在一起形成螺旋状的动脉隔膜，自此圆锥动脉干分离成两个大血管。右心室—肺动脉，左心室—主动脉排列连接。主动脉弓是由贯穿头颈部的左右对称的原基咽弓产生的咽弓动脉再造而形成的。

发育第3～8周（图1-1），即胚胎期（embryonic period）或器官形成期（period of organogenesis），对遗传和环境因素的敏感性很高，以心脏大血管系统为首的先天性器官形成异常就发生在这个时期。大多数先天性心脏病被认为是由特定区域或时期发生的心脏大血管的异常引起的，将心脏大血管异常的发生按部位、阶段进行整理不仅可以理解复杂的心脏大血管的形成，而且可以理解对临床有用的先天性心脏病的发病机制。

❱ 形成心脏大血管的细胞 ❰

心脏大血管的发育主要与4个不同来源的干细胞群有关，即源自侧板中胚层的细胞（第一心区：FHF），源自脏侧中胚层的细胞（第二心区：SHF），神经管背外胚层衍生的心神经嵴（CNC），脏侧中胚叶组织、横中隔由来的前体心外膜组织（PEO）（图1-2）。第一心区细胞由心脏原基形成原始心管，最终成为左心室和心房的一部分。次级心脏区域细胞从原始心管的流出道和流入道一侧流入，最后形成流出道，右心室和部分心房。心脏神经嵴细胞迁移至流出道并形成流出道隔膜。前心外膜组织覆盖心脏形成心外膜，参与冠状动脉的形成。这些心脏祖细胞的谱系尚未完全阐明，但目前认为的分化谱系如图1-2所示。

FHF: first heart field

SHF: second heart field

CNC: cardiac neural crest

PEO: proepicardial organ

❱ 原始心管的形成和成环 ❰

侧板中胚层细胞的一部分迁移到胚胎的最前面，并以月牙形聚集形成生心区。心脏原基的两侧形成一层心内膜的管状结构（心内膜管），它在中间融合，成为原始的心轴。原始心管由3层组成，即心包膜、心胶质和心肌层。此后，原始心管向右弯曲，以使原始腹侧形成弯曲的心管的外部，而原始背侧成为内侧（图1-3）。

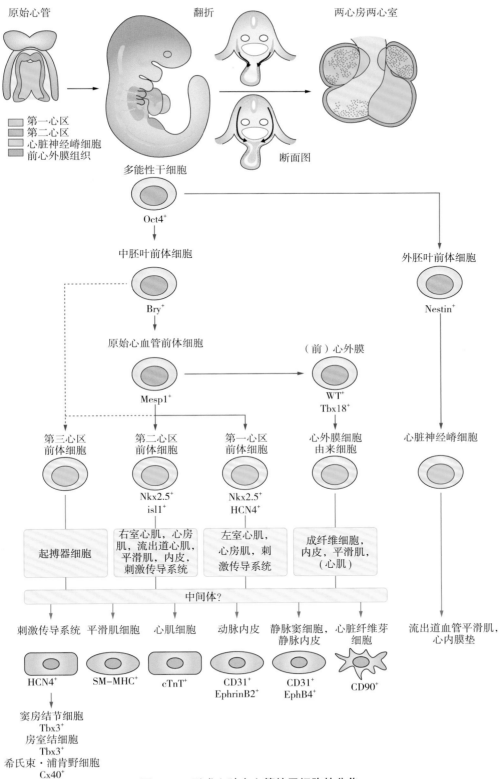

原始心管

翻折

两心房两心室

■ 第一心区
■ 第二心区
□ 心脏神经嵴细胞
□ 前心外膜组织

断面图

多能性干细胞

Oct4+

中胚叶前体细胞

Bry+

外胚叶前体细胞

Nestin+

原始心血管前体细胞

Mesp1+

（前）心外膜

WT+
Tbx18+

第三心区
前体细胞

第二心区
前体细胞

Nkx2.5+
isl1+

第一心区
前体细胞

Nkx2.5+
HCN4+

心外膜细胞
由来细胞

心脏神经嵴细胞

起搏器细胞

右室心肌，心房
肌，流出道心肌，
平滑肌，内皮，
刺激传导系统

左室心肌，
心房肌，刺
激传导系统

成纤维细胞，
内皮，平滑肌，
（心肌）

中间体？

刺激传导系统　　平滑肌细胞　　心肌细胞　　动脉内皮　　静脉窦细胞　　心脏纤维芽
　　　　　　　　　　　　　　　　　　　　　　　　　　静脉内皮　　细胞

HCN4+　　SM-MHC+　　cTnT+　　CD31+
EphrinB2+

CD31+
EphB4+

CD90+

流出道血管平滑肌，
心内膜垫

窦房结节细胞
Tbx3+
房室结细胞
Tbx3+
希氏束·浦肯野细胞
Cx40+

图 1-2　形成心脏大血管的干细胞的分化
根据参考文献 [2] 和 [3] 作图

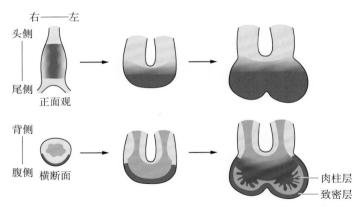

图 1-3　原始心管的翻折和左右心室的形成
根据参考文献 [1] 中的左右心室的形成及其异常作图

左、右心室的形成

　　由于原始心管的弯曲，位于腹侧的心室原基朝向外侧。一方面，弯曲的心管外侧急速伸展［图 1-3 红色：心室心肌层（肉柱层 + 致密层）］，左、右心室形成。在左、右心室，心胶质消退，肉柱层发达，形成致密层，泵血功能发达。另一方面，在形成原始心管背侧的区域（图 1-3 黄色：原始心肌层），残留有心胶质，维持原始形态，之后形成流入道（房室管）和流出道。

房室管的形成及向右移动，心内膜垫、房室瓣的形成

　　在心房和心室的连接处形成的房室管（流入道）最初从心房连接到左心室原基，但是随着房室管向右方移动，形成左心房—左心室、右心房—右心室的排列（图 1-4）。同时，在房室管的心胶质中，心内膜细胞通过与心肌细胞的相互作用（上皮—间质转化：EMT）（图 1-4），以间充质细胞的形式迁移并增殖，形成心内膜垫。上、下心内膜垫结合在一起，将房室管分为左、右两部分（图 1-4），它与室间隔样区域和原发性房间隔的闭合有关（图 1-5 至图 1-7）。各心内膜垫组织构成致密的结缔组织后，通过改造、重建（undermining）使之成熟为薄瓣尖，形成腱索和乳头肌（图 1-4），二尖瓣和三尖瓣发育完成。

EMT: epithelial-mesenchymal transformation

流出道的形成及向左移动，半月瓣的形成

　　流出道由圆锥动脉干形成。原始心管翻折后，连接作为主动脉原基的动脉囊和右心室原基的圆锥动脉干伸长，在其管腔左、右形成圆锥动脉干隆起。随着圆锥动脉干的缩短，左、右隆起一边扭曲一边融合，形成圆锥动脉干中隔。圆锥动脉干中隔的远端为动脉干中隔，近侧为圆锥中隔（漏斗部中隔），主动脉（AO）和肺动脉（PA），以近位的 PA 前—AO 后，远位的 AO 前—PA 后的扭转的位置关系来分离（图 1-5）。

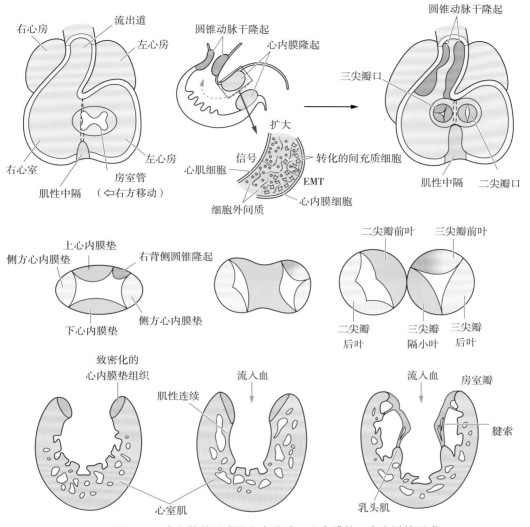

图 1-4　房室管的形成及向右移动，心内膜垫、房室瓣的形成
根据参考文献 [1] 中的心脏大血管的形成（概述），以及心内膜疾病的形成及其异常作图

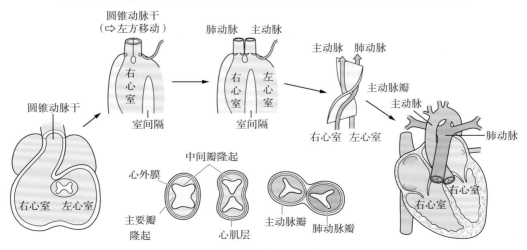

图 1-5　流出道及半月瓣的形成
根据参考文献 [1] 中的心脏大血管的形成（概述），以及半月瓣的发生和瓣膜形成的分子机制作图

在心室—流出道关系中，圆锥动脉干最初连接到右心室原基，但是随着循环的进行，通过圆锥开口的向左运动将圆锥形隔膜和肌性室间隔连接起来。然后，肺动脉下圆锥被保留，主动脉下圆锥被吸收，肺动脉排列在右心室的右前方，主动脉排列在左心室的左后方（图1-5）。

半月瓣在动脉干隆起基部形成。主要瓣隆起与动脉干隆起愈合，分离为2个瓣隆起，在两大血管基部分别形成3个瓣尖。瓣膜上表面的凹陷和重塑会形成薄的小叶和主动脉窦（又称Valsalva窦）（图1-5）。

室间隔的形成

室间隔的形成包括被动和主动过程（图1-6）。心室从弯曲的心回路向外扩展，心室在左、右心室边界（室间沟）部分的腔内侧被动形成肌性的室间隔。之后，在主动拉伸的肌性隔膜与融合的上、下心内膜垫（房室隔膜）之间形成一个心室孔。在胚胎发育的第30日左右，除了肌肉中隔，上、下心内膜垫以外，还因从流出道向下伸展的左、右圆锥隆起的下缘而变得狭小。主要是心内膜垫的上缘发育，由膜样部室间隔关闭室间孔，室间隔发育完成（图1-6）。

a：被动的室间隔形成

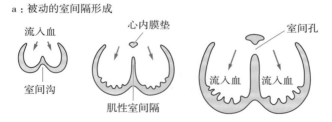

b：主动的室间隔形成

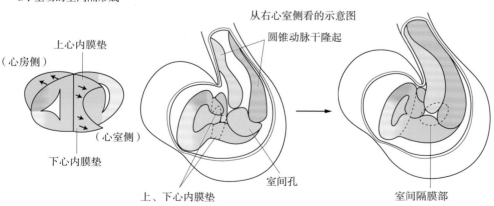

图1-6　室间隔的形成
根据参考文献[1]中的心房、心室间隔的形成及其异常作图

心房和房间隔的形成

　　心房的原基通过心管的传导向头侧改变位置而扩张。心房形成的基础是通过心管的翻折重新定位至头侧并扩张。然后，由动脉干推动顶板，并被动形成房间隔。随着原发隔的伸长，原发孔变得狭小，由于心内膜垫的增生，原发孔关闭。原发隔的上部开了几个二次孔，左、右的心房间交通得以保持。在心房顶部的原发隔的右侧形成继发隔，向心内膜垫的方向伸展以覆盖继发孔（图1-7）。继发隔下端和心内膜垫的斜裂间隙会产生卵圆孔。

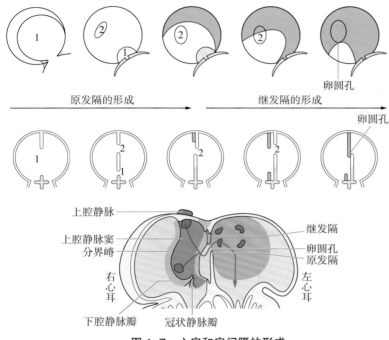

原发隔（白色）和心内膜垫（粉红色）连接，原发孔关闭。在原发隔后上方形成的继发孔（2），继发隔（橙色）关闭

图1-7　心房和房间隔的形成

根据参考文献[1]中的心脏大血管的形成（概述），以及心房、心室间隔的形成及其异常作图

肺静脉和全身静脉系统的形成及其与心房的连接

　　在原始心管的尾侧，由来自原发心脏发育区的旁心脏间叶细胞分化出的静脉窦肌细胞左右对称地形成静脉窦、静脉窦角，与原始心房连接。此后，静脉窦角向右移动，左静脉窦角萎缩变小成冠状静脉窦。右静脉窦角被右心房吸收，发育成右心房的光滑部（图1-7）。

　　在肺原基中形成的肺静脉丛最初与全身静脉（原始静脉丛）连通（图1-8）。另外，在左心房后壁萌出共同肺静脉，与肺静脉丛结合。此后，肺静脉丛和体静脉的交通消失。左心房后壁吸收共同肺静脉，左、右各2条肺静脉连接左心房（图1-8）。左心房后壁的大部分是由吸收的共同肺静脉形成的平滑组织（图1-7红色）

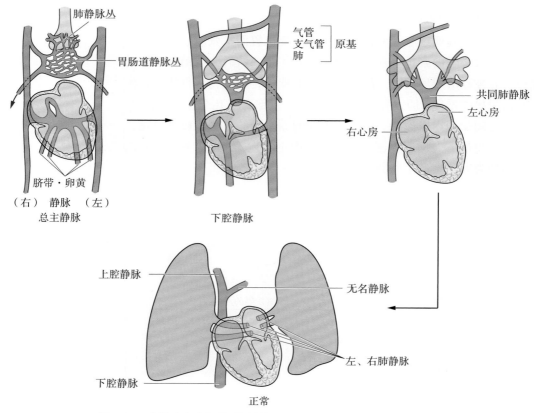

图 1-8　肺静脉和全身静脉的形成及其与心房的连接

根据参考文献 [1] 中的肺静脉的形成及其异常作图

▶ 主动脉、肺动脉和动脉导管的形成 ◀

　　当形成原始心管时，在动脉囊周围，由动脉囊形成 6 对左右对称的咽喉弓动脉。其中，第 1、第 2、第 5 咽头弓动脉虽然萎缩，但第 3、第 4、第 6 咽头弓动脉依然存在，通过由心脏神经嵴细胞组成的血管平滑肌细胞的分布和血管重塑，形成主动脉弓及其分支、肺动脉中央部、动脉导管（图 1-9）。

▶ 冠状动脉的形成 ◀

　　连接在原始心管背侧的来自横中隔并作为脏壁中胚层组织的 PEO 细胞，从静脉窦侧扩散至覆盖整个心脏，形成心外膜。心外膜细胞通过上皮间叶转换（EMT）成为间叶细胞，进入心肌层。冠状动脉平滑肌的大部分都是由这种心外膜细胞产生的，但是近年来，冠状动脉的主干部和开口部除了心外膜细胞之外，还报道了心脏神经嵴（神经嵴细胞起源于心脏神经嵴细胞的头部）和主动脉内心肌细胞 。另外，冠状动脉内皮细胞来自心外膜只有极少部分，其他还有来自静脉窦和心内膜（图 1-10）。

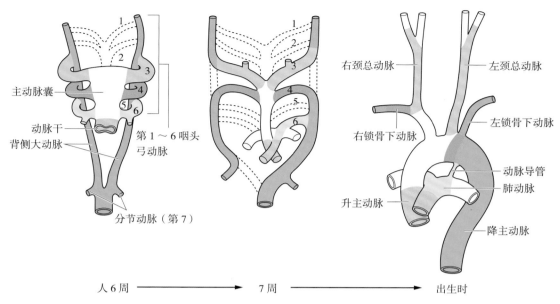

图 1-9　主动脉、肺动脉和动脉导管的形成
根据参考文献 [1] 中的主动脉弓的发生及其异常作图

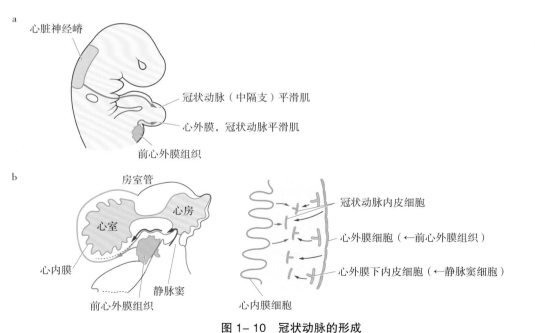

图 1- 10　冠状动脉的形成
a：根据参考文献 [4] 作图。b：根据参考文献 [5] 作图

11

心脏刺激传导系统的形成

在心脏刺激传导系统中，一部分源自第一心区的窦性心肌细胞被分化为窦房结细胞。房室结来源于包含第二心区的多种细胞，但详细情况尚不清楚。产生了两种刺激传导系统机制的假说：①规范和气球模型（specification and ballooning model）；②招聘模型（recruitment model）。前者规定了原始心管早期分化为刺激传导系统的细胞群，并通过该模型形成窦房结和房室结。后者是由与工作心肌共同的心肌前体细胞产生的刺激传导系统，希氏束—浦肯野刺激传导系统的产生主要在此（图1-11）。

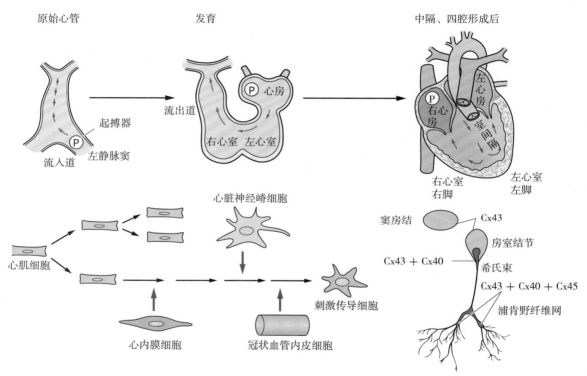

图1-11　刺激传导系统的形成
根据参考文献[1]中的心脏刺激传导系统的产生·分子医学作图

参考文献

[1] 山岸敬幸，白石公. 先天性心疾患を理解するための臨床心臓発生学[M]. 東京：メジカルビュー一社，2007.

[2] KODO K, YAMAGISHI H.A decade of advances in the molecular embryology and genetics underlying congenital heart defects[J]. Circ J, 2011, 75：2296–2304.

[3] SAHARA M, SANTORO F, CHIEN KR.Programming and reprogramming a human heart cell[J]. EMBO J, 2015, 34：710–738.

[4] ARIMA Y, MIYAGAWA–TOMITA S, MAEDA K, et al. Preotic neural crest cells contribute to coronary artery smooth muscle involving endothelin signaling[J]. Nat Commun, 2012, 3：1267.

[5] TIAN X, PU WT, ZHOU B.Cellular origin and developmental program of coronary angiogenesis[J]. Circ Res, 2015, 116：515–530.

[6] JONGBLOED MRM, STEIJN RV, HAHURIJ ND, et al. Normal and abnormal development of the cardiac conduction system:implications for conduction and rhythm disorders in the child and adult[J]. Differentiation,2012, 84:131–148.

Ⅱ　心脏筛查

胎儿心脏筛查方法

辻村久美子（科西妇产科医院超声检查室 / 临床检查技师 / 日本超声医学会认定超声检查师）

"如何"看胎儿的心脏

胎儿的心脏非常小，胎心率为150次/分左右，几乎是成人的2倍。另外，胎儿在羊水中剧烈运动，因此观察到的图像会随时变化。胎儿心脏是产科观察中非常特殊的部位。为了充分进行胎儿心脏筛查，如何克服"小""快""（胎儿）动"这3个胎儿心脏观察的难题是关键。

使用的设备
探头
1. 一般使用凸形或 3D/4D 探头

观察胎儿心脏时，有必要随着胎儿的移动而大范围移动探头，并在孕妇腹壁上进行广泛扫描。因此，通常在普通产科超声检查时使用凸形探头或 3D/4D 探头。

2. 根据检查对象区分使用不同中心频率（f_0）的探头

超声波有两种相反的特性。一种特性是频率越高分辨率越高，因此具有获得更精密图像的特性。另一种特性是频率越高超声波就越容易衰减，因此尚未到达深处，图像就会变得不清晰。考虑到这一点，通常 f_0 根据检查对象分别使用不同的探头进行检查的情况较多，即妊娠后期、母体有肥胖倾向或羊水过多、过少等观察条件差的情况下，选择 f_0 低的探头。另外，妊娠 10 周左右的情况或从母体腹壁到胎儿心脏的距离较近并且观察条件较好的情况下，选择 f_0 高的探头。

图像设置

（1）将图像设定从"产科用"切换到"胎儿心脏用"进行检查。

最近的设备中，图像条件的预设菜单中包含"胎儿心脏用"的很多。"胎儿心脏用"图像设定，是为了使侧壁和心腔的边界更清晰，并且为了对应胎儿的快速心率，确保了尽可能高的帧频*的图像设定。

*帧频：每秒显示的图像的数量。帧频越高，实时性越高。越是将一个一个图像制作成致密清晰的图像，制作一个图像所需的时间越长。因此，每秒钟产生的图像数量（帧频）降低。为了用实时性高且平滑的运动图像来观察运动快的胎儿的心脏，需要设定一个图像条件，该图像条件能够在1秒内制作尽可能多的图像，即能够确保尽可能高的帧频。

（2）根据每个检查目标调整焦点位置和增益来进行检查。

胎儿心脏筛查的步骤

❶ 掌握胎儿的位置、姿势（胎位、胎向、胎势）

观察心脏之前，先确定胎儿的头部和脊柱，以了解胎儿在子宫中的位置和姿势。然后，对产妇腹壁进行广泛扫描，以找到观察胎儿心脏的合适点。

❷ 区分胎儿的左右➡胃泡和心脏在左边（图 2-1）

首先判别胎儿的左右，确认胃泡、心脏在胎儿的左侧。左右的判别和胃泡的位置确认与心脏的观察乍一看好像没有关系，但是胃泡和心脏都在右侧的内脏转位合并心脏畸形的风险会变高。而且，当胃泡和心脏不处于同一侧的情况下，被怀疑患有脏器异位综合征（heterotaxy syndrome），几乎 100% 会合并心脏畸形（参见第 78 页"内脏异位综合征"）。

参见第 78 页"内脏异位综合征"

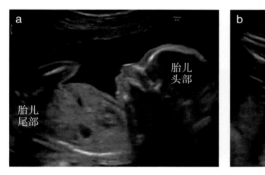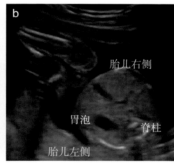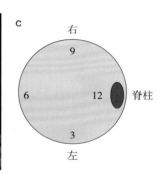

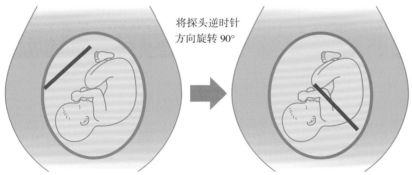

a：绘制矢状切面，使胎儿的头部位于屏幕的右侧
b：将探头逆时针方向旋转 90°
c：如果脊柱是 12 点钟位，胎儿的左侧是 3 点钟位，右侧是 9 点钟位

图 2-1　判断胎儿的左右

❸ 观察心脏之前，先观察腹部—胸部横断面（图 2-2 至图 2-4）

腹部横断面的观察

· 确认胃泡存在于胎儿的左侧。

· 识别两条腹部大血管。

⇒ 通常，降主动脉（DAO）位于脊柱左前方，而下腔静脉（IVC）位于右前方。

DAO: descending aorta

IVC：inferior vena cava

胸部横断面的观察

在查看心脏之前确认整个胸腔，它对于筛查横膈膜疝和肺病变等胸腔内占位病变很有效，这些病变的筛查通常对婴儿出生后的预后有很大影响。

正常情况下，心脏约 2/3 存在于左胸腔内，房间隔和心房后壁接触点（P 点）位于胸廓的大致正中间。如果心脏的位置明显偏位在左、右某一个位置，则怀疑存在胸腔内占位性病变。

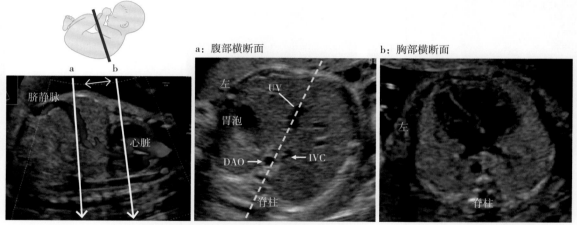

a：腹部横断面：检查胃泡在左侧，并找到两条腹部大血管（DAO，IVC）
b：胸部横断面：检查心脏位于左侧，并且胸腔中没有异常的占位性病变
DAO：降主动脉；IVC：下腔静脉；UV：脐静脉

图 2-2　观察心脏前腹部至胸部的横断面

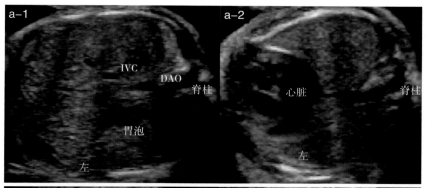

a：病例：脏器异位综合征，右侧相同（无脾综合征）

a-1：腹部横断面：胃泡位于正中至左侧。DAO和IVC一起存在于右侧

a-2：胸部横断面：心脏位于右侧

b：病例：脏器异位综合征，左侧相同（多脾综合征）

b-1：腹部横断面：胃泡位于右侧。DAO几乎位于正中央，左背侧延伸的半奇静脉被描绘出来。未画出IVC（IVC缺失）

b-2：胸部横断面：心脏位于左侧

DAO：降主动脉；IVC：下腔静脉；UV：脐静脉

心脏筛查

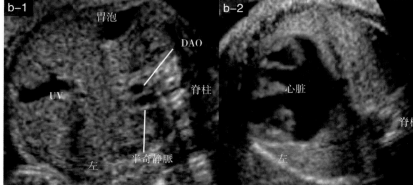

图 2-3　腹部、胸部横断面的异常所见

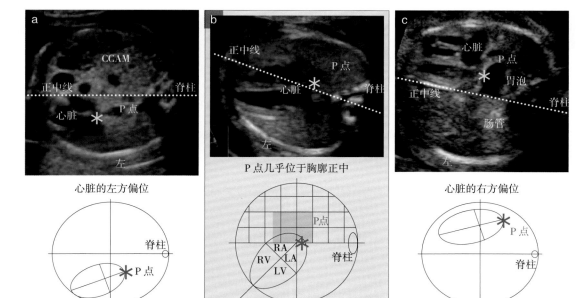

a：P点的左侧偏位所见：根据右胸腔内占位病变，确认心脏的左侧偏位所见。病例：CCAM (congenital cystic adenomatoid malformation of the lung，先天性囊性腺瘤样肺畸形）浆液

b：正常所见：P点几乎位于胸廓正中

c：P点的右侧偏位所见：根据左胸腔内占位病变，发现心脏的右侧偏位所见。病例：左横膈膜疝

RA：右心房；RV：右心室；LA：左心房；LV：左心室

图 2-4　心脏的位置（cardiac position：P点）的确认

❹ 横断面观察胎儿心脏：3 个要点

目前，用于胎儿心脏筛查最普遍的方法是通过简易的过程观察横断面，在该简易的过程中，将探头从腹部横断面稍微移至胎儿头侧，或者将探头指向胎儿头侧（图 2-5）。心脏和大血管的构造看起来很复杂，但是如果在脑海中画一条简单的路线再进行检查，就很容易理解解剖结构（图 2-6）。以下是掌握胎儿心脏检查的 3 个要点。

要点 1 · "胎儿的心脏很小" 识别并扫描

充分地放大图像（图 2-7）

妊娠 19 周时，胎头臀长约 12cm，心脏区域约 2cm，主动脉、肺动脉直径 2 ～ 3mm。为了充分观察胎儿的心脏，必须使用变焦等功能放大图像。避免在与胎儿测量及观察其他部位时相同的放大率下进行心脏观察。最好是将胎儿的胸廓横断面图像扩大到占据画面的程度进行观察。

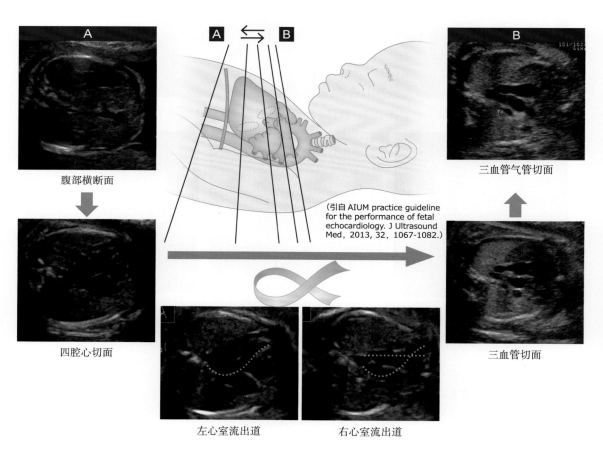

腹部横断面

（引自 AIUM practice guideline for the performance of fetal echocardiology. J Ultrasound Med, 2013, 32, 1067-1082.）

三血管气管切面

四腔心切面

左心室流出道　　　右心室流出道

三血管切面

图 2-5　横断面筛查胎儿心脏

注　通过将探头从腹部横断面稍微移至胎儿头侧进行简单扫描，就可以观察到从四腔心切面左、右流出道和主动脉弓的横断面。

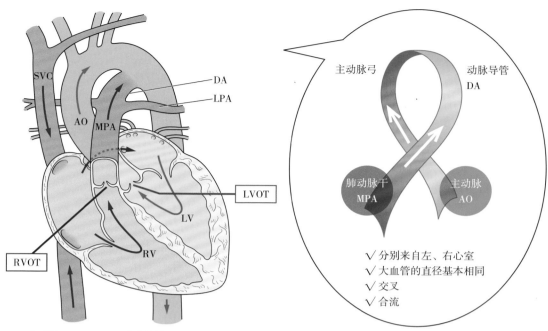

AO：主动脉	DA：动脉导管	LPA：左肺动脉
MPA：肺动脉干	LVOT：左心室流出道	RVOT：右心室流出道
RV：右心室	LV：左心室	SVC：上腔静脉

看上去这似乎很复杂，但是如果您在脑中画一条简单的路线，并观察左心室和右心室到流出道，则很容易理解

√ 分别来自左、右心室
√ 大血管的直径基本相同
√ 交叉
√ 合流

图 2-6　了解大致的解剖

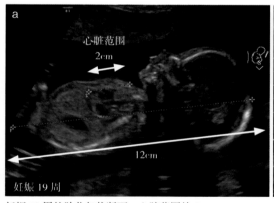

妊娠 19 周的胎儿矢状断面。心脏范围约 2cm，主动脉和肺动脉直径为 2～3mm

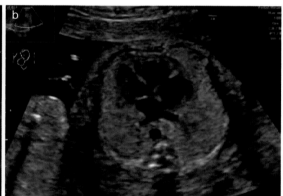

将胸廓横断面图像扩大到几乎占据画面的程度进行观察

图 2-7　胎儿的心脏很小➡充分放大图像进行观察

掌握探头的移动方法（图2-8）

为了找到适合胎儿心脏观察的点，探头在母体腹壁上移动范围较大。相反，在横向扫描中观察胎儿心脏时，探头的移动很小。也就是说，前者通常通过大幅移动手臂来移动探头，而后者则通过腕部的轻微移动来改变横断面。因此，重点是熟悉移动两个探头的区别。特别是在观察左、右流出道弓形时，请牢记这一点，并从四腔心切面（4CV）逐渐将探头移向胎儿的头部，同时想象与头部交叉的路线。

4CV: 4 chamber view

要点2·尽量扫查出正确的四腔心切面（4CV）（图2-9）

正确的4CV是尽可能垂直于胎儿体轴的横断面。也就是说，如果绘制了正确的腹围测量部分（AC部分），并且探头平行于胎头侧平移，则将扫查正确的4CV。通过绘制正确的4CV，不仅可以更适当地观察到4CV，而且可以更容易地观察到流出道。以下是绘制正确的4CV时应注意的几点。

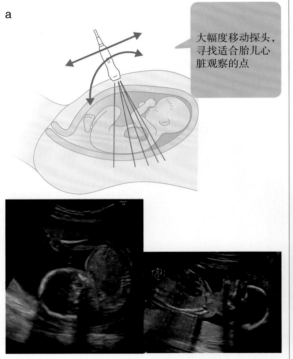
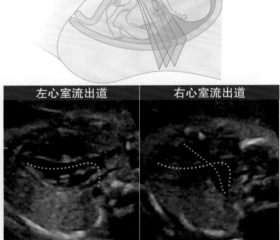

a 大幅度移动探头，寻找适合胎儿心脏观察的点

b 观察心脏时极少移动探头

左心室流出道　右心室流出道

在孕妇腹壁上进行广泛扫描，直到找到适合胎儿心脏观察的位置

找到适合胎儿心脏观察的点后，将图像放大并朝着胎儿头部"逐渐"倾斜探头

图2-8　掌握探头移动的差异

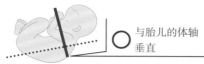
与胎儿的体轴
垂直

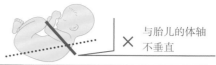
与胎儿的体轴
不垂直

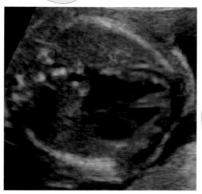

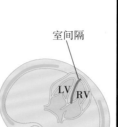

室间隔

LV：左心室
RV：右心室

脊柱

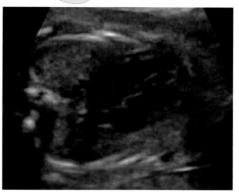

正确的 4CV。是与胎儿的体轴垂直的横断面。沿着左、右的胸壁，左、右侧肋骨以几乎相同的长度被描绘成高亮度线状。尽可能把室间隔画得更长

不正确的 4CV。显示了多根肋骨，表明它们与胎儿体轴倾斜

图 2-9　尽可能显示正确的 4CV

心脏筛查

➤ 确认两个房室瓣以及左、右心室均可见，并且主动脉瓣、胃泡和肝脏不可见。

➤ 左、右侧肋骨以一条高亮度线状大致相同的长度显示（如果显示出几条高亮度回声线，则会看到多根肋骨。也就是说，相对于胎儿的体轴呈斜面）。

➤ 尽可能长地显示出室间隔。

要点 3·多方向观察（图 2-10 至图 2-12）

　　为了不遗漏胎儿心脏的观察，以下两种 4CV 很重要。

● 心脏的中线与入射的超声波声束平行位置的 4CV。

　　Apical 4CV：超声波从心尖部射入 4CV。

　　Basal 4CV：超声波从心脏基底部射入 4CV。

● 心脏的中线垂直于入射超声波声束的 4CV：Lateral 4CV。

➤ 由于波束入射方向的不同，Lateral 4CV 与 Apical/Basal 4CV 相比，有心室壁、室间隔较厚的倾向。

➤ 在 Apical/Basal 4CV 中，存在于右心室内心尖部由于调节束（moderator band）的影响，右心室与左心室相比底较浅。因此，有时会给人右心室腔小的印象。

➤ 在超声波声束平行地入射到中线的 Apical/Basal 4CV 中，因为房室

隔附近的室间隔（室间隔膜部）的厚度非常薄，所以很难成为回声源，经常会呈现出与室间隔缺损（VSD）相似的现象。为了与真正的 VSD 区别，需要移动探头用 Lateral 4CV 进行确认，并用彩色多普勒法进行观察。

VSD: ventricular septal defect

彩色多普勒胎儿心脏筛查
用彩色多普勒可了解什么

通过彩色多普勒可观察如下内容。

· 观察有无血流。
· 观察血流的方向。尤其它对于检测表现出异常高流速（如瓣膜狭窄和瓣膜关闭不全）以及由于 VSD / 瘘管（瘘孔）引起的异常分流是有效的。
· 可观察到细小血管。
· 通过脉冲多普勒方法明确放置采样量的位置。

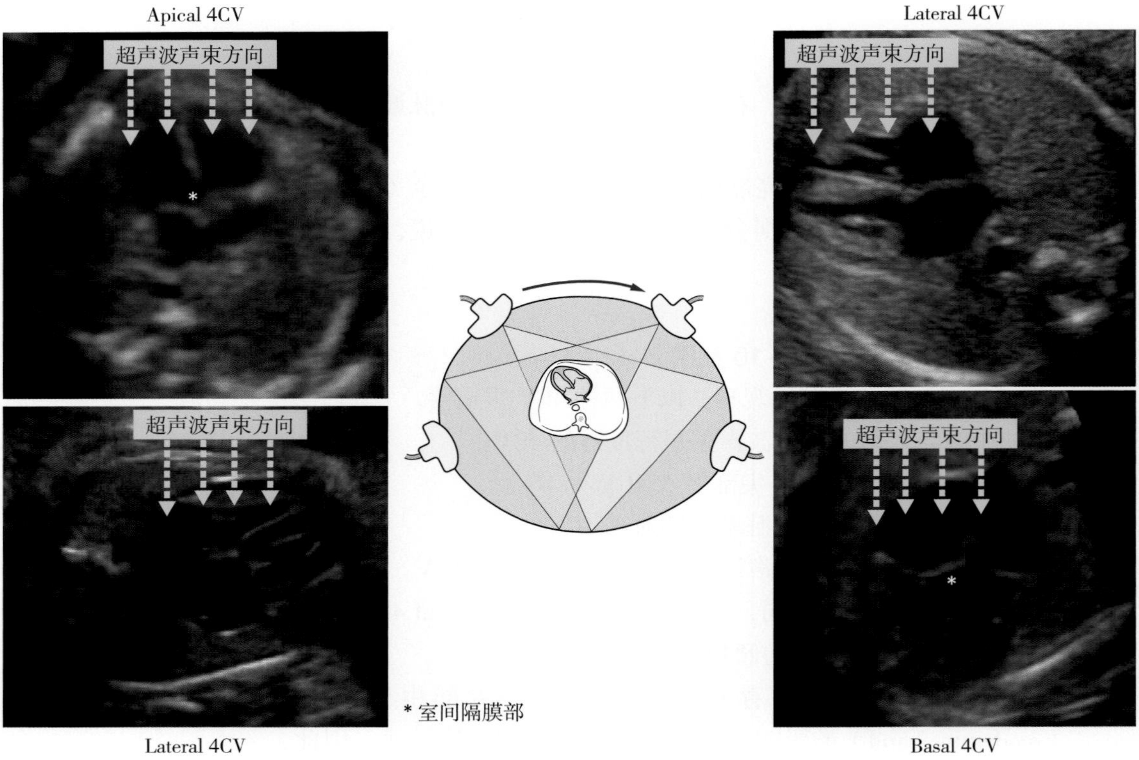

Apical 4CV

超声波声束方向

超声波声束方向

Lateral 4CV

* 室间隔膜部

Lateral 4CV

超声波声束方向

超声波声束方向

Basal 4CV

Apical 4CV：从心尖部射入波束，心脏的中线与波束平行定位的 4CV
Basal 4CV：波束从心脏基底部射入，与 Apical 4 CV 一样，心脏中线与波束平行
Lateral 4CV：心脏的中线是与超声波声束垂直的 4CV

图 2-10　有意识地观察 2 个 4CV

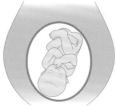

胎儿头部仰卧位

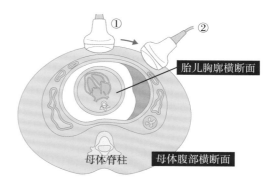

胎儿胸廓横断面

母体脊柱

母体腹部横断面

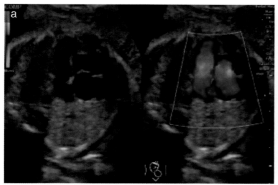

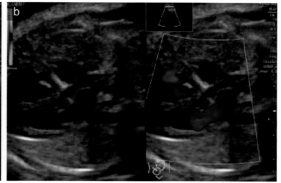

Apical 4CV（B 超和彩色多普勒同时显示）：从①位置放置探头时，将绘制 Apical 4CV 视图。4CV 的中线与超声波声束平行

Lateral 4CV（B 超和彩色多普勒同时显示）：将探头从①移到②位置可以看到 4CV 侧面。4CV 的中线垂直于超声波声束

图 2-11　"从多个方向"观察胎儿的心脏：胎儿仰卧位时

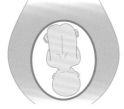

胎儿头部俯卧位

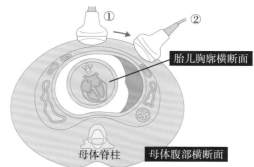

胎儿胸廓横断面

母体脊柱

母体腹部横断面

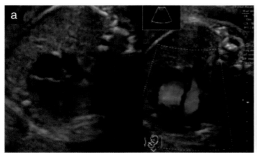

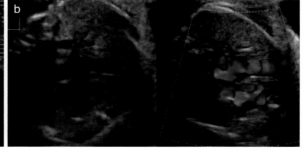

Basal 4CV（B 超和彩色多普勒同时显示）：从①位置放置探头时，将显示 Basal 4CV。4CV 的中线平行于超声波声束

Lateral 4CV（B 超和彩色多普勒同时显示）：将探头从①移至②位置绘制横向 4CV。4CV 的中线垂直于超声波声束

图 2-12　"从多个方向"观察胎儿的心脏：胎儿俯卧位时

彩色多普勒在胎儿心脏筛查中的综合应用使检查能够高效，准确地进行。然而，盲目地使用彩色多普勒很难获得有用的信息。为了有效利用彩色多普勒，重要的是充分了解彩色多普勒的特性，并在使用彩色多普勒之前弄清楚要观察的内容。表2-1列出了不同观察项目中彩色多普勒的用处。

有效使用彩色多普勒需知道的4个要点

为了有效利用彩色多普勒，有必要了解以下4个要点。

要点1·图像设置改为胎儿心脏用

胎儿心脏的图像设置如下。

▶ 帧频：确保高帧频。

▶ 图像对比度：明确心壁与心腔之间的边界。

▶ 血流颜色显示：显示湍流。

与B超图像和彩色多普勒图像的图像设置有关的因素如图2-13所示。通过调整这些因素创建的"胎儿心脏用"图像设置预先包含在设备的预设菜单中。

表2-1　使用彩色多普勒可以了解的内容

切面	观察项目 *	彩色多普勒的有用性
腹部横断面	确认胃泡位置	—
	DAO、IVC 的识别	○
四腔断面	心脏位置	△
	心轴	△
	心脏大小（TCD/CTAR）	—
	心房、心室的左右差异	△
	房室瓣血流的确认	◎
	左、右肺静脉	◎
	有无 VSD	◎
3V 视图 左右流出道	是否有两条大血管，其管径是否大致相同	△
	两条大血管在空间上是否交叉	△
	从左心室和右心室是否有大血管起源	△
	3V 视图的确认（MPA＞AO＞SVC）	△
	肺动脉、主动脉的鉴定	△
	主动脉瓣、肺动脉瓣的血流量	◎
3VT 视图	主动脉和动脉管呈 V 形汇合	△
	V 形合流的右后方有气管	△
	主动脉和动脉管的粗细，血流方向相同	◎
矢状面	主动脉弓和动脉导管弓的鉴定	○

△：二维图像观察不清时使用

注　* 观察项目：引自日本胎儿心脏病学会指南。

B超图像	彩色多普勒图像
·扫描线密度 ·聚焦 ·动态范围 ·谐波成像 ·增益 ·透视图 ·空间复合法 ·减少散斑 ·灰度曲线的前处理与后处理 ······	·彩色增益 ·透视图 ·滤色器 ·扫描线密度 ·彩色表示方法（湍流表示） ······

图 2-13　与图像设定有关的因素

要点 2·尽量将彩色区域设定得小些，以确保帧频在 25 以上（图 2-14）

　　颜色区域的大小在很大程度上左右帧频。如果帧频在 20 以下，就会变成缺乏实时性的运动图像，需要注意。

要点 3· 根据观察部位调整最高检测流速（速度范围）

　　·房室瓣、主动脉 / 肺动脉　➡ 将最高检测流速设定为约 50cm/s

　　·肺静脉　　　　　　　　　　➡ 将最高检测流速设定为约 20cm/s

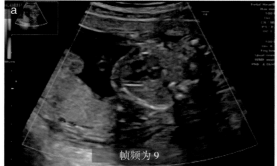
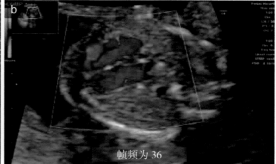

如果将彩色区域设定得较大，则帧频为9。帧频太低，无法看到胎儿心脏的快速运动，从而导致实时视频质量不佳

如果将彩色区域设定较小，帧频就会上升到36，成为实时性的动画（扩大观察画面，将彩色区域限定在心脏部分进行设定）

图 2-14　把彩色区域设定得尽量小

要点 4 · 调整探头的位置，使血液流动方向尽可能平行于超声波入射方向（图 2–15）

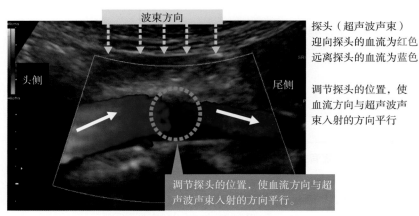

波束方向

头侧　　　尾侧

探头（超声波声束）
迎向探头的血流为红色
远离探头的血流为蓝色

调节探头的位置，使
血流方向与超声波声
束入射的方向平行

调节探头的位置，使血流方向与超
声波声束入射的方向平行。

图 2–15　调整探头位置（成人腹主动脉）

备忘录

胎儿心脏筛查：需要知道的事情

1.胎儿的心率快 ➡ 灵活运用动态回放模式

　　由于胎儿的心率快，肉眼观察可能无法跟上心脏的运动。通过使用回放模式（提前或慢速播放）功能，可以有效地确认不同心动周期（收缩期，舒张期）时的心脏形态。

2.胎儿俯卧等难以观察的情况的应对方法

　　使探头大幅度移动，从母体侧壁接近。或者通过让孕妇侧卧位来促进胎动，其结果也有能够得到清晰的图像的情况。若出现无论如何也无法确认的部位，需要隔一段时间再检查，或者在下次孕检时再检查。

3.充分使用耦合剂

　　当朝着人体内发射和接收超声波时，如果在探头和身体表面之间存在空气层，则会发生强反射，并且无法进行有效的发射和接收。结果无法获得清晰的图像。通过使用耦合剂，可以避免在身体表面上反射，并且可以进行更有效的发射和接收。进行产科检查时，有必要根据胎儿的运动情况广泛扫描孕妇腹壁。因此，使用足够量的耦合剂很重要。

4. 胎儿心脏筛查系统

关于检查周数和胎儿的姿势

妊娠 10 周半时，有时胎儿与母体的体轴在垂直方向上（例如胎儿尾部在母体腹壁侧、胎儿头部在母体背侧的姿势）。因此，超声波声束不能完全探及胎儿躯干，经常出现观察心脏非常困难的实例。另外，妊娠 30 周以后胎儿采取俯卧姿势（将胎儿背朝向母体腹壁的姿势）的频率变高。妊娠晚期，由于胎儿脊柱等的骨化进展，因为声影的影响而难以观察心脏的情况随之增加。鉴于以上情况，第一次心脏筛查最好在妊娠 20 周前进行。

检查周数、检查次数和检查时间

在心脏异常中，有一些疾病，如主动脉瓣狭窄、肺动脉瓣狭窄和房室瓣关闭不全，随着时间的推移，超声检查结果变得明显。另外，为了尽量避免漏诊，希望在妊娠中期（妊娠 20 周左右）、晚期（妊娠 30 周左右）进行 2 次筛查。

如果仰卧位的检查时间过长，孕妇有时会出现低血压症状（仰卧位低血压综合征）。检查时间最长也不要超过 30 分钟。事先告知孕妇，如果在检查中感觉不舒服，应尽早告知检查者，体位变换为侧卧位，促进深呼吸，尽早结束检查。

检查报告，图像存储

胎儿的观察结果是变化并发展的。因此，将检查结果记录下来尤为重要。另外，为了尽量减少观察重点多的胎儿心脏的漏检，并且在限定的时间内有效地实施检查，在报告中记录检查方式也是有效的。那时，通过记录观察值并将其链接到下一次检查来提高筛选准确性也很有用。对于图像存储，除了每个参考部分的静止图像、运动图像存储之外，还使用通过 3D/4D 超声方法如 STIC 的数据存储。

在第一次筛查中被怀疑患有心脏畸形的情况下，重要的不是把可以想到的疾病名称告知主管医生（产科医生），而是把检查发现的异常状态明确地告知主管医生（产科医生）。为了避免患者家属产生不必要的混乱，在第一次筛查阶段，最好不要直接将疾病名和预后告知患者，并尽可能顺利地进行之后的 3 次详细检查。

妇产科超声图像的显示方法（图2-16、图2-17）

　　在包括妇产科在内的腹部超声检查中，已经确定了显示超声图像的方法。显示纵向切面，使患者的足侧在屏幕的右侧。在横向图像中，从患者的足侧观察显示图像，即患者的左侧在屏幕的右侧。实际上，将探头在患者接触面边缘的标记部分，纵向扫描时放在患者的足侧，横向扫描时放在患者的左侧，并将画面上的标记设定在右侧。如果探头上有相反的标记，请将屏幕上的标记设置在左侧。

有效利用彩色多普勒

①充分利用B模式图像和彩色多普勒图像双屏同时显示

　　在与B模式图像比较的同时观察彩色多普勒图像。对肺静脉的观察特别有用。

②颜色"效果"不好时的处理方法

　　·降低最高检测流速（速度标尺）。

　　·调整探头的位置。

　　·提高颜色增益。

　　·降低中心频率（或者改用中心频率低的探头）。

　　·降低B模式图像的增益。

③利用方向性能量多普勒

　　对于观察像肺静脉这样细小且低流速的血管，"利用方向性能量多普勒"（被设备制造商称为HD flow, advanced dynamic flow, e-flow等）是有效的。由于能量多普勒，它不像彩色多普勒那样具有角度依赖性，具有较少从血管壁"外溢"的优点。

HD：high definition

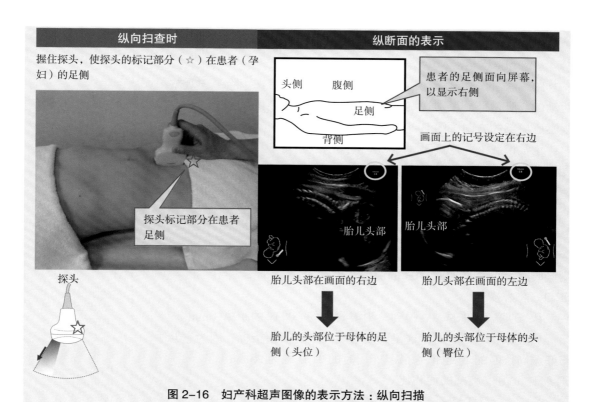

图 2-16　妇产科超声图像的表示方法：纵向扫描

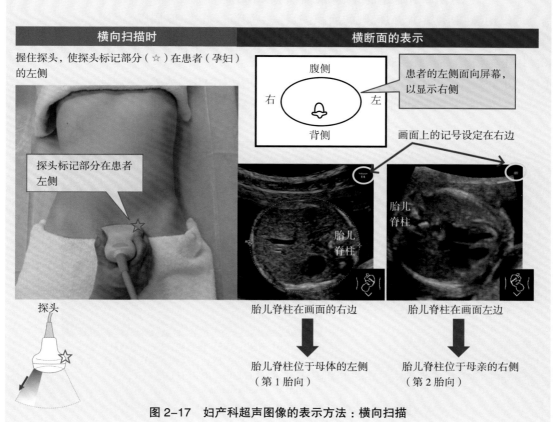

图 2-17　妇产科超声图像的表示方法：横向扫描

胎儿心脏观察哪些切面

❶ 4 chamber view（4CV）

约 50% 的严重心脏疾病可以通过 4CV 进行筛查。除了"观察"跳动的心脏之外，识别观察点并进行检查是很重要的（图 2-18）。

观察心尖部的方向（图 2-19、图 2-20）

正常情况下，连接房间隔和室间隔的线相对于正中线所形成的角度，即心轴（cardiac axis），从正中向左约为 45°（±20°）。

► 心尖部极度向左（心轴向左 65° 以上）：考虑为法洛四联症、右心室双出口、永存动脉干等圆锥动脉干畸形的可能。

► 心尖部向正中：怀疑是矫正型大血管转位。

► 心尖部向右：怀疑是内脏反位、错位。

测量心脏大小：TCD/CTAR 的测量（图 2-21）

TCD：总心横径

从二尖瓣附件的心外膜到三尖瓣附件的心外膜的距离（mm）。

从妊娠 22 ~ 35 周，这是判断心脏大小的简便指标，因为它几乎与妊娠周数匹配（例如，妊娠 25 周时的 TCD 约为 25mm）。

CTAR：心脏/胸廓的面积比

$$CTAR=（心脏面积/胸廓面积）×100\%$$

可以用椭圆形法（近似椭圆的面积测量法）测量。妊娠 30 周以内的人有 30% 以上，妊娠 30 周以上有 35% 以上的人怀疑心脏扩大。40% 以上的情况，需要仔细检查。

【注意】妊娠未满 22 周，不能使用 TCD，所以使用 CTAR。另外，在 TCD 中怀疑心脏扩大的情况下测量 CTAR。

TCD：tortal cardiac dimension

CTAR：cardio-thoracic area ratio

首先观察
· 心尖部的朝向是否向左
· 心脏是否扩大
· 正中线（房间隔、房室隔、室间隔）是否有大的缺损
· 左、右心房和心室是否相差较大
· 是否有心率异常

其次观察
· 左、右心房（卵圆孔、肺静脉）
· 左、有房室瓣
· 房室隔
· 左、右心室
· 降主动脉（DAO）

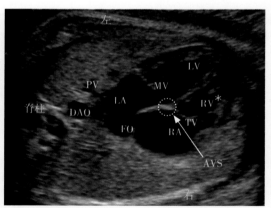

DAO：降主动脉；AVS：房室隔；PV：肺静脉；MV：二尖瓣；LA：左心房；TV：三尖瓣；FO：卵圆孔；LV：左心室；RA：右心房；RV：右心室
*：调节带（moderator band）

图 2-18　4CV：识别观察点，进行检查

正常范围：从正中往左（45°±20°）

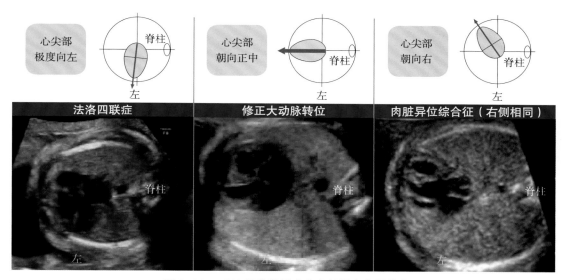

图 2-19　心尖部的朝向

心尖部极度向左	心尖部朝向正中	心尖部朝向右
法洛四联症	修正大动脉转位	内脏异位综合征（右侧相同）

图 2-20　4CV 异常所见（心尖部的方向异常）

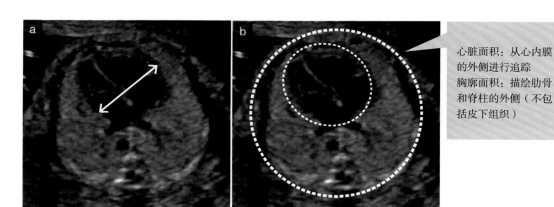

心脏面积：从心内膜的外侧进行追踪
胸廓面积：描绘肋骨和脊柱的外侧（不包括皮下组织）

TCD（心脏横径）：从二尖瓣附件的心外膜到三尖瓣附件的心外膜的距离（mm）

CTAR（心脏/胸廓面积比）：（心脏面积/胸廓面积）×100%

图 2-21　TCD / CTAR 的测量

中线的观察（图2-22、图2-23）

心脏的中线有房间隔、房室隔、室间隔。房间隔分为靠近心室一侧的初级中间间隔和靠近心脏基底部一侧的次级中间间隔。次级中间隔的一部分是卵圆孔，胎儿时期向左心房侧突出开口部分（flap）进行观察。另外，心脏中心的十字部分称为房室隔。

通过观察中线，可以筛查单个心房、单个心室、房间隔缺损和大的室间隔缺损（VSD）等。

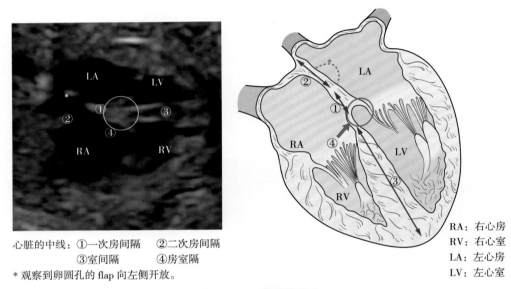

心脏的中线：①一次房间隔　　②二次房间隔
　　　　　　③室间隔　　　　④房室隔

＊观察到卵圆孔的flap向左侧开放。

RA：右心房
RV：右心室
LA：左心房
LV：左心室

图2-22　中线的观察

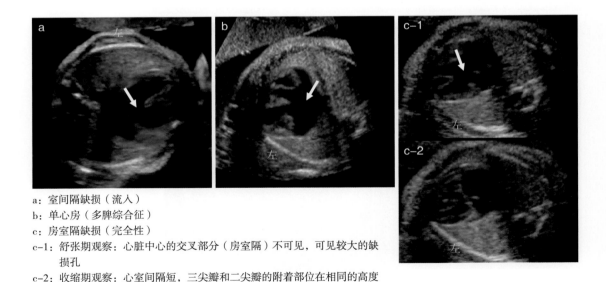

a：室间隔缺损（流入）
b：单心房（多脾综合征）
c：房室隔缺损（完全性）
c-1：舒张期观察：心脏中心的交叉部分（房室隔）不可见，可见较大的缺损孔
c-2：收缩期观察：心室间隔短，三尖瓣和二尖瓣的附着部位在相同的高度可见（正常情况下，三尖瓣比二尖瓣稍微靠近心尖）

图2-23　4CV异常所见（中线异常）

观察左、右心房和心室的大小（图2-24、图2-25）

整个胎儿时期，左、右心房和心室的大小几乎相等。然而，到了妊娠晚期（特别是妊娠30周以后），即使正常，右心室也会比左心室大一些。

左心室/右心室直径比是一种客观评估心室大小的横向性的方法。尽可能精确地显示4CV，并在房室瓣关闭（舒张末期）时测量二尖瓣和三尖瓣正下方的左、右心室的宽度，以确定比率。

右心系统明显小于左心系统时：右心系统狭窄/闭塞性疾病的可能性增高。检查时要考虑流入道的疾病三尖瓣闭锁以及流出道的疾病肺动脉狭窄、闭锁等。

左心系统明显小于右心系统时：左心系统的狭窄、闭塞性疾病的可能性变高。要考虑流入道疾病中的完全性肺静脉异位引流、卵圆孔狭窄/闭锁、二尖瓣狭窄/闭锁，以及流出道疾病中的主动脉瓣狭窄/闭锁、主动脉缩窄等，并进行检查。

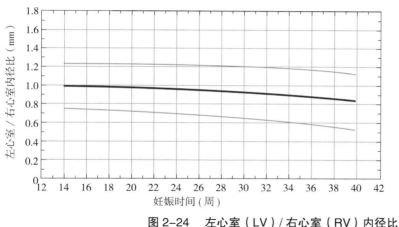

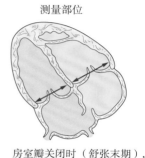

测量部位

房室瓣关闭时（舒张末期），在二尖瓣和三尖瓣的正下方测量左、右心室的宽度（引自参考文献[4]）

图2-24 左心室（LV）/右心室（RV）内径比

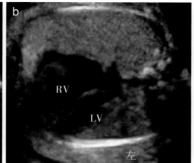

左心发育不良综合征：左心系统明显小于右心系统
RV：右心室；LV：左心室

单纯性主动脉瓣狭窄（无VSD的主动脉瓣狭窄）：左心系统比右心系统小

单纯性肺动脉闭锁（不伴有VSD的肺动脉闭锁）：右心系统比左心系统的体积小

图2-25 4CV异常所见（左、右心房和心室大小异常）

- 如果在妊娠中期以后发现右心系统占优势，则有必要考虑21三体综合征及主动脉瓣狭窄的可能性（参见第201页"主动脉缩窄"）。
- 目前，尚无明确的标准将左右之间的差异视为"左心室小"，但如果左心室 / 右心室直径之比为 0.6 ～ 0.8 或更小，则应考虑进行仔细检查。如果左右之间存在差异，请务必仔细观察左、右流出道至主动脉弓和肺静脉。

是否有心率异常

- 使用 M 型 B 超或脉冲多普勒方法测量心率。
- 妊娠中期以后正常胎儿的心率（HR）为 140 ± 20 次 / 分。

HR：heart rate

- 胎心率在 180 次 / 分以上为严重心动过速，胎心率在 100 次 / 分以下为严重心动过缓。
- 妊娠中期的一过性心动过缓的观察：在妊娠中期检查胎儿的过程中，经常会遇到胎儿的 HR 急剧下降（HR 为 50 ～ 70 次 / 分），过一段时间（短于 2 分钟，多在 30 秒以内）就会恢复正常胎心率的一过性心动过缓。在文献中，在 1 ～ 2 分钟内的短期脉搏被解释为短暂的慢搏，通常在妊娠中期看到，没有被视为明显的心律不齐 / 慢搏。原因是胎儿自主神经系统不成熟。换句话说，由于交感神经系统在妊娠中期发育不充分，据推测，无法充分发挥对抗迷走神经反应的作用（由于探测的压迫，子宫内压上升，其结果是刺激胎儿的迷失神经，从而导致一过性脉缓的出现。其他还有通过探测来干预胎儿头部和脐带压迫的暗示）。另外，本观察结果主要是妊娠中期（特别是妊娠 20 周前半期）出现的一过性观察结果，妊娠后期没有出现。

检查心脏和脊柱之间（图 2-26、图 2-27）

心脏的背侧（心脏和脊柱之间）有降主动脉（DAO）、食管、静脉、半奇静脉。DAO 为在脊柱的左前方跳动的脉管结构。食管位于 DAO 和左心房（LA）之间，是高亮度回声部分（吞咽时有时可观察到血管腔的游动）。此外，在妊娠晚期，可以在 DAO 的右侧确认奇静脉的短轴图像（参见第 62 页"奇静脉"）。心脏背侧的筛查要点如下。

DAO：descending aorta

要点 1·确认 DAO 位于脊柱的左前方

通常，DAO 位于脊柱左侧的前面。如果 DAO 位于脊柱的右前，则怀疑主动脉弓位置异常，即右位主动脉弓（RAA）。RAA 高比率伴有心脏畸形，因此在出现本观察的情况下，有必要对流出道、主动脉弓等进行充分观察。

RAA：right aortic arch

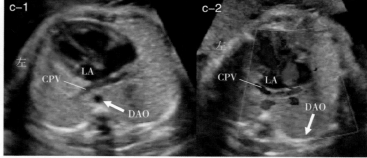

正常胎儿 4CV 视图

确认 DAO 是否在脊柱左前方

着眼于左心房和 DAO 之间

脊柱

DAO

RT-PV

LA

食管

LT-PV

RA

左

DAO：降主动脉
RT-PV：右肺静脉
LT-PV：左肺静脉
LA：左心房
RA：右心房

图 2-26　检查心脏和脊柱之间

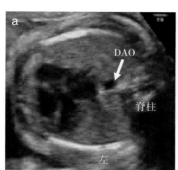

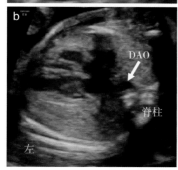

a：法洛四联症 / 右侧主动脉弓
降主动脉（DAO）在脊柱的右前方
b：完全大血管移位 / 右侧主动脉弓
DAO 在脊柱的右前方

DAO：降主动脉
LA：左心房
CPV：肺总静脉

c：完全性肺静脉异位引流
DAO 和左心房（LA）之间存在异常脉管结构。这是肺总静脉（CPV）的观察结果

　　c-1：Apical 4CV B 超所见
　　c-2：Apical 4CV 彩色多普勒所见
　　c-3：Lateral 4CV B 超所见
　　c-4：Lateral 4CV HD flow 所见

在 Apical 4CV 中，因为 CPV 的血管壁垂直于入射的波束，所以在 B 超图像中可以清晰地描绘出 CPV 所见 (c-1)。在 Lateral 4CV 中，因为 CPV 的血流方向与入射的波束平行，所以在 HD flow 图像中，CPV 的血流所见更为清晰 (c-4)

图 2-27　4CV 异常所见（检查心脏和脊柱之间）

要点 2 · 着眼于左心房和 DAO 之间

正常情况下，如果探查出正确的 4CV，就会靠近左心房探查出 DAO。左心房和 DAO 之间的距离超过 3.5mm，或左心房和 DAO 之间有异常脉管构造时，可疑存在完全性肺静脉异位引流，需要进行检查（参见第 243 页 "完全性肺静脉异位引流"）。

用彩色多普勒观察 4CV

用彩色多普勒观察 4CV 的要点如下。

Lateral 4CV 的观察要点（中线是水平的）见图 2-28、图 2-29。

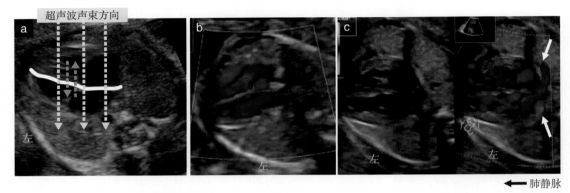

←肺静脉

a：Lateral 4CV：中线是横向的，与超声波声束垂直

b：彩色多普勒正常所见（最高检测流速 30cm/s）：心室间隔无明显异常血流（VSD）

c：彩色多普勒正常所见（最高检测流速 20cm/s）【B 超和彩色多普勒同时显示】：描绘出左、右肺静脉流入左心房的情况

图 2-28　Lateral 4CV：彩色多普勒正常所见

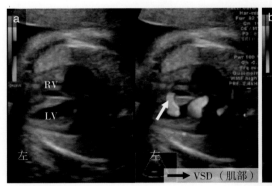

室间隔缺损 (肌部 VSD)

【B 超和彩色多普勒同时显示】

在 Lateral 4CV 中使用彩色多普勒时，可以检测到与超声波声束方向平行的血流。仅在彩色多普勒图像中检测出了肌部 VSD。在检查 VSD 时，将最高检测流速设定为 30cm/s 左右进行观察

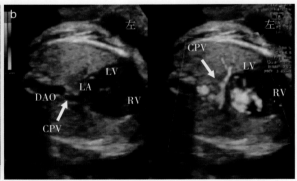

完全性肺静脉异位引流

【B 超和彩色多普勒同时显示】

在 Lateral 4CV 的 B 超图像中，DAO- 左心房（LA）之间的间隔比通常宽，可以看到囊性病变。当 HD 流量一起使用时，在囊性病变中可以观察到血流。这是肺总静脉（CPV）的所见

RV：右心室；LV：左心室；LA：左心房；DAO：降主动脉；CPV：肺总静脉

图 2-29　Lateral 4CV：彩色多普勒异常所见

➤ 肺静脉（最高检测流速 20cm/s 左右观察）。

肺静脉是否流入左心房（至少确认左、右肺静脉各 1 根）。

➤ 房间隔（卵圆孔）（最高检测流速 20cm/s 左右观察）。

血流方向是从右心房到左心房。

➤ 室间隔（最高检测流速 30cm/s 左右观察）。

有无横穿室间隔的血流（有无 VSD）。

Apical/Basal4 CV（中线垂直）的观察要点见图 2–30 至图 2–32。

➤ 房室瓣膜血流（最高检测流速 50cm/s 左右观察）。

舒张期是否能观察到两个条状血流。

是否发现有房室瓣反流。

➤ 肺静脉（最高检测流速 20cm/s 左右观察）。

肺静脉是否流入左心房（至少确认左、右肺静脉各 1 根）。

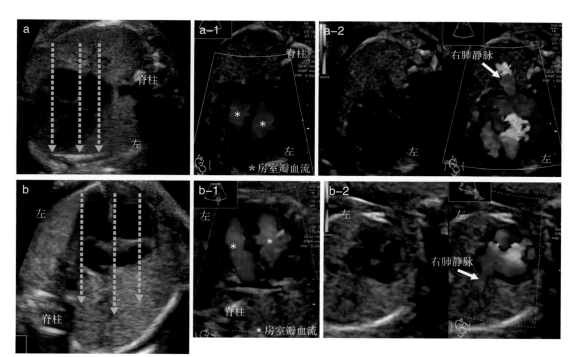

a：Basal 4CV：超声波声束从心底部入射。中线在纵向上被描绘出来，与声束平行

a-1：彩色多普勒所见（最高检出流速 50cm/s）：流入左、右心室的房室瓣血流呈两个条状

a-2：彩色多普勒所见（最高检出流速 20cm/s）【B 超和彩色多普勒同时显示】：描绘出流入左心房的右肺静脉

b：Apical 4CV：超声波声束从心尖部入射。中线在纵向上被描绘出来，与声束平行

b-1：彩色多普勒所见（最高检出流速 50cm/s）流入左、右心室的房室瓣血流被描绘成两个条状

b-2：彩色多普勒所见（最高检出流速 20cm/s）【B 超和彩色多普勒同时显示】：右肺静脉流入左心房

图 2–30　Apical/ Basal 4CV：彩色多普勒正常所见

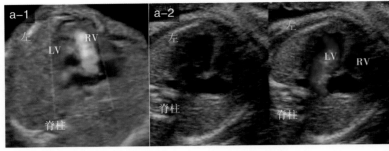
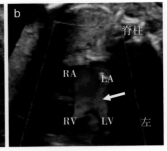

仅探及一个条状血流

a-1：左心发育不良综合征【彩色多普勒所见】：舒张期无法确认流入左心室（LV）的血流

a-2：单纯肺动脉闭锁【B超和彩色多普勒同时显示】：舒张期无法确认流入右心室（RV）的血流

LV：左心室；RV：右心室；LA：左心房；RA：右心房

两个条状血流相连

完全性房室隔缺损【彩色多普勒所见】：在舒张期，流入左、右心室的两个条状血流在心脏的中央相连（→）

图2-31 Apial / Basal 4CV，彩色多普勒异常所见：两个条状血流的异常（舒张期房室瓣血流异常）

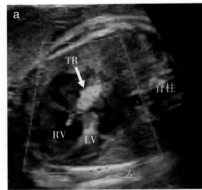
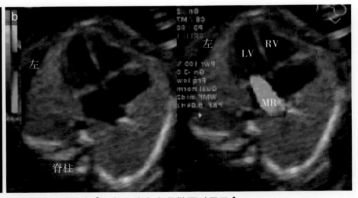

单纯肺动脉闭锁【彩色多普勒所见】

Basal 4CV：右心室（RV）狭窄化，呈现湍流所见的三尖瓣反流（R）

重度主动脉瓣狭窄【B超和彩色多普勒同时显示】

Apical 4CV：呈现湍流所见的二尖瓣反流（MR）

TR：三尖瓣反流；RV：右心室；LV：左心室；MR：二尖瓣反流

图2-32 Apial / Basal 4CV，彩色多普勒异常所见：房室瓣反流（收缩期房室瓣膜血流异常）

❷ 左、右流出道: 5 chamber view（5CV），3 vessel view（3VV）

■ 理解左、右流出道的解剖（图2-33）

　　左、右流出道是指"从左、右心室一个接一个地合并""出现直径大致相同的大血管""三维交叉"。重要的是要了解这种解剖结构并进行检查。

■ 5CV

5CV：描出法（图2-34）

　　从4CV开始，一边关注心脏的中心部，一边慢慢地将探头朝向胎儿头部。于是左、右心房室瓣之间出现了左心室流出道，也就是主动脉（AO）。这就是5CV。然后向头部方向画出右心室流出道，也

5CV：5 chamber view

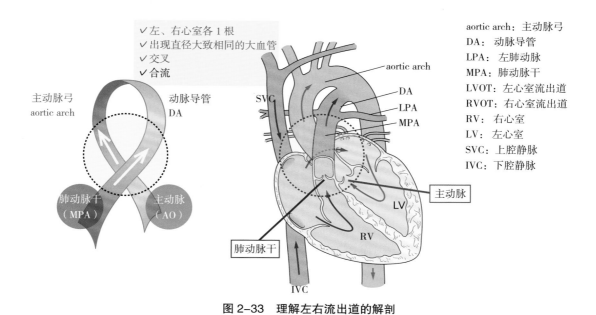

图 2-33　理解左右流出道的解剖

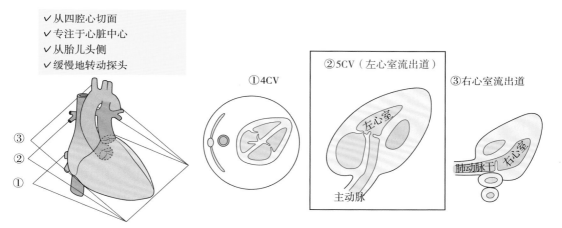

图 2-34　4CV 对左右流出道的观察

就是肺动脉干（MPA）起始于右心室。因为 AO 和 MPA 在起始部分附近存在空间上交叉，所以不能同时在一个截面上观察。

5CV：观察要点（图 2-35）

➤ 检查室间隔至主动脉前壁，二尖瓣至主动脉后壁的连续性。

➤ 观察左心室流出道（AO）（同时用彩色多普勒观察）。

　·收缩期有无湍流现象。

　·在舒张期是否观察到主动脉瓣关闭不全（主动脉瓣反流）。

5CV：异常所见（流出道的 VSD）（图 2-36）

MPA：main
pulmonary artery

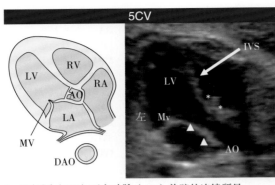
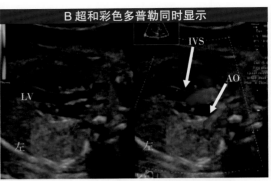

*：室间隔（IVS）至主动脉（AO）前壁的连续所见　①确认室间隔至主动脉前壁，二尖瓣至主动脉后壁的连续性

△：二尖瓣（Mv）至主动脉（AO）后壁的连续所见　②左心室流出道（AO）血流的观察

LV：左心室；RV：右心室；IVS：室间隔；AO：主动脉；LA：左心房；RA：右心房；MV：二尖瓣

图 2-35　5CV 的观察要点

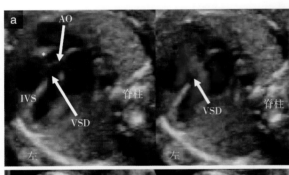
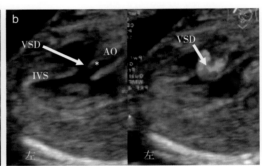
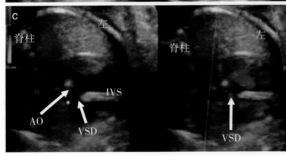

a：法洛四联症：主动脉瓣正下方出现 VSD，可见主动脉骑跨。AO 前壁（*）向前方偏移，可确认前方错位异常排列型室间隔缺损

b：主动脉离断：在主动脉瓣正下方观察到 VSD 和 AO 狭窄。AO 前壁（*）向后移位，后方出现错位异常排列型室间隔缺损

c：室间隔缺损（膜部）：VSD 位于主动脉瓣正下方。AO 前壁（*）与缺损之间无交通

AO：主动脉；VSD：室间隔缺损；IVS：室间隔

图 2-36　5CV 异常所见（流出道的 VSD）（B 超和彩色多普勒同时显示）

■ 3VV

3VV：3 vessel view

3VV：描出法（图 2-37）

通过显示 4CV 并使探头平行向胎儿头部移动，可以看到 3VV。这是两条大血管从左、右心室开始并相交后的横断面。

3VV：观察要点（图 2-38）

➤ 可以显示 3 条血管。

➤ 3 条血管从左到右、从前到后几乎呈直线状排列。

➤ 3 条血管直径是否按从左到右、从前到后的顺序变细。

3VV：异常所见

➤ 血管直径异常（图 2-39）。

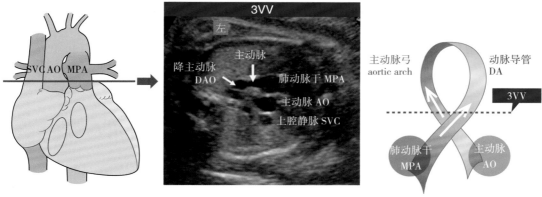

3VV，从左、右心室起始的 2 条大血管交叉以后的横断面图像

图 2-37　3VV

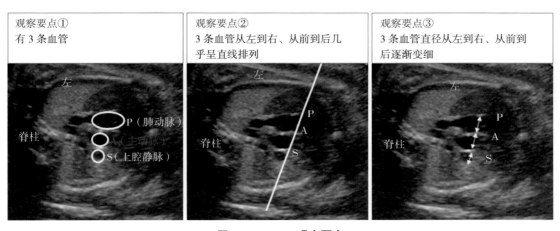

观察要点①	观察要点②	观察要点③
有 3 条血管	3 条血管从左到右、从前到后几乎呈直线排列	3 条血管直径从左到右、从前到后逐渐变细

图 2-38　3VV 观察要点

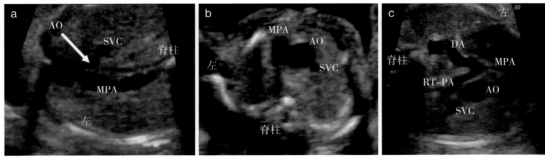

左心发育不良综合征：主动脉（AO）明显细小

重度主动脉瓣狭窄：主动脉（AO）比肺动脉干（MPA）明显增粗，是主动脉瓣狭窄后性扩张所致

单纯肺动脉闭锁：肺动脉干（MPA）明显狭窄

AO：主动脉；SVC：上腔静脉；MPA：肺动脉干；DA：动脉导管；RT-PA：右肺动脉

图 2-39　3VV 异常所见（血管直径异常）

心脏筛查

41

➤ 血管排列异常（图2-40）。

＊肺动脉干从右心室出来就开始分叉。

·肺动脉干从心室起始后，分为左肺动脉、右肺动脉、动脉导管3个分支。此所见是鉴别动脉导管与肺动脉的要点。

·通常，直奔背侧方向的动脉导管被显示得最粗。

·在分叉的角度上，3分叉的血管不会全部显示在一个断面上。

·在3VV下，轻微转动探头就可显示肺动脉的外观（图2-41）。

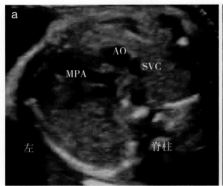 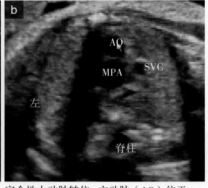

AO：大动脉
MPA：肺动脉干
SVC：上腔静脉

法洛四联症：主动脉（AO）比通常更向前偏移　　完全性大动脉转位：主动脉（AO）位于肺动脉干（MPA）的右前方

在图a、b的所有病例中，没有观察到通常可见的3条大血管，即MPA（肺动脉）、AO（主动脉）、SVC（上腔静脉）从左到右、从前到后呈直线状排列的观察结果，呈现出明显的异常观察结果

图2- 40　3VV异常所见（血管排列异常）

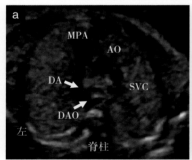 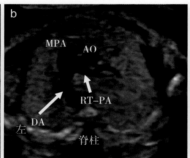 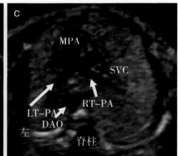

从肺动脉干（MPA）延伸到背侧降主动脉（DAO）的动脉导管（DA）　　可见MPA分叉为动脉导管（DA）和右肺动脉（RT-PA）。RT-PA在AO的背侧向右肺走行　　显示MPA与左、右肺动脉（LT&RT PA）分叉

AO：主动脉；MPA：肺动脉干；SVC：上腔静脉；DAO：降主动脉；LT-PA：左肺动脉；RT-PA：右肺动脉；DA：动脉导管

图2-41　在3VV轻微转动探头显示出肺动脉的变化

❸主动脉弓：3 vessel trachea view（3VTV）

■ 了解拱形部分的解剖（图2-42）

　　从左、右心室起始的2条大血管（主动脉和肺动脉干）立体交叉

后，形成 2 个拱形（主动脉弓和动脉导管弓）在降主动脉汇合。 理解这个解剖对检查是很重要的。

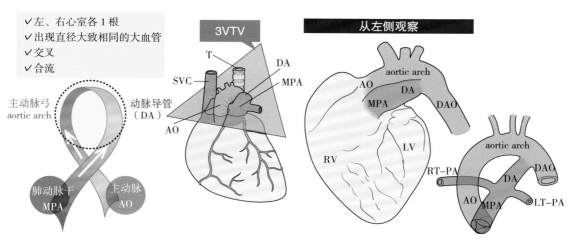

✓ 左、右心室各 1 根
✓ 出现直径大致相同的大血管
✓ 交叉
✓ 合流

· 主动脉弓（aortic arch）和动脉导管（DA）内径几乎相同
· 主动脉弓与动脉导管、降主动脉（DAO）汇合
· 主动脉弓位于 DA 头侧位置

aortic arch：主动脉弓；DA：动脉导管；AO：主动脉；MPA：肺动脉干；SVC：上腔静脉；DAO：下腔静脉；T：气管；RV：右心室；LV：左心室；RT–PA：右肺动脉；LT–PA：左肺动脉

图 2–42　了解拱形部分的解剖

■ 3VTV

3VTV 是以气管为观察指标的主动脉弓（aortic arch）、动脉导管（DA）在横截面上可以进行筛选的断面，与 4CV 并列被定位为重要的筛选断面。气管在胎儿期含有羊水被显示成低回声，正常情况下，主动脉弓和 DA 在气管左侧汇合成"V"形。

3VTV：描出法

3VTV 是通过从 4CV 开始将探头稍微朝向胎儿头侧倾斜得到的。或者是从 4CV 平行移动到胎儿头侧得到的 3VV 开始，到肺动脉和主动脉交叉为止，通过逐渐将探头向胎儿的左头侧倾斜而描绘出的断面。

3VTV：观察要点（图 2–43）

➤ 有 2 条大血管。

➤ 2 条大血管在脊柱左前方或气管左侧呈"V"形汇合。

➤ 2 条大血管的内径几乎相同。

➤ 2 条大血管的血流方向相同（主动脉、动脉导管的血流朝向背侧方向）。

　➡ 同时用彩色多普勒（最高检测流速约为 50cm/s）。

➤ 气管周围没有异常血管。

　➡ 同时用彩色多普勒（最高检测流速为 15 ～ 20cm/s）。

3VTV：3 vessel trachea view

DA：ductus arteriosus

心脏筛查

43

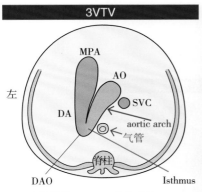

DA：动脉导管；DAO：降主动脉；aortic arch：主动脉弓；AO：主动脉；MPA：肺动脉干；SVC：上腔静脉；Isthmus：（主动脉）峡部

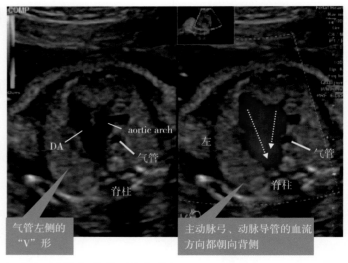

图 2-43　3VTV（注意 "V" 形和气管）

3VTV：异常所见

➤ 不能确认 "V" 形（图 2-44）。

➤ 2 条大血管的内径存在明显差异（图 2-45、图 2-46）。

➤ 2 条大血管的血流方向不同（图 2-47、图 2-48）。

· 通常，内径大致相同的主动脉和动脉导管的血流朝向背侧并在降主动脉汇合。

· 当左、右流出道中的某一个存在高度狭窄或闭锁时，狭窄或闭锁侧的动脉导管呈现出向心脏方向逆向的血流。

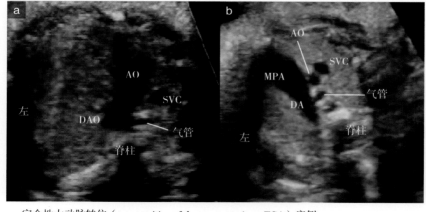

DAO：降主动脉
AO：主动脉
MPA：肺动脉干
SVC：上腔静脉
DA：动脉导管

a：完全性大动脉转位（transposition of the great arteries，TGA）病例
　主动脉（AO）从位于前方的右心室发出后，在从左心室发出的肺动脉干（MPA）的前方向降主动脉（DAO）走行（AO 和 MPA 不交叉）。因此，在 3VTV 中，没有显示出位于 AO 后方的 MPA，只显示出主动脉。本所见也被称为 I 型，是提示 TGA 的重要所见

b：主动脉离断（interrupted aortic arch：IAA）病例
　狭小化的主动脉出现中断，未见与动脉导管（脉管）呈 "V" 形汇合

图 2-44　3VTV 异常所见（不能确认 "V" 形）

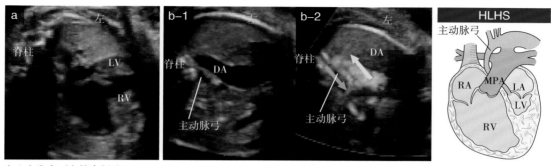

左心室发育不良综合征（hypoplastic left heart syndrome，HLHS）病例

a：4CV：左心室腔明显狭小

b：3VTV b-1【B超所见】：主动脉弓明显狭小

　　　　b-2【高分辨率血流显像技术（HD-flow）所见】：狭小化的主动脉弓血流逆行向心脏方向

RV：右心室；LV：左心室；DA：动脉导管；RA：右心房；LA：左心房

图 2-45　3VTV 异常所见（主动脉与动脉导管内径存在明显差异①）

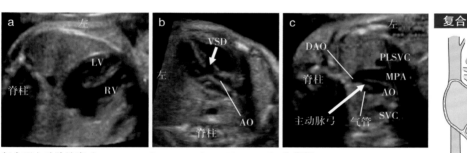

复合型主动脉缩窄（coarctation of aorta complex，COA complex）病例

a：4CV：可见左心室（LV）狭小化

b：5CV：可见流出道的 VSD 及 AO 的狭小化

c：3VTV：主动脉弓（aortic arch）与降主动脉（DAO）接合部的前方（AO 峡部）存在明显
　　狭小化

① AO 峡部的狭小化

② VSD

LV：左心室；RV：右心室；VSD：室间隔缺损；AO：大动脉；DAO：降主动脉；PLSVC：
永存左上腔静脉；MPA：肺动脉干；SVC：上腔静脉

图 2-46　3VTV 异常所见（主动脉与动脉导管内径存在明显差异②）

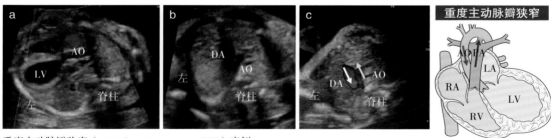

重度主动脉瓣狭窄（critical aortic stenosis，CAS）病例

a：5CV【彩色多普勒所见】：左心室（LV）扩张，左心室壁的回声增强（及收缩性降低）。虽然保持了主动脉（AO）
　　的直径，但几乎没有发现顺行性血流。此外，还有轻微的 AO 狭窄后性扩张

b：3VTV【B超所见】：AO 的狭小化

c：3VTV【彩色多普勒所见】：AO 的血流逆行向心脏方向

RV：右心室；LV：左心室；AO：主动脉；DA：动脉导管

图 2- 47　3VTV 异常所见（主动脉与动脉导管的血流方向异常①）

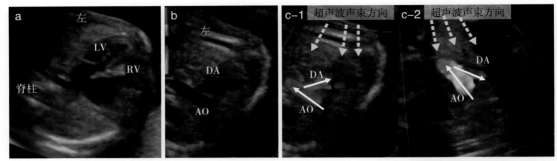

单纯肺动脉闭锁病例

（pulmonary atresia with intact ventricular septum，PAIVS）

a：4CV：右心室腔（RV）明显狭小

b：3VTV【B超所见】：动脉导管（DA）内径与主动脉（AO）内径大致相同

c：3VTV【彩色多普勒所见】：DA 的血流方向是逆行性的，朝向心脏方向

　　c-1，c-2 在不同的部位放置探头。在 c-1 中，DA 和 AO 用相同的颜色（红色）

　　表示，乍一看是正常的，但稍微移动探头，就会呈现 c-2 的症状，DA 的逆行性

　　血流症状明显。使用彩色多普勒时，需要注意射束方向和血流方向的关系

LA：左心房；RA：右心房；LV：左心室；RV：右心室；DA：动脉导管；AO：主动脉；

MPA：肺动脉干

图 2-48　3VTV 异常所见（主动脉与动脉导管的血流方向异常②）

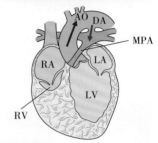

➤ AO 位于脊柱的右侧（图 2-49、图 2-50）。

· 通常，2 条大血管（主动脉、动脉导管）在脊柱左前方呈 "V"
　形汇合。在脊柱的右前方发现合流时，提示右侧动脉弓（RAA）。
　据报道，98% 的 RAA 病例并发心脏畸形，是心脏畸形的有力筛
　选标志。

· 据报道，约 40% 的法洛四联症（TOF）、约 20% 的完全性大动
　脉转位（TGA）伴有 RAA。

· TOF 和总动脉干症等圆锥动脉干畸形伴有 RAA 的情况下，也提
　示染色体异常（特别是 22q 11.2 缺失综合征）并发的可能性。

➤ 气管周围可见异常血管（图 2-51、图 2-52）。

　　没有描绘出 "V" 形，在气管背侧描绘出 2 条大血管合流的 "U"
形。"U" 形提示大动脉弓的走行、分支异常的地方。

RAA：right aortic
arch

TOF：tetralogy of
Fallot

TGA：
transposition of
great arteries

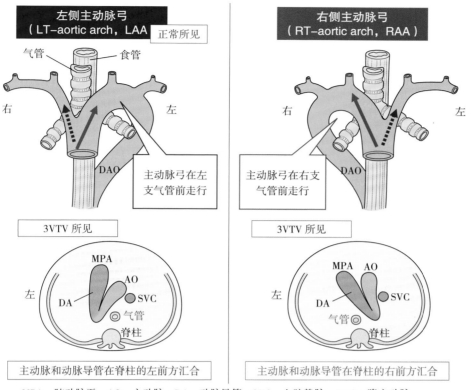

图 2-49　左侧主动脉弓和右侧主动脉弓

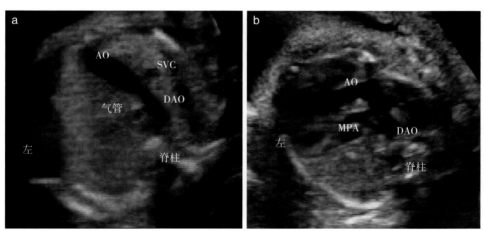

完全性大动脉转位（TGA）/右侧主动脉弓（RAA）：降主动脉（DAO）位于脊柱的右前方，为 RAA 所见。3VTV 仅显示一条血管，可以判断为 TGA

法洛四联症（TOF）/RAA：DAO 位于脊柱的右前方，为 RAA 所见

AO：主动脉；SVC：上腔静脉；DAO：降主动脉；MPA：肺动脉干

图 2-50　3VTV 异常所见（DAO 位于脊柱的右侧）

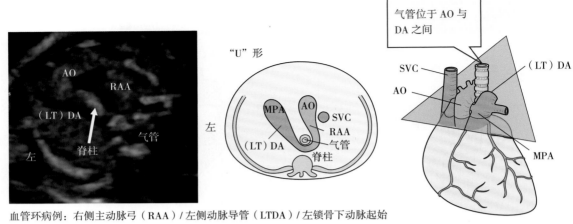

血管环病例：右侧主动脉弓（RAA）/左侧动脉导管（LTDA）/左锁骨下动脉起始异常

在 3VTV 中没有显示出"V"形，在气管背侧观察到 2 条大血管汇合的"U"形

AO：主动脉；（LT）DA：左侧动脉导管；RAA：右侧主动脉弓；MPA：肺动脉干；SVC：上腔静脉

图 2-51　3VTV 异常所见（气管周围可见异常血管①）

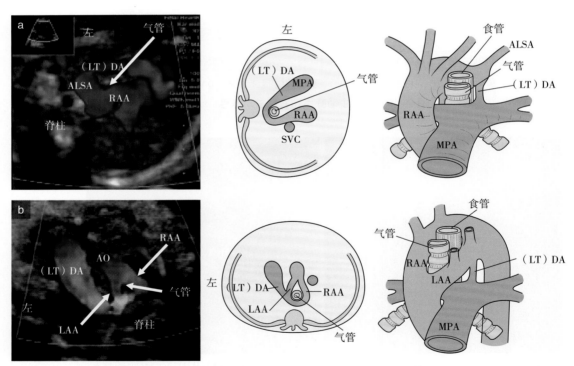

a：血管环：右侧主动脉弓（RAA）/左侧动脉导管 [（LT）DA]/左锁骨下动脉起始异常（aberrant left subclavian artery, ALSA）【彩色多普勒所见】

b：血管环：双主动脉弓【彩色多普勒所见】

（LT）DA：（左侧）动脉导管；ALSA：左锁骨下动脉起始异常；RAA：右侧主动脉弓；LAA：左侧主动脉弓；MPA：肺动脉干；AO：主动脉；SVC：上腔静脉

图 2-52　3VTV 异常所见（气管周围可见异常血管②）

矢状面的观察（图 2-53）

如果在矢状面观察胎儿，可以描绘从心脏开始的以下 2 条脉管呈拱形走行。

主动脉弓（aortic arch）

· 大致从心脏的中间以陡峭的曲线发出。

· 有 3 条颈部血管（头臂干动脉、左颈总动脉、左锁骨下动脉）由此分支向下延续为降主动脉（DAO）。

· 左锁骨下动脉与动脉导管汇合部之间的部分称为主动脉峡部（aortic isthmus）。

动脉导管弓（D arch）

· 从位于胸壁附近的右心室发出以拱形上升。

D arch：ductal arch

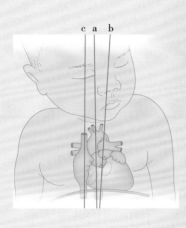

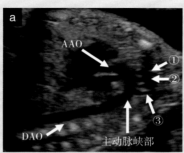

主动脉弓（①头臂干动脉；②左颈总动脉；③左锁骨下动脉）

动脉导管弓

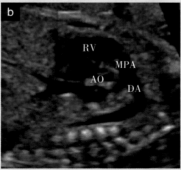

AAO：升主动脉
DAO：降主动脉
RV：右心室
MPA：肺动脉干
DA：动脉导管
UV：脐静脉
HV：肝静脉
IVC：下腔静脉
DV：静脉导管

腹部静脉（HD flow 所见）

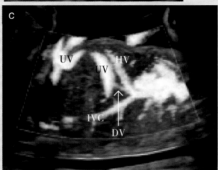

【科西妇产科医院超声波检查室提供】

图 2-53　矢状面的观察

心脏筛查

- 不具有像主动脉弓那样的分支结构，与主动脉峡部汇合。
- 胎儿循环中呈现最高流速的收缩期血流速度。
- 正常情况下，两个平行走行的现象绝不会出现在一个断面上。在完全大动脉转位（TGA）中，从位于前方的心室（右心室）发出的主动脉·主动脉弓和从位于后方的心室（左心室）发出的主肺动脉·动脉导管弓这两根大动脉，确认在同一断面上观察到了并行的结果。
- 在降主动脉、下腔静脉以外发现通过横膈膜的大血管时，注意观察有无完全性肺静脉异位引流心下型（TAPVD Ⅲ型）垂直静脉的可能性（参见第243页"完全性肺静脉异位引流"）。
- 用彩色（或能量）多普勒观察心尖部方向，可以观察到腹部静脉系统。从胎儿脐部入口方向向心脏显示的脐静脉（UV）、静脉管（DV）、下腔静脉（IVC）/肝静脉（HV）、右心房（RA）。这些是获得IVC和DV等血管血流信息时的有效断面。

资料　产科超声波检查报告【科西妇产科医院】

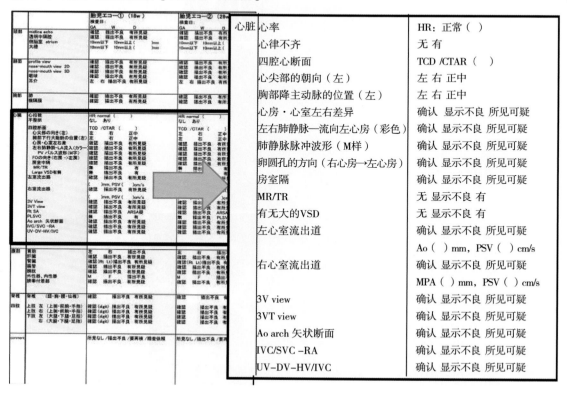

心脏 心率	HR：正常（　）
心律不齐	无 有
四腔心断面	TCD /CTAR（　）
心尖部的朝向（左）	左 右 正中
胸部降主动脉的位置（左）	左 右 正中
心房·心室左右差异	确认 显示不良 所见可疑
左右肺静脉—流向左心房（彩色）	确认 显示不良 所见可疑
肺静脉脉冲波形（M样）	确认 显示不良 所见可疑
卵圆孔的方向（右心房→左心房）	确认 显示不良 所见可疑
房室隔	确认 显示不良 所见可疑
MR/TR	无 显示不良 有
有无大的VSD	无 显示不良 有
左心室流出道	确认 显示不良 所见可疑
	Ao（　）mm, PSV（　）cm/s
右心室流出道	确认 显示不良 所见可疑
	MPA（　）mm, PSV（　）cm/s
3V view	确认 显示不良 所见可疑
3VT view	确认 显示不良 所见可疑
Ao arch 矢状断面	确认 显示不良 所见可疑
IVC/SVC –RA	确认 显示不良 所见可疑
UV–DV–HV/IVC	确认 显示不良 所见可疑

在日常检查中容易产生迷惑的地方

　　随着超声波诊断设备性能化的提高，胎儿心脏筛查的普及，以及筛查技能的相应提高，在进行详细检查时遇到让人难以判断的情况正在增加，这都是正常现象。一般情况下，筛查的目的是尽可能地挑出脱离正常范围的地方而进行详细检查，在本领域也不例外。我们认为，作为一名筛查相关人员，重要的态度是，不要害怕结果为假阳性，把正常和异常的界限部分也挑出来进行详细检查。但是，为了避免假阳性病例的增加，有必要提前充分了解这些情况。

❶ 4CV 容易产生迷惑的地方
心腔内强回声灶（IEF）（图 2-54）

4CV：4 chamber view

IEF：intracardiac ecogenic focus

　　IEF 是指在心室壁看到的不伴有声影的 3mm 以下的高回声。被认为是由乳头肌钙化引起的，在左心室比较多见。观察妊娠中期胎儿心脏是比较常见的情况。

● IEF 是妊娠中期染色体异常（尤其是 21 三体综合征）的软指标之一。在低风险妊娠中单独发现的情况下，主流观点认为是正常范围。

● IEF 大小在 3mm 以上且范围比较大的情况下，有必要考虑为心脏肿瘤（rhabdomyoma，横纹肌瘤）的发病初期阶段的可能性，以及观察心肌的坏死、变性、缺血性变化引起的可能性，要进行随访观察（图 2-55）。

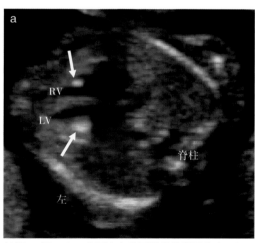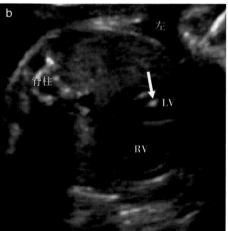

RV：右心室
LV：左心室

妊娠 17 周。左、右两心室壁可见高亮度回声（→）。左心室的比较大，3mm 以上

同一病例，妊娠 33 周。结果显示高回声范围左、右心室均有退缩倾向，为正常范围的观察结果，出生后再进行最终诊断

图 2-54　心腔内高回声所见（IEF）

51

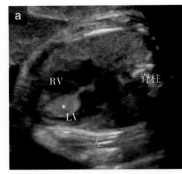
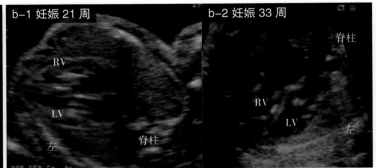

心脏肿瘤 （rhabdomyoma，心脏横纹肌瘤）
妊娠 30 周。左心室一侧的室间隔见边界清晰的高亮度回声肿瘤（*）
RV：右心室；LV：左心室

母体自身抗体（抗 SSA, 抗核抗体）阳性妊娠可见心腔内高亮度回声
b-1：妊娠 21 周。b-2：妊娠 33 周
左、右心室壁可见广泛高回声区域。推测为心肌组织的炎症所见（心肌炎）

图 2-55　IEF 的鉴别诊断

轻度三尖瓣反流（mild TR）

三尖瓣在收缩期关闭，在右心室收缩时起到防止心室内血流逆流到右心房的作用。在妊娠中期，如果将 Apical/Basal 4CV 与彩色多普勒合用进行观察，经常会发现 mild TR。

确认 TR 时的观察要点如下（图 2-56）。

（1）观察是否并发心内及心外异常。

- 4CV：心脏有无扩大。

  心房、心室的大小左右有没有差异。

  三尖瓣的形态及位置有无异常。

  右心室壁有无肥厚及回声强度有无上升，室壁的活动是否正常。

- 左右流出道～ 3VTV：右心室流出道有无狭窄。

  动脉导管有无重度狭窄，以及有无闭锁。

（2）观察 TR 的程度（TR 的持续时间，最高流速）［彩色多普勒和脉冲多普勒结合使用］。

在以下情况下，应将其识别为病态 TR，并要求进行详细检查。

- TR 为全收缩期时。

- 当最大流速明显超过 200cm/s 时。

- TR 射流覆盖三尖瓣位置至右心房对壁距离的 1/3 以上，或占右心房面积的 1/4 以上时。

  另外，CTAR 40% 以上时，需要考虑重症 TR 的可能性。

* 关于妊娠中期 mild TR 所见

妊娠中期的胎儿，mild TR 比较常见。

mild TR：
mild tricuspid
regurgitation

3VTV : 3 vessel
trachea view

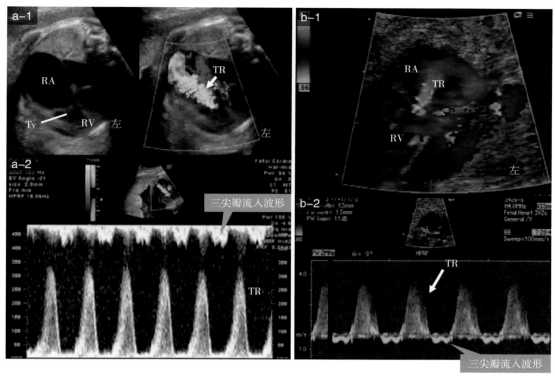

Ebstein 畸形

a-1【B 超和彩色多普勒同时显示图像】: 发现右心房
（RA）显著扩大，观察到可延伸到右心房对侧边的
显著 TR，以及三尖瓣（Tv）的附着位置异常

a-2【脉冲多普勒观察】: 最高流速 300cm/s，在整个收
缩期内观察到 TR

母体自身抗体阳性妊娠中发现的心肌炎伴发 TR

b-1【彩色多普勒】: 延伸到右心房一边的显著的 TR

b-2【脉冲多普勒观察】: 最高流速为 350cm/s，在整个
收缩期观察到 TR

图 2-56　异常的三尖瓣反流（TR）

心脏筛查

　　文献报道，以低风险妊娠为对象的妊娠 14 ～ 16 周的胎儿中，有
83% 出现了这种症状，而且大部分都是在妊娠后期消失，本症状发
生的主要原因尚不明确，但可以推测是由于胎儿心肌的未成熟性和肺
血管床的高血压引起的。

　　Mild TR 是指以下 TR（图 2-57）。

・TR 的持续时间为收缩早期到中期（TR 不及全收缩期）。

・最高流速在 200cm/s 以下。

・TR 射流是从三尖瓣附着部位到右心房对壁的距离的 1/3 以下，
　或者是右心房面积的 1/4 以下。

・不伴心脏扩大。

　　发现以上情况时，有必要对心内及心外有无异常进行充分的观
察，并对 TR 所是否加重进行病程随访。

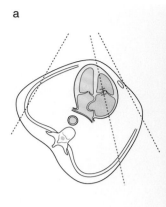

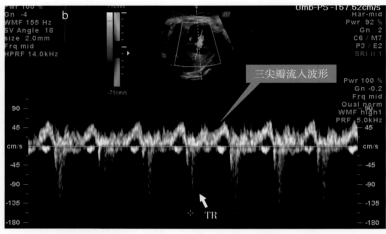

三尖瓣流入波形

TR

a：用脉冲多普勒观察三尖瓣血流时，显示出声束方向与室间隔平行的 4CV，即 Apical/Basal 4CV。取样容积放在三尖瓣尖的稍微靠近心尖部处

b：正常的 TR（妊娠 20 周之后）【脉冲多普勒所见】：在收缩早期发现最高流速约 150cm/s 的 TR 经过观察，在妊娠末期消失

图 2-57　三尖瓣反流（TR）的正常范围

❷ 3VTV 方面容易迷惑的地方

右锁骨下动脉起始异常

- 迷走右锁骨下动脉（ARSA）是动脉弓分支异常中最常见的一种。右锁骨下动脉作为主动脉弓的第 4 个分支，沿着脊柱的前方、食管和气管的背侧走向右上肢（图 2-58）。据报道，约有 1.5% 会发生在正常成人，如果单独出现，在血流动力学上完全没有问题，出生后通常也没有症状。

ARSA：aberrant right subclavian artery

ARSA 的超声波所见（图 2-58）

- 将最高检测流速设定为低流速（15 ～ 20cm/s），并结合彩色多普勒或 HD 的变化进行监测。
- 考虑到声束入射角，将胎儿脊柱显示在 3 时或 9 时方向时的 4CV ～ 3VTV，将探头稍微朝向胎儿的头端，ARSA 就会从主动脉弓（aortic arch）和 DA 的 V 字合流部向气管背端、脊柱前方走行，显示成朝向右上肢的血管（图 2-58）。
- * 正常情况下，可以观察到右锁骨下动脉从 3VTV 的 "V" 形合流部通过气管前方向右上肢走行（图 2-59）。

ARSA 的并发异常

- ARSA 被认为是 21 三体综合征的超声标志物之一。另外，随着胎儿心脏筛查的普及和筛查技能的提高，染色体正常病例的检出率呈上升趋势，其中发现有单独的 ARSA 而不伴有合并异常。

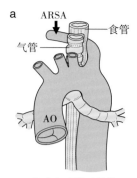

a

ARSA 作为主动脉弓的第 4
个分支开始，沿着气管·食
管的背侧向右上肢走行

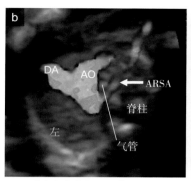

b

3VTV【彩色多普勒所见】：最高检测流
速设定为低流速（15～20cm/s）进行观
察。从动脉导管（DA）和主动脉弓（aortic
arch）的 V 形合流部开始，穿过气管背
侧、脊柱前方的 ARSA 被显示出来

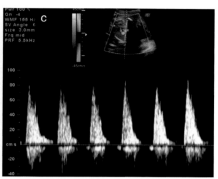

c

ARSA 脉冲多普勒波形

图 2-58　右锁骨下动脉起始异常（ARSA）

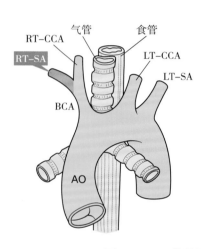

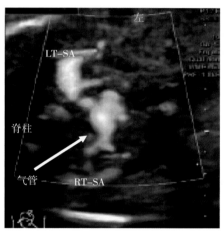

HD flow 所见：显示出在
气管前方向右上肢方向
行进的 RT-SA。最高检
测流速设定为低流速（约
20cm/s）

RT-SA：右锁骨下动脉
LT-SA：左锁骨下动脉
BCA：头臂干动脉
RT-CCA：右颈总动脉
LT-CCA：左颈总动脉

图 2-59　正常所见：右锁骨下动脉（RT subclavian artery：RT-SA）

- 关于如何处理在低风险妊娠中单独发现的 ARSA，目前还没有得到
  统一的共识，但基于这种最近的状况，认为本所见是 normal variant
  之一的认识正在逐渐扩大。
- 有报道指出，伴随圆锥动脉干畸形（法洛四联症、大动脉弓离断等）
  发现 ARSA 时，并发以 22q11.2 缺失。
- 综合征为首的染色体异常的风险会上升。

ARSA 的鉴别

- 经常遇到需要与在气管的右侧向上腔静脉（SVC）一侧走行的"奇
  静脉"进行鉴别的情况（参见第 62 页"奇静脉"）。
- 联合使用脉冲多普勒如果检测到脉搏性血流，就可确认（图 2-58）。

SVC：superior
vena cava

永存左上腔静脉（PLSVC）

PLSVC 在发生的过程中，通常是应该成为左上腔静脉韧带（Marshall 韧带）并退缩的左上腔静脉残留下的结构。在几乎所有的 PLSVC 病例中，从左上半身回流的血流通过 PLSVC、冠状窦（CS）流入右心房。因此，CS 扩张的情况较多（图 2-60）。

据报道，在 0.3%～0.5% 的正常成人中的发现 PLSVC。如果单独发现 PLSVC 的话，在血流动力学方面完全没有问题。另外，PLSVC 中，通常左臂头静脉缺损的情况较多。

PLSVC 的超声波所见（图 2-61）

- 4CV：显示 PLSVC 的短轴图像与左心房的左外端相接。与通常的 4CV 相比，将探头朝向稍微靠足侧，可以观察到扩张的 CS 在二尖瓣附着部背侧向房间隔走行，向右心房开口。另外，CS 直径正常为 1～3mm，PLSVC 为 3～7mm，显示为扩张。
- 3VTV：显示 PLSVC 为肺动脉干（MPA）至动脉导管（DA）的左侧的短轴图像。因此，在本断面中，从胎儿的右侧确认了 SVC、aortic arch、MPA（或者 DA）、PLSVC 和 4 根血管。

与 PLSVC 合并的异常

- 据报道，4%～9% 的心脏畸形病例有 PLSVC，特别是与内脏异位综合征、左心室流出道狭窄性疾病（特别是主动脉狭窄，COA）、圆锥动脉干畸形并发。PLSVC 中经常会出现左心室较小，这类病例应考虑到并发 COA，需要从胎儿期到出生后进行随访观察（图 2-62）。
- 也有报道称，约 9% 的 PLSVC 并发了染色体异常。

PLSVC：persistent left superior vena cava

CS：coronary sinus

MPA：main pulmonary artery

DA：ductus arteriosus

COA：coarctation of aorta

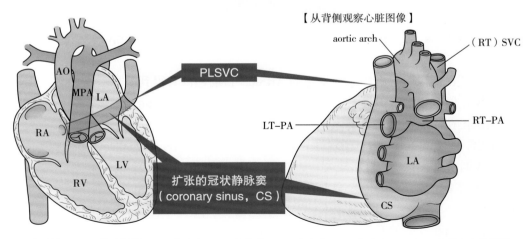

【从背侧观察心脏图像】

AO：主动脉；MPA：肺动脉干；RA：右心房；LA：左心房；RV：右心室；LV：左心室；PLSVC：永存左上腔静脉；aortic arch：主动脉弓；（RT）SVC：（右）上腔静脉；RT-PA：右肺动脉；LT-PA：左肺动脉

图 2-60　永存左上腔静脉

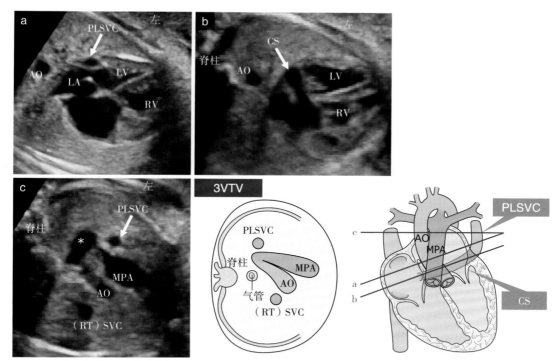

a：4CV：可以看到与左心房壁接触的 PLSVC 的短轴图像

b：4CV：冠状静脉窦（CS）扩张

c：3VTV：显示 4 条血管（＊：动脉导管的一部分屈曲·扩张）

AO：主动脉；LA：左心房；LV：左心室；RV：右心室；CS：冠状静脉窦；（RT）SVC：（右）上腔静脉；MPA：肺动脉干

图 2-61　永存左上腔静脉（PLSVC）

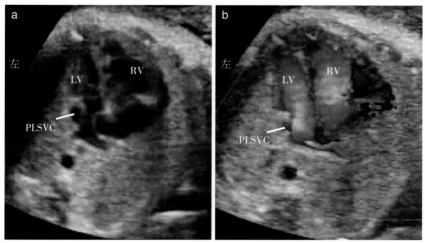

PLSVC（B 超）

PLSVC（彩色多普勒）：小的左心室

胎儿期诊断：PLSVC，COA

出生后诊断：仅有 PLSVC（没有发现 COA）

图 2-62　永存左上腔静脉（小的左心室）

● 基于以上理由，在一次筛查中发现怀疑为 PLSVC 的情况下，最好进行详细检查。

与 PLSVC 相鉴别的疾病

以下 2 种疾病可作为鉴别疾病进行列举。

（1）部分性房室隔缺损（partial AVSD）（图 2-63）。

发现 PLSVC 通过扩张的 CS 流入右心房，有时会根据 4CV 的观察方向显示出心房原发孔型间隔缺损（部分性房室隔缺损）。此时感觉迷惑的情况下，要注意以下几点进行鉴别观察。

partial AVSD：partial atrioventricular septal defect

· 从多个方向观察 4CV，确认心房一次间隔是否真的缺损。

· 在 partial AVSD 中发现左、右心房室瓣的附着位置异常。正常的三尖瓣与二尖瓣相比，不能确认附着在稍微靠近心尖部的室间隔上，三尖瓣和二尖瓣附着在相同的高度。

· 在 PLSVC 中，在左心房的左缘确认到 PLSVC（～ CS）的短轴像（未发现 partial AVSD）。

· 在 PLSVC 中，在 3VV ～ 3VTV 中可以观察到 4 条脉管（在 partial AVSD 中可以观察到通常的 3 条脉管）。

3VV：3 vessel view

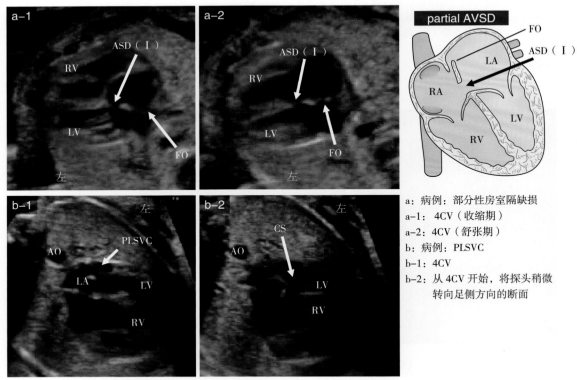

partial AVSD

a：病例：部分性房室隔缺损
a-1：4CV（收缩期）
a-2：4CV（舒张期）
b：病例：PLSVC
b-1：4CV
b-2：从 4CV 开始，将探头稍微转向足侧方向的断面

ASD（Ⅰ）：原发孔型房间隔缺损；FO：卵圆孔；RA：右心房；LA：左心房；RV：右心室；LV：左心室；CS：冠状静脉窦；AO：主动脉

图 2-63　与 PLSVC 相鉴别的疾病（部分性房室隔缺损）

（2）完全性肺静脉异位引流（TAPVD）。

在 4CV·3VTV 中出现怀疑为 PLSVC 的情况时，要考虑到 TAPVD，充分观察左、右肺静脉流入左心房的情况是很重要的（参见第 243 页 "完全性肺静脉异位引流"）。

【TAPVD Ⅰ型（心上型）】

·在本疾病中（共同肺静脉腔向 SVC 上行）垂直静脉的短轴断面，与 PLSVC 一样，在 3VTV 中作为第 4 根血管被显示出来。

·在 PLSVC 中，通常左臂头静脉缺损的情况较多。另外，在 TAPVD Ⅰ型中，发现左臂头静脉以及（RT）SVC 扩张的情况较多。

【TAPVD Ⅱa型（心旁型）】

·在本疾病中，由于共同肺静脉腔流入 CS，因此与 PLSVC 相同，在 4CV 处发现 CS 的扩张。

动脉导管所见

胎儿期存在静脉管、卵圆孔、动脉导管 3 条旁路路径。动脉导管是将来自胎盘的血液不通过肺循环直接送入体循环的胎儿期独特的旁路路径。也就是说，从右心室排出的血液几乎都是从肺动脉干（MPA）通过动脉指导管（DA）流到降主动脉（DAO）的（图 2-64）。

动脉导管的特性

动脉导管的血管壁与主动脉、肺动脉等血管壁在结构和特性上有很大不同。

主动脉和肺动脉等血管壁几乎都是由弹性纤维构成的，被称为弹

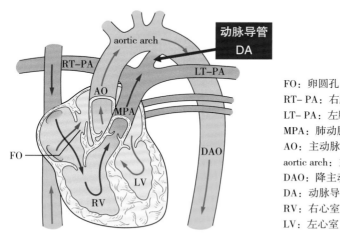

FO：卵圆孔
RT-PA：右肺动脉
LT-PA：左肺动脉
MPA：肺动脉干
AO：主动脉
aortic arch：主动脉弓
DAO：降主动脉
DA：动脉导管
RV：右心室
LV：左心室

动脉导管是连接肺动脉干和降主动脉的旁路通路。在胎儿期，从右心室输出的血流大部分是通过动脉导管流向降主动脉

图 2-64　动脉导管

性动脉。而动脉导管的血管壁，平滑肌细胞丰富，所以被称为肌性动脉。因此，它是直径缩小或扩张的非常特殊的血管。到了妊娠后期，动脉导管会出现各种形态，如弯曲、扭曲、扩张、收缩等。据报道，妊娠38周以后，50%以上的正常胎儿出现了动脉导管明显弯曲的现象（图2-65）。

动脉导管扩张所见（动脉导管瘤）（图2-66、图2-67）

在妊娠后期（妊娠35周左右），经常会出现动脉导管扩张成纺锤状或囊状的情况，被称为动脉导管瘤。本症的发病频率相对较高，有报道认为在足月出生的新生儿中，约9%是该种情况。

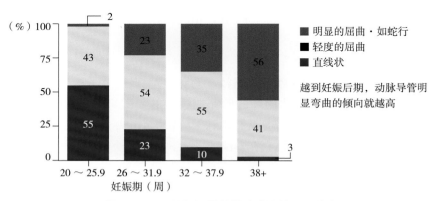

图2-65　不同妊娠周数的动脉导管所见的变化

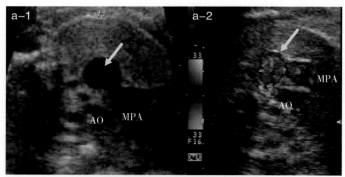

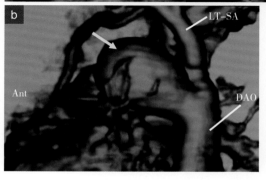

a：病例：动脉导管瘤。妊娠39周，瘤最大径15mm
   a-1：B超所见
   a-2：彩色多普勒所见
b：同一病例的三维CT图像：出生后1天，动脉导管瘤的大小为18mm×13mm×15mm。出生2天后，瘤径缩小到约7mm，之后，在瘤内观察到血栓形成后，完全封闭
AO：主动脉
MPA：肺动脉干
LT-SA：左锁骨下动脉
DAO：降主动脉
➡ 动脉导管瘤

图2-66　动脉导管瘤

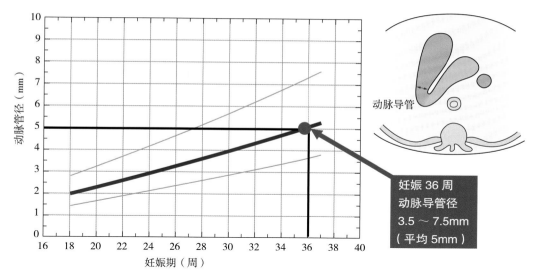

妊娠 36 周的动脉导管径正常范围是 3.5 ～ 7.5mm（平均 5mm）

图 2-67　动脉导管（DA）管径的正常值

在胎儿期被查出的动脉导管瘤病例，在出生后，自然关闭的报告很多。另外，出生后，伴随着血栓栓塞症、瘤破裂、结缔组织疾病等并发症的报告也随处可见。关于本症的病因和自然史还有很多不清楚的地方，所以等待今后的病例积累。如果动脉导管的管径明显超过正常上限（如妊娠 36 周 8mm 以上），需要考虑进行详细检查。

动脉导管提前收缩（PCDA）（图 2-68）

PCDA 的发病机制尚未明确。最广为人知的是妊娠中期以后的吲哚美辛等非甾体类抗炎药等的母体·胎盘转移，但也有报告称原因不明。另外，最近也有报告指出，草药茶、梅干等中所含的多酚也有收缩导管的作用，有必要听取详细的母体信息。胎儿期导管收缩·闭锁的话，右心系统的负荷会增加，引起胎儿心力衰竭，胎儿期的肺血流增加，出生后会发生新生儿持续性肺动脉高压（PPHN）。如果遇到疑似 PCDA 的情况，要考虑介绍到三级医疗机构。

● PCDA 的超声波所见

· 4CV：心脏轻度扩大，右心室扩大，右心室壁肥厚。

【彩色多普勒所见】三尖瓣反流（TR）。

· 3VTV：动脉导管限局的高度狭窄/闭锁所见。

在与 DAO 汇合之前的部分，发现 DA 部分急剧变窄的情况很多。

PCDA：
premature
constriction of the
ductus arteriosus

PPHN：persistent
pulmonary
hypertension of
neonate

二　心脏筛查

61

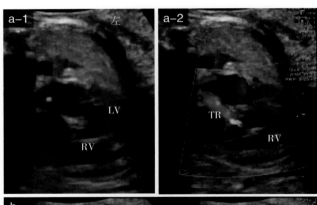

a：4CV
　a-1【B 超所见】：右心系扩大，右心室壁肥厚
　a-2【彩色多普勒所见】：三尖瓣反流

b：3VTV【B 超和彩色多普勒所见】：肺动脉干扩张，动脉导管局限性高度狭窄，狭窄后出现涡流（●●●▶）

c：PCDA 部位脉冲多普勒波形：PI 低下（PI 为 0.84）

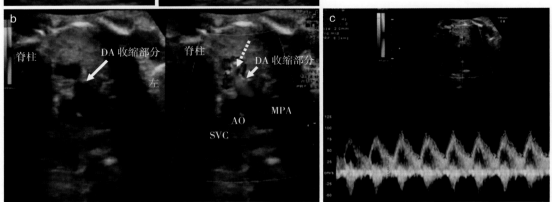

TR：三尖瓣反流；LV：左心室；RV：右心室；DA：动脉导管；SVC：上腔静脉；MPA：肺动脉干；AO：主动脉

图 2-68　动脉导管提前收缩（PCDA）：妊娠 37 周

　　【彩色多普勒所见】狭窄后的涡流（马赛克血流）。
　　【脉冲多普勒所见】动脉导管狭窄部的异常血流所见：PI 低下（1.9 以下）。
正常所见：奇静脉，左头臂静脉，左气管支
　　在 3VTV 的观察中，如果同时使用低流速的彩色多普勒（最高检测流速约 20cm/s），或者通过 HD 的变化以及其他方向性的功率多普勒，有时会检测出以下所述的细的正常脉管结构。
奇静脉（azygosvein）（图 2-69）
　　奇静脉从脊柱右前方上行，从背侧与 SVC 汇合。不是在气管的后方，而是在气管的右侧走向 SVC 的脉管。如果出现下腔静脉缺损等静脉系统的走行异常，就会出现奇静脉的扩张。
● 超声波所见：奇静脉是在妊娠中期以后走行在脊柱右前方的细血管。到了妊娠后期，直径达到约 3mm，因此，通过 B 超图像，不少情况也可以看到与主动脉平行的血管。并用设定为低流速的彩色多普勒（或 HD flow）观察 3VTV，可描绘出从背侧流入 SVC 的脉管。

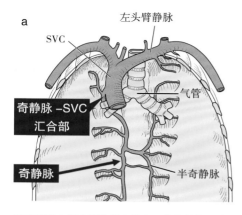

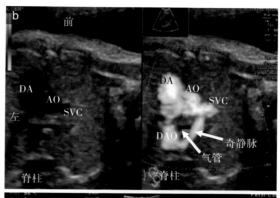

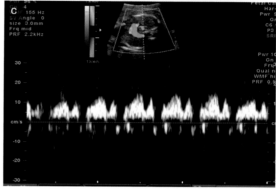

奇异静脉走行在脊柱的右前方，从背侧与上腔
静脉（SVC）汇合

a：奇静脉解剖图（前面观）
b：奇静脉【B超和 HD flow 所见】
c：奇静脉（脉冲多普勒所见）

SVC：上腔静脉；DA：动脉导管；AO：主动脉；
DAO：降主动脉

图 2-69　奇静脉

● 鉴别所见：右锁骨下动脉起始有无异常（ARSA）。确认脉冲多普
勒波形对鉴别有效。

左头臂静脉（LT-BCV）与无名静脉（图 2-70、图 2-71）

　　LT-BCV 在从主动脉弓分支的颈部血管的前方·胸腺的后方走
行后，与右头臂静脉汇合流入 SVC。虽然经常也有穿过胸腺的地方，
但被认为是正常变异。

● 超声波所见：从 3VTV 断面将探头稍微朝向胎儿头侧倾斜显示出
LT-BCV。

● LT-BCV 直径随妊娠周数增加（正常值：妊娠中期至后期为
2 ～ 4.5 mm）。据报道，在 LT-BCV 的血流量增加的疾病，即完
全性肺静脉异位引流（上心脏型）和 Galan 大静脉瘤等中，可以看
到直径的扩张。另外，在左上腔静脉残留（PLSVC）中，LT-BCV
通常会缺损。

LT-BCV：LT-
brachiocephalic
vein

63

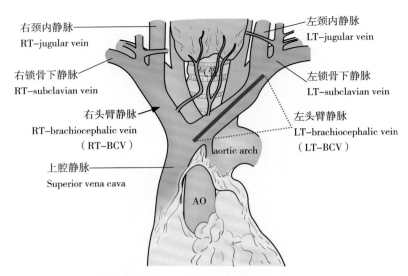

右颈内静脉　RT-jugular vein

右锁骨下静脉　RT-subclavian vein

右头臂静脉　RT-brachiocephalic vein（RT-BCV）

上腔静脉　Superior vena cava

左颈内静脉　LT-jugular vein

左锁骨下静脉　LT-subclavian vein

左头臂静脉　LT-brachiocephalic vein（LT-BCV）

气管

aortic arch

AO

左颈内静脉和左锁骨下静脉汇合成为左头臂静脉（LT-BCV）。LT-BCV 在从动脉大弓分支的颈部血管前方走进后，与右头臂静脉汇合流入上腔静脉（SVC）

图 2-70　胸颈部静脉系解剖

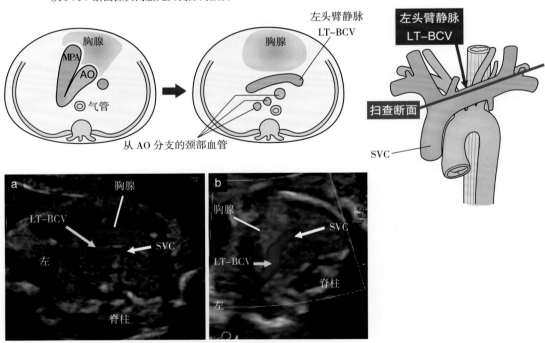

从 3VTV 断面探头向胎儿头侧方向倾斜

胸腺　MPA　AO　气管

胸腺　左头臂静脉 LT-BCV

从 AO 分支的颈部血管

左头臂静脉 LT-BCV

扫查断面

SVC

a：胸腺　LT-BCV　SVC　左　脊柱

b：胸腺　SVC　LT-BCV　脊柱　左

从 3VTV 将探头稍微朝向胎儿头侧倾斜（左肩方向），就可以描绘出 LT-BCV

a：LT-BCV（B 超所见）

b：LT-BCV（彩色多普勒所见，最高检测流速约为 20cm/s）：显示了 LT-BCV 汇入 SVC 的情况

AO：主动脉；MPA：肺动脉干；SVC：上腔静脉；LT-BCV：左头臂静脉

图 2-71　左头臂静脉的显示

左气管支（图 2-72）

在 4CV 探头稍微向靠头侧的左心室流出道（5CV）水平观察心脏背部，有时可以确认左气管支的走向。如果并用彩色多普勒（或者 HD flow）进行观察，可以确认从左肺在左心房的后方走行并与气管汇合的左气管支，可以看到气管支内的肺泡液配合呼吸样运动流动的情况。乍一看，呈现出与完全性肺静脉导位引流的共同肺静脉腔类似的影像所见，但是，通过在脉冲多普勒确认波形，可以进行鉴别。

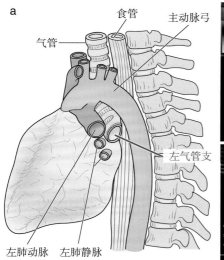
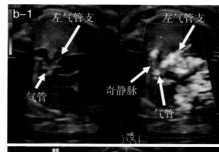
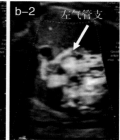
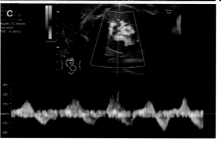

a：从左侧面观察，左气管支在 4CV 和动脉弓之间的高度之间走行
b：在左心室流出道（5CV）至 3VV 的水平下，通过 HD flow 的测量，显示出了在左心房和 DAO 之间走行的左气管支
　b-1：B 超和 HD flow 所见
　b-2：HD flow 所见
c：左气管支脉冲多普勒所见。可以看到双向流动的变化

图 2-72　左气管支所见

● **参考文献**

[1] 川滝元良. 胎児心エコー診断へのアプローチ [M]. 東京：メジカルビュー社, 2004.

[2] CHAOUI R.The four chamber view: four reasons why it seems to fail in screening for cardiac abnormalities and suggestion to improve detection rate[J]. Ultrasound Obstet Gynecol, 2003, 22: 3–10.

[3] 里見元義, 川滝元良, 西畠信, ほか. 胎児心エコー検査ガイドライン [J]. 小児循環器学会誌, 2006, 22: 591–613.

[4] ABUHAMAD A, CHAOUI R.A Practical Guide to Fetal Echocardiography[M]. 3rd edition. USA, Philadelphia: Lippincott Williams Wilkins & Wolters Kluwer, 2010.

[5] 川滝元良. 一般医療機関での対応 [M]// 中澤誠. 周生期循環異常. 東京：メジカルビュー社, 2007.

[6] 日本超音波医学会 超音波医用機器に関する委員会. 超音波断層像の表示方法について【産科婦人科】[J]. 超音波医学, 1983, 10: 429–432.

[7] OGGE G, GAGLIOTI P, MACCANTI S, et al.Prenatal screening for congenital heart disease with four–chamber and outflow–tract views: a multicenter study[J]. Ultrasound Obstet Gynecol, 2006, 28: 779–784.

[8] DEVORE GR.Genetic sonography：the historical and clinical role of fetal echocardiography[J]. Ultrasound Obstet Gynecol, 2010, 35: 509–521.

心脏筛查

[9] NYBERG DA. Sonographic Markers of Fetal Trisomies Second Trimester[J]. J Ultrasound Med, 2001, 20: 655–674.

[10] HORNBERGER LK, SAHN DJ, KLEINMAN CS, et al. Antenatal diagnosis of coarctation of the aorta[J]. J Am Coll Cardiol, 1994, 23: 417–423.

[11] KIRK J, COMSTOCK C, LEE W, et al. Fetal cardiac asymmetry: a marker for congenital heart disease[J]. Obstet Gynecol,1999, 93:189–192.

[12] ALLAN LD, COOK AC, HUGGON IC. Fetal Echocardiography, A Practical Guide[M]. UK, Cambridge: Cambridge University press, 2009.

[13] MENDOZA GJ, ALMEIDA O, et al. Intermittent fetal bradycardia induced by midpregnancy fetal ultrasonographic study[J]. Am J Obstet Gynecol,1989, 160:1038–1040.

[14] KAWATAKI M. Right aortic arch（RAA）is a powerful marker for fetal cardiovascular anomalyscreening[J]. Ultrasoundin Obstet Gynecol, 2010, 36（Suppl.1）: 61.

[15] 川滝元良, 康井制洋, ほか. 心房・降主動脈距離を用いたTAPVDの胎児スクリーニング. 第20回日本胎児心臓病学会学術集会抄録集.

[16] KAWATAKI M. The effective fetal screening using the distance between the descending aorta and left atrial posterior wall in four chamber view for Total Anomalous Pulmonary Venous Return[J]. Ultrasoundin Obstet Gyneco, 2014, 144（Suppl.1）: 4.

[17] ZIDERE V, TSAPAKIS EG, HUGGON IC, et al. Right aortic arch in the fetus[J]. Ultrasound Obstet Gynecol, 2006, 28: 876–881.

[18] BERG C, BENDER F, SOUKUP M, et al. Right aortic arch detected in fetal life[J]. Ultrasound Obstet Gynecol, 2006, 28: 882–889.

[19] RAUCH R, RAUCH A, KOCH A, et al.Laterality of the aortic arch and anomalies of the subclavian artery– reliable indicators for 22q 11.2 deletion syndromes? [J]. Eur J Pediatr, 2004, 163: 642–645.

[20] ACHIRON R, ROTSTEIN Z, HEGGESH J, et al. Anomalies of the fetal aortic arch: a novel approach to in–utero diagnosis[J]. Ultrasound Obstet Gynecol, 2002, 20: 553–557.

[21] YOO SJ, MIN JY, LEE YH, et al. Fetal sonographic diagnosis of aortic arch anomalies[J]. Ultrasound Obstet Gynecol, 2003, 22: 535–546.

[22] COCO C, JEANTY P, JEATY C.An isolated echogenic heart focus is not an indication for amniocentesis in 12 672 unselected patients[J]. J Ultrasound Med, 2004, 23: 489–496.

[23] LAMONT RF, HAVUTCU E, SALGIA S, et al.The association between isolated fetal echogenic cardiac foci on second–trimester ultrasound scan and trisomy 21 in low risk unselected women[J]. Ultrasound Obstet Gynecol, 2004, 23: 346–351.

[24] AGATHOKLEOUS M, CHAVEEVA P, POON LCY, et al.Meta–analysis of second–trimester markers for trisomy 21[J]. Ultrasound Obstet Gynecol, 2013, 41: 247–261.

[25] FESSLOVA V, VILLA L, RIZZUTI T, et al.Natural history and long–term outcome of cardiac rhabdomyoma detected prenatally[J]. Prenatal Diagnosis, 2004, 24: 241–248.

[26] BADER RS, CHITAYAT D, KELLY E, et al.Fetal rhabdomyoma:Prenatal diagnosis, clinical outcome, and incidence of associated tuberous sclerosis complex[J]. J Pediatrics, 2003, 143: 620–624.

[27] VELDTMAN GR, BLACKBURN ME, WHARTON GA, et al. Dystrophic calcification of the fetal myocardium[J]. Heart, 1999, 81: 92–93.

[28] TEHRANI M, VETTRAINO IM, CHANG CH.Localized nodular hypertrophy mimicking rhabdomyoma in the fetal heart[J]. Pediatric and developmental pathology, 2004, 7: 192–197.

[29] CHAN YF, SAMPSON A. Massive myocardial calcification in second–trimester fetuses: antenatal detection and causes[J]. Ultrasound Obstet Gynecol, 2005, 25: 193–196.

[30] GEMBRUCH U, SMRCEK JM.The prevalence and clinical significance of tricuspid valve regurgitation in normal grown fetuses and those with intrauterine growth retardation[J]. Ultrasound Obstet Gyneco, 1997, 19: 174–182.

[31] MESSING B, PORAT S, IMBAR T, et al. Mild tricuspid regurgitation:a benign finding at various stages of pregnancy[J]. Ultrasound Obstet Gynecol, 2005, 26: 606–610.

[32] SCALA C, MAGGIORE ULR, CANDIANI M, et al.Aberrant right subclavian artery in fetuses with Down syndrome: a systematic review and meta–analysis[J]. Ultrasound Obstet Gynecol, 2015, 46: 266–276.

[33] DE LEÓN–LUIS J(1), GÁMEZ F, BRAVO C, et al.Second–trimester fetal aberrant right subclavian artery: original study, systematic review and meta–analysis of performance in detection of Down syndrome[J]. Ultrasound Obstet Gynecol, 2014, 44: 147–153.

[34] REMBPUSLPS G, PASSAMONTI U, ROBERTIS D, et al. Aberrant right subclavian artery (ARSA) unselected population at first and second trimester ultrasonography[J]. Prenat Diagn, 2012, 3: 968–975.

[35] ESMER AC, GUL A, NEHIR A, et al. Detection rate of trisomy 21 in fetuses with isolated and non-isolated aberrant right subclavian artery[J]. Fetal Diagn Ther, 2013 , 34: 140–145.

[36] ZALEL Y, ACHIRON R, YAGEL S, et al. Fetal aberrant right subclavian artery in normal and Down

syndrome fetus[J]. Ultrasound Obstet Gynecol, 2008, 31: 25–29.

[37] BORENSTEIN M, MINEKAWA R, ZIDERE V, et al. Aberrant right subclavian artery at 16 to 23+6 weeks of gestation:a marker for chromosomal abnormality[J]. Ultrasound Obstet Gynecol, 2010, 36: 548–552.

[38] PALADINI D, SGLAVO G, PASTORE G, et al. Aberrant right subclavian artery: incidence and correlation with other markers of Down syndrome in second–trimester fetuses[J]. Ultrasound Obstet Gynecol, 2012, 39: 191–195.

[39] MOMMA K. Cardiovascular anomalies associated with chromosome 22q 11.2 deletion syndrome[J]. Am J Cardiol, 2010, 105: 1617–1624.

[40] MC ELHINNEY DB, CLARK BJ 3rd, WEINBERG PM, et al.Association of chromosome 22q 11 deletion with isolated anomalies of aortic arch laterality and branching[J]. J Am College Cardiol, 2001, 37: 2114–2119.

[41] GALINDO A. Crinical significance of persistent left superior vena cava diagnosed in fetal life[J]. Ultrasound Obstet Gynecol, 2007, 30: 152–161.

[42] BERG C, KNÜPPEL M, GEIPEL A, et al.Prenatal diagnosis of left superior vena cava and its associated congenital anomalies[J]. Ultrasound Obstet Gynecol, 2006, 27: 274–280.

[43] POSQUINI L, FICHERA A, TAN T, et al. Left superior caval vein: a powerful indicator of fetal coarctation[J]. Heart, 2005, 91: 539–540.

[44] JOUANNIC J M, PICONE O, MARTINOVIC J. Diminitive fetal left ventricle at mid–gestation associated with persistent left superior vena cava and coronary sinus dilatation[J]. Ultrasound Obstet Gynecol, 2003, 22: 527–530.

[45] MATSUI H, MELLANDER M, ROUGHTON M, et al. Morphological and physiological predictors of fetal aortic coarctation[J]. Circulation, 2008, 118: 1793–1801.

[46] PALADINI D, VOLPE P, SGLAVO G, et al.Partial atrioventricular septal defect in the fetus: diagnostic features and association in a multicenter series of 30 cases[J]. Ultrasound Obstet Gynecol, 2009, 34: 268–273.

[47] WEICHERT J, HARTGE DR, R AXT–FIEDNER. The fetal ductus arteriosus and its abnormalities – A review[J]. Congenit Heart Dis, 2010, 5: 398–408.

[48] BENSON CB, BROWN DL, DOUBILET PM, et al. Increasing curvature of the normal fetal ductus arteriosus with advancing gestational age[J]. Ultrasound Obstet Gynecol, 1995, 5: 95– 97.

[49] MIELKE G, BENDA N. Reference ranges for two–dimensional e echocardiographic examination of the fetal ductus arteriosus[J]. Ultrasound Obstet Gynecol, 2000, 15: 219–225.

[50] DYAMENAHALLI U, SMALLHORN JF, GEVA T, et al. Isolated Ductus Arteriosus Aneurysm in the fetus and Infant: A Multi–Institutional Experience[J]. J Am Coll Cardiol, 2000, 36: 262–269.

[51] JAN SL, HWANG B, FU YC, et al. Isolated Neonatal Ductus Arteriosus Aneurysm[J]. J Am Coll Cardiol, 2002, 39: 342–347.

[52] HORNBERGER LK. Editorial comment: congenital ductus arteriosus aneurysm[J]. J Am Coll Cardiol, 2002, 39: 348–350.

[53] TSENG JJ, JAN SL. Fetal echocardiographic diagnosis of isolated ductus arteriosus aneurysm: a longitudinal study from 32 weeks of gestation to term[J]. Ultrasound Obstet Gynecol, 2005, 26:50–56.

[54] 豊島勝昭 , 川滝元良 , 菅原智香 , ほか . 胎児动脉导管早期闭锁の出生前诊断例 [J]. 新生児誌 , 2002, 38: 559–564.

[55] 豊島勝昭 . 周生期循環異常 // 中澤誠 . 先天性心疾患 [M]. 東京：メジカルビュー社 , 2014.

[56] 黒嵜健一 . 胎児动脉导管早期収縮の诊断と管理 [J]. 日本小児循環器学会雑誌 , 2012, 28: 287–289.

[57] 中山祐子 , 藤田修平 , 中村太地 , ほか . 胎児心臓超音波検査により诊断された动脉导管早期収縮の一例 [J]. 日本小児循環器学会雑誌 , 2012, 28: 282–286.

[58] 根本芳宏 , 石川浩史 , 川瀧元良 . 新生児遷延性肺高血圧症の病態を呈した重篤な動脉管早期収縮の 1 例 [J]. 日本超音波医学会誌 , 2015, 42:725–730.

[59] ENZENSBERGER C, WIENHARD J, WEICHERT J, et al.Idiopathic Constriction of the Fetal Ductus Arteriosus[J]. J Ultrasound Med, 2012, 31: 1285–1291.

[60] 梅津桃, 宮越敬, 門平育子 , ほか . プルーン摂取開始後, 動脉管早期閉鎖をきたした一例 . Jpn J Med Ultrasonics, 2011, 38：332.

[61] 中島隆広, 春日晃子, 東裕福 . 妊娠中の定期的なドライプルーン摂取が影響し, 右房拡大が診断の契機となった胎児動脉管早期閉鎖の一例 [J]. 東京産科婦人科学会会誌 , 2015, 64: 500–503.

[62] SINKOVSKAYA E, ABUHAMAD A, et al.Fetal left brachiocephalic vein in normal and abnormal conditions[J]. Ultrasound in Obstet Gynecol, 2012, 40：542–548.

[63] 青木昭和 , 原田崇 , 宮崎康二 . 超音波断層法による胎児気管・気管支の出生前描出について [J]. Jpn J Med Ultrasonics, 2009, 36：191–199.

胎儿心脏筛查培训

芳野奈美（小阪产科医院医疗技术部超声波室）

▶ 介绍 ◀

在妇产科超声波检查中，由主管医师亲自完成检查的比例有高于其他专业的趋势。现在助产士、护士及检查技师等医护人员进行超声波检查的机会也在明显增加，即使想掌握产科的超声波检查技术，在实际的工作中面临没有合适的指导者和培训制度的情况并不少见。

笔者供职的小阪产科医院是每年大约受理 1 700 例低风险分娩的产科及妇科的一级医疗机构，由于是没有新生儿重症监护病房（NICU）及新生儿外科的产科医院，在早期发现胎儿发育的异常就显得非常重要。我们在三十多年以前开始了由专门从事超声波专业的技术人员担任针对所有孕产妇为对象的胎儿筛查。

NICU : neonatal intensive care unit

在这里，将要介绍现在本院实施的超声波技师培训方法及内容，以及由本院的技术人员进行胎儿超声波检查的现状及成果。

▶ 学员培训 ◀

学员培训的方法

像我们医院这样的一级医疗机构在进行胎儿超声波检查时，不仅仅专注于心脏检查，还在确认整个胎儿情况时进行胎儿心脏的筛查。在我们医院指导"我几乎没有碰过探头"这样的新技术人员学习产科方面的超声波时，每一日、每一周、每一个月要解决每个时期的具体问题，在考虑成绩的同时增加项目逐渐进行培训，在这期间对于已经能够自如地使用探头的学员我们开始尝试让他们学习胎儿的超声波心脏筛查。

胎儿测量的练习

有了进行妇产科的超声波检查相关的基本知识，同时也掌握了在实际检查中超声波仪器的使用方法后，把探头放在孕妇的腹部，开始进行始妊娠初期胎儿的头臀径（CRL）、胎儿双顶径（BPD），中期及后期胎儿的 BPD、腹围（AC）、股骨长径（FL）等胎儿测量的练习。对于初学者，由于胎儿的活动影响需要追踪瞄准才能得到测量的断面，因此进行测量需要花费一些时间。因为测量时间过长会使患者的负担增大，所以第一天先从测量 BPD 开始，在稍微熟练了以

CRL : crown rump length

BPD : biparietal diameter

AC : abdominal circumference

FL : femur length

后，再学习测量 BPD 及 FL，进一步熟练后再增加测量 AC 的同时增加估测胎儿体重等项目，这个测量的培训大约要经过 1 个月的时间。进入下一个项目的条件是，尽可能地使每个断面显示的都比较顺畅、清晰。胎儿测量使用的断面都有详细的规则，容易设定具体的目标，也很容易评估学员所达到的水平。

胎儿外表及各个脏器的观察

　　掌握了可以在短时间内完成测量的技术，探头可以自如地移动到想观察的部位，就开始尝试确认胎儿的外表及各个脏器。例如，在测量 BPD 的断面开始探头向胎儿上下方向移动，观察胎儿头部内部构造，并显示胎儿面部。在测量 AC 的断面时，探头向胎儿的头部方向移动确认胎儿心脏位置及四腔心切面（4CV），相反，探头向胎儿臀部移动可显示腹壁、左及右侧肾脏、膀胱等结构。这时准备好检查项目清单，试着标记可以正确确认的项目。如果了解了胎儿各部位确认的要点就可以在比较短的时间内填好检查项目清单。

4CV : 4 chamber view

　　在掌握了胎儿形态方面的观察后，尝试着观察胎盘的附着位置及脐带、羊水量、子宫周围等所有与产科相关的必要信息。

　　到目前为止，大约经过 2 个月的学习就可以进行除心脏以外的胎儿超声波检查。在我们医院从这时起就可以进行胎儿心脏筛查的训练。

　　对于胎儿心脏超声波检查可根据情况分成几个阶段进行训练，在胸部的横断面图像显示胎儿心脏四腔心切面，下一步是要显示在上部的三血管切面（3VV）及三血管气管切面（3VTV），探头向矢状面方向旋转，可分别显示左心室流出道与右心室流出道，练习确认它们的交叉点，并显示主动脉弓、动脉导管弓，最后加上彩色多普勒，直到能进行整个心脏的检查，这些训练大约需要 1 个月的时间。表 2-2 是我院实施的胎儿心脏初次筛查的内容。

3VV : 3 vessel view

3VTV : 3 vessel trachea view

　　在对各个阶段的指导，包括探头移动的方法及断面显示技巧的简单讲解，然后是实际练习。指导学员整理与每一个观察要点有关的断

心脏筛查

表 2-2　胎儿心脏的初次筛查

1	确认胎儿的左右，在腹部横断面胃泡是否在左侧
2	确认腹主动脉（AO）与下腔静脉的横断面的位置
3	探头移动至胎儿胸部的位置观察四腔心切面（测量 TCD）
4	探头稍稍旋转确认主动脉、肺动脉及交叉点，略向胎儿头侧倾斜 3VV/3VTV
5	探头向胎儿矢状面方向旋转确认动脉导管弓、动脉导管弓
6	返回 4CV 并附加彩色确定是否存在 VSD 及肺静脉回流

面。做更多的检查，从而牢牢掌握正常的图像，我们的目标是确认胎儿正常及发现无法确认的异常情况。

在我们医院大约需要 3 个月的时间进行胎儿心脏筛查培训、练习，在学员检查后由高年资的技师再次检查进行二次确认，这个过程大约要 6 个月时间，之后只有在学员本人要求时才进行二次确认。

对学员教育的注意事项

在学员对孕妇的实际检查培训时，必须要注意不要引起患者的不安全感及不适感，在检查过程中更换技术人员会引起患者的极大不安，所以在学员只进行测量的时候，在测量完成后要事先向患者说明将为您更换高级技师检查。即使是在整体上观察胎儿，也应在在检查开始时告知患者在检查期间将要进行二次确认。另外，为了不增加患者的身体负担，如果需要完成的项目要花费太多的时间，则必须注意时间的分配，例如为了不过长时间检查而更换检查项目。

❱ 本院胎儿超声波筛查 ❰

本院从 1980 年开始由专职的超声波技师承担妊娠初期的筛查。检查的次数及时间、内容等经过各种变更后（图 2-73），现在实施的是胎儿筛查进行 4 次的制度，有日本超声波医学会妇产科学会认定的超声波检查医师 7 名。

1975 年	由手动扫描开启了超声检查
1979 年	超声室配备专职技师·使用电子扫描
<u>1980 年</u>	<u>开始妊娠初筛（1 scan）</u>
1982 年	超声专职技师增至 2 名
<u>1984 年</u>	<u>启动妊娠中期筛查（2 scan）（技师 3 名）</u>
1995 年	日本超声波医学会超声波检查师（RMS）认定
<u>1997 年</u>	<u>开始妊娠后期筛查（3 scan）</u>
<u>2001 年</u>	<u>开始胎儿心脏筛查</u>
<u>2003 年</u>	<u>启动四次筛查制（4 scan）</u>

图 2-73　超声波筛查系统的变迁

超声波筛查的次数和时间

每次预约检查前 30 分钟让孕妇停止排尿。表 2-3 总结了本院实施超声波筛查的内容和检查时间。

表 2-3　筛查的时间与主要内容

筛查名称	妊娠周数	主要的观察内容
妊娠初期筛查	11 ～ 13 周	· 确认正常妊娠 · 胎儿数量，如果双胎确认胎囊的数量 · 通过测量胎儿的头臀径（CRL）等估算妊娠周数 · 确认胎儿的形态（以头部、颈部、腹部、四肢等为中心） · 胎儿心率，NT 测量 · 确认子宫的形态及双侧卵巢
妊娠中期 I 筛查	18 ～ 21 周	· 通过估算体重评估胎儿的发育 · 确认有无胎儿形态异常，心脏筛查 · 确认羊水量、胎盘、脐带等附属结构
妊娠中期 II 筛查	26 ～ 29 周	· 与妊娠中期 I 筛查内容相同的二次确认 （在妊娠中期 I 筛查时未能确认的项目是必须进行的）
妊娠后期筛查	34 ～ 37 周	· 估测体重及羊水量 (AFI) 的测量 · 有无脐带绕颈 · 最终确认

胎儿超声波筛查的知情同意书

要求所有接受筛查的患者提交知情同意书，以确认他们是否希望在生产前了解未出生婴儿的形态有无异常和性别，并获得知情同意（图 2-74）。

筛查表的使用

为了对不同技师之间的检查进行统一而不发生变化，我们列出了在出生前应该进行检查的一个项目清单，其中包括 40 个应检项目（12 个心脏项目）（图 2-75）。并不是每次都能确定所有的项目，具体取决于妊娠的周数和胎儿的体位，在补充多项检查的同时，最终要保证每个项目至少进行两次检查。

结果报告书

每次检查结束时都会出示一张超声波检查的报告表，描述胎儿的体位、胎盘的位置、胎儿的发育情况等，这是一张在视觉上非常吸引医生的表格，因此，即使在繁忙的诊疗过程中也可以很容易注意到它（图 2-76）。如果怀疑胎儿有任何异常情况，在说明一栏将其报告给医生，医生将在当日的诊疗过程中再次进行超声波检查。

关于胎儿超声波检查的说明

妊娠中的超声波检查可以针对确认预产期、胎儿的生长、胎盘的位置，以及子宫、卵巢有无异常等进行系统检查。本院可以利用超声波检查开展对孕妇的健康检诊，由（日本超声波医学会认定的）超声波检查师按照"超声波检查要求"完成从初期到后期的四次系统检查，对各个时期的胎儿及母体进行尽可能的仔细检查以获得详细资料。孕妇健康检诊的超声波检查包括了明确胎儿的心率与胎位、估测胎儿体重、明确羊水量。因此，超声波筛查是主要针对胎儿有无畸形而进行的详细检查。

胎儿的超声波检查受胎儿的方向及母体腹壁厚度的影响，对于较小的病变，不能对其进行准确的评价。一般的超声波检查胎儿异常的发现率仅为报道中的一半，所以出生后发现的异常也不少见。近几年，本院对于主要胎儿疾病的发现率如下。

※ 只是异常中的发现率，而不是出现率。

水头症	90%	多囊肾	90%	心脏病	41%
无脑儿	95%	膈疝	80%	（严重的心脏病	83%）
唇裂	80%	十二指肠闭锁	90%	隐性脊柱裂	50%
食管闭锁	90%	脐疝	90%	多指症·并指症	2%

※ 超声波检查不能发现唐氏综合征、脑瘫、腭裂、肛门闭锁等。
※ 性别的判定率为 99%。

出生前判断胎儿存在异常时，必定会引起心理上的恐慌与烦恼，提前要做好心理上的准备，需要进一步详细检查并选择分娩的医院以便在孩子出生后可以得到及时救治。

在本院发现胎儿异常的时候，孕妇想了解的基本上是这么多内容，希望知道孩子的性别及孩子有无异常请签署下面的同意书。

小阪产科医院院长　平冈仁司

──────────── 同意书 ────────────

我对上面说的内容已经知晓并同意接受胎儿超声系统筛查。

1）想知道胎儿异常的请在□内打√
　　□不想知道胎儿异常的
2）关于性别
　　□想知道
　　□不想知道

　　年　　月　　日　　孕妇姓名＿＿＿＿＿＿＿＿

※ 接受超声波检查时，有任何疑问都可以向检查医生咨询。

图 2-74　　检查知情同意书示例
（由小阪产科医院提供）

ID＿＿＿＿＿＿＿＿＿＿＿＿ 姓名＿＿＿＿＿＿＿＿＿＿＿＿

※ 这个报告单在后期筛查结束后可以从病历中复印。

		初期	中期	晚期
测量项目		CRL BPD（11 周以上） 胎儿心率	BPD（−1.5SD ～ HC・小脑径）、FL、HL、AC、羊水量、胎儿心率	
头部	形态异常			
	侧脑室・脉络丛			
	小脑・蚓部・小脑延髓池			
颈部	颈后部水肿	NT ___ mm	NFT ___ mm	NFT ___ mm
颜面	眼窝・眼球			
	鼻孔			
	口唇			
	横颜・鼻骨	___ mm	___ mm	___ mm	___ mm
	耳			
脊椎	形态异常			
	骶尾部			
胸部	胸腔			
心脏	位置・心轴			
	四腔心断面	TCD 房室瓣开放 室间隔 卵圆孔	___ mm	___ mm
	右房流入道			
	右室流出道	PA−Vmax (50 ～ 119cm/s)		
	左室流出道			
	3 VV			
	主动脉弓			
	肺静脉		彩色・波形	彩色・波形	彩色・波形
	心律不齐			
腹部	胃			
	肾		R L	R L	R L
	膀胱			
	胎儿脐带附着部	___ mm	___ mm	___ mm	___ mm
生殖器				
四肢	上肢・下肢			
	手指・第 V 中节骨		R □ L □	R □ L □	R □ L □
	脚趾		R L	R L	R L
附属物	胎盘・羊膜	12 周 ~		
	羊水			
	脐带附着部			
	脐带血管			
	脐带过度扭曲			
附属器	卵巢			
	子宫形态・肿瘤			
检查者				

心脏筛查

图 2-75　产科超声波报告书（小阪产科医院）

（由小阪产科医院提供）

患者 ID 0000001 姓名 出生年月 1982 年 01 月 01 日 33 岁	检查日期 2015 年 11 月 19 日	DiskNo. C
	妊娠 34 W 0 D	检查者 No.99999

BPD : 82.5 mm　　相当于 33 W 3 D　−0.3 SD
AC : 254.5 mm　　相当于 31 W 2 D　−1.3 SD
HL : 47.2 mm　　相当于 28 W 5 D　−3.0 SD
FL : 51.6mm　　相当于 29 W 2 D　−3.0 SD
EFW : 1603g　　相当于 31 W 6 D　−2.2 SD

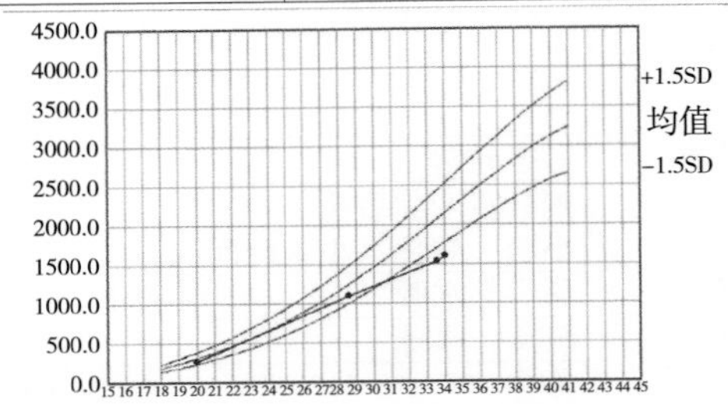

【风险评估】
头部　　侧脑室・脉络丛 [+]
　　　　小脑・中部・小脑延髓池 [+]
颜面　　眼窝・眼球 [+]
　　　　鼻孔 [+]
　　　　口唇 [+]
脊椎　　骶尾部 [+]
胸部　　肺 [+]
　　　　横膈膜 [+]
心脏　　四腔心 [+]　　　TCD [36]
　　　　右室流出道 [+]
　　　　左室流出道 [+]
　　　　右房流入道 [+]
　　　　主动脉弓 [+]
　　　　卵圆孔 [+]
　　　　肺静脉 [+]
　　　　心律不齐 [+]
腹部　　胃 [+]
　　　　肾（右）[+]（左）[+]
　　　　膀胱 [+]
　　　　腹壁 [+]
性别　　[M]
四肢　　上肢 [+]
　　　　下肢 [+]
　　　　手指（右）[+]（左）[+]
　　　　脚趾（右）[+]（左）[+]

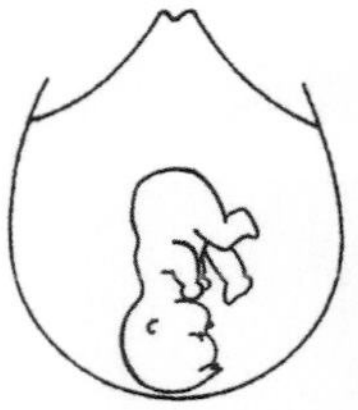

头部
第二胎向
第一分类

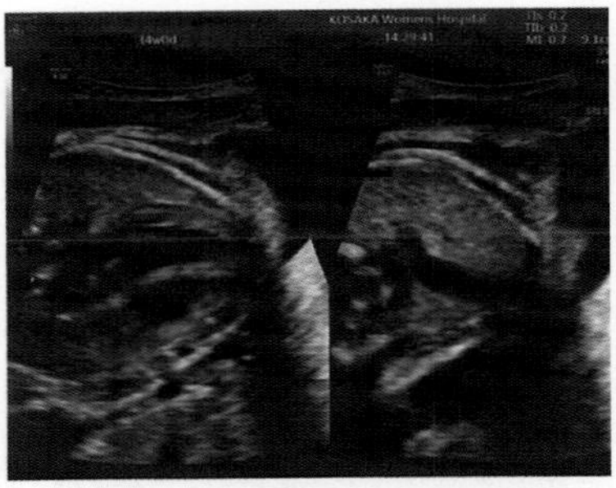

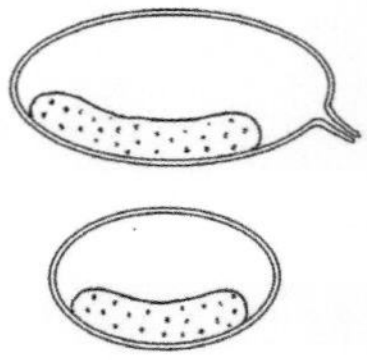

前后：后壁
附着壁：中央
位置：中位

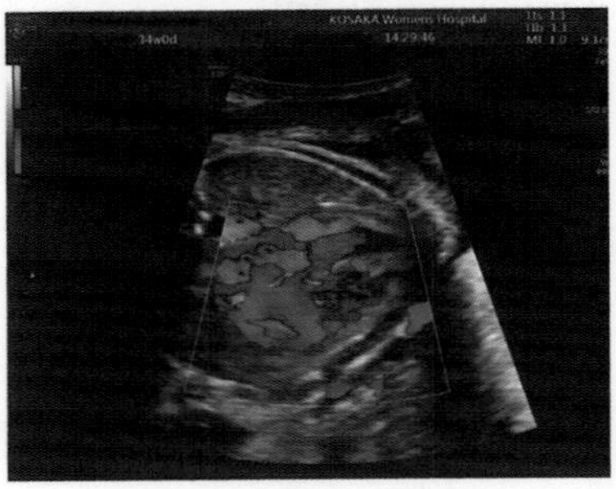

FHR : 139 bmp
AFI : 15.9
AFP : 4.2 cm
宫颈管长度：　　　cm

【所见】
RI 值　　Um.A 0.51（0.50 ~ 0.72）
　　　　　MCA 0.77（0.75 ~ 0.91）
室间隔肌部可疑小室缺，希望出生后确认

检查者　　　　　　超声波检查指导医

图 2-76　结果报告书的示例
（由小阪产科医院提供）

胎儿异常的产前检出率

表 2–4 列出了我院（2004 ～ 2014 年）超声波筛查中胎儿形态异常的产前检出率。根据日本妇产科医师协会每年从日本注册机构收集的调查结果显示，妊娠期间发现的胎儿异常最新的发生率约为55%。我院对包括小的室间隔缺损在内心血管—大血管系统异常的产前检查检出率为 41%，在出生后 1 年内需要手术治疗的严重心脏病的产前检出率为 82%（表 2–5，图 2–77）。

表 2–4　胎儿形态异常的检出率（2004 ～ 2014 年，$n = 21\ 099$）

部位	形态异常胎儿数（有病率%）	产前检出数	检出率（%）
中枢神经系统	53（0.25）	51	96.2
面部·颈部	65（0.31）	36	55.4
胸部	13（0.06）	12	92.3
心脏·大血管系统	372（1.76）	154	41.4
腹部·消化系统	39（0.18）	28	71.8
泌尿·生殖系统	119（0.56）	112	94.1
四肢·骨骼系统	71（0.34）	24	33.8
其他	93（0.44）	73	78.5
合计	825（3.91）	490	59.4

表 2–5　胎儿形态异常检出率—心脏·大血管系统—（2004 ～ 2014 年，$n = 21\ 099$）

最终诊断	异常数	出生前检出数	检出率（%）
心内膜弹力纤维增生症	1	1	100
无脾综合征	1	1	100
埃布斯坦畸形	1	1	100
复杂心脏畸形	5	5	100
单心房·单心室	1	1	100
完全性大动脉转位	4	4	100
法洛四联症	15	14	93.3
右心室双出口	6	6	100
主动脉缩窄	12	4	33.3
永存动脉干	6	6	100
主肺静脉异位引流	2	0	0
左心室发育不良综合征	1	1	100
室间隔缺损（包括小 VSD）	279	85	30.5
肺动脉(瓣)狭窄·闭锁(包括轻度)	13	4	30.8
主动脉（瓣）狭窄	4	3	75.0
右位主动脉弓（血管环）	1	1	100
其他	20	17	85.0
合计	372（1.76%）	154	41.4

法洛四联症	15 例			
右心室双出口	6 例			
左心室发育不良综合征	1 例			
心内膜垫缺损	1 例			
完全性大动脉转位	4 例			
矫正性大血管转位	1 例			
复杂狭窄畸形	5 例	重症先天性心脏疾病		
永存动脉干	6 例	发生率	0.27%	
心内膜弹力纤维增生症	1 例	检出率	82.6%	
埃布斯坦畸形	1 例	特异性	99.9%	
合并主动脉缩窄	4 例	阳性符合率	93.3%	
主动脉瓣狭窄	3 例	阴性符合率	99.9%	
单心房·单心室	1 例			
无脾综合征	1 例			
肺动脉狭窄·闭锁	4 例	肺静脉异位引流	2 例	
心脏肿瘤	1 例	主动脉缩窄症	8 例	
三尖瓣狭窄·闭锁	1 例	房间隔缺损	1 例	
冠状动、静脉瘘	1 例	法洛四联症	1 例	
出生前检出	**57 例**	**出生前未检出**	**12 例**	

图 2-77　重症先天性心脏病的检出率（21 099 例中）（2004 ～ 2014 年）

毫无疑问，为了通过适当的区域合作来改善患儿的预后，进行包括心脏和大血管在内的胎儿筛查是不可缺少的，这是基层医疗机构的职责。目前，日本妇产科的超声医师人数为 2%，比其他领域要少得多（图 2-78），但是在全国范围内进行包括胎儿心脏在内的筛查机构的数量正在增加，与此同时医务人员的参与也越来越普遍。

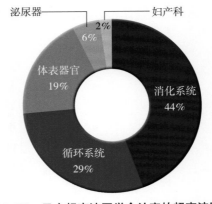

图 2-78　日本超声波医学会认定的超声波医师

参考文献

[1] 川滝元良. 胎児心エコー診断へのアプローチ. 東京：メジカルビュー社, 2004.
[2] 馬場一憲, 市塚清健. 超音波胎児形態異常スクリーニング 産婦人科医・助産師・臨床検査技師のために. 東京：文光堂, 2015.
[3] 森巍. 胎児診断・管理の ABC（改訂 5 版）. 京都：金芳堂, 2012.
[4] 竹村秀雄. 助産師外来で役立つ超音波検査ガイドブック. 大阪：メディカ出版, 2005.
[5] 岩崎昭宏, 高梨昇. 胎児エコー スクリーニングから精密検査まで. 東京：医歯薬出版, 2012.

Ⅲ　胎儿诊断各论

内脏异位综合征

川泷元良（东北大学妇产科 / 神奈川县儿童医疗中心围产期医疗部新生儿科）

❱ 内脏异位综合征概念的演变 ❰

演变一

有时在一个病例中存在着多种心脏畸形。假设每个狭窄畸形都是独立发生，那么具有相同畸形组合的病例的可能性应该非常小。但是，在实际工作中，我们经常遇到有惊人相似组合的病例。这种组合称为综合征。在 1950 ～ 1960 年通过解剖非常复杂的心脏病报告了一个脾脏异常的病例。脾脏异常与复杂心脏疾病之间的联系引了起人们的关注。没有脾脏的复杂心脏病称为无脾综合征，合并有多脾脏的复杂心脏病称为多脾综合征。

演变二

然而，当时精确地诊断有无脾脏及其数量多少极其困难，只能通过尸检来进行明确诊断。另外，我们可能还会遇到脾脏形态不一定反映心脏病的病例。因此，在 20 世纪 70 年代出现了一个新的概念，脏器（心房的位置、胸部脏器、腹部脏器）的左右分化不良（isomerism）。将原本应该是不对称的器官变为左右对称的情况视为先天缺陷，将左、右两侧仅由右侧器官构成的情况称为右同源性（right isomerism，右侧异构），将左右两侧仅由左侧器官构成的情况称为左同源性（left isomerism，左侧异构）（图 3-1 至图 3-4）。传统的无脾综合征对应于右侧异构，多脾综合征对应于左侧异构。目前，建议由右侧异构和左侧异构来代替无脾综合征和多脾综合征。但是，由于脾的存在与否关系到是否出现严重感染的高风险并且具有重要意义，因此目前临床上仍普遍使用无脾综合征和多脾综合征两个概念。

演变三

内脏异位（或反位）中合并慢性鼻旁窦炎、支气管扩张症及男性不孕的病例，被称为卡塔格内（Kartagener）综合征，其原因不明。在 21 世纪，决定左右的机制已经阐明。在发育的早期形成的原始结节内有纤毛，纤毛的内部有 9 对微管。同时，有一种运动蛋白携带着动力蛋白，该蛋白沿一个方向旋转纤毛，该旋转运动向左形成物质流。这个结果确定了心脏的左轴和右轴（图 3-5）。

左右不对称，左右脏器位置正常 ➡ 正常位置（situs solitus）

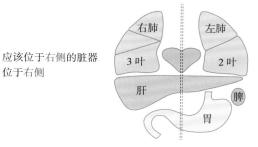

图 3-1　正常位置

左右位置不对称，左右为相反的位置 ➡ 相反位置（situs inversus）

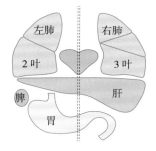

图 3-2　相反位置

左右均仅由右侧脏器组成
➡ 右侧异构（right isomerism）＝ 无脾症（asplenia）

左右均仅由左侧脏器组成
➡ 左侧异构（left isomerism）＝ 多脾症（polysplenia）

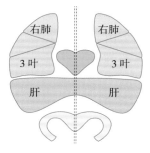

图 3-3　右侧异构

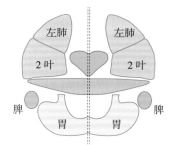

图 3-4　左侧异构

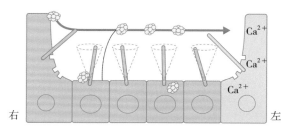

➡ 结节流

　NVP

　纤毛

图 3-5　原始结节的纤毛

在卡塔格内综合征，动力蛋白重链通过删除 5p 染色体上的 DNA 编码引起纤毛运动受损。结果，由于缺少结节流而不能确定左轴和右轴，导致了内脏反位（或错位）。

此外，由于气管和鼻窦的纤毛清除减少而发生反复感染引起慢性鼻旁窦炎和支气管扩张症。男性不孕症是由于精子的纤毛运动低下所致。由于纤毛的先天性结构异常和由此引起的功能障碍引发的疾病称为原发纤毛运动障碍（primary ciliary dyskinesia，PCD）。其中，伴有内脏反位（错位）的疾病称为卡塔格内综合征。

内脏异位的筛查

确定左右

内脏异位的筛查 / 诊断，最重要的是正确地确定胎儿的左右。日本胎儿心脏病研究会推荐一种方法。首先，获得胎儿脊柱的纵断面。左右转换或者变换探头的方向，使胎儿的头部位于显示器的右侧，然后逆时针方向旋转探头以得到横断面。找到脊椎骨并调整为类似表盘的位置，如果脊椎位于 12 点钟的位置，则 3 点钟的方向为左，而 9 点钟的方向为右（图 3-6）。

根据胃泡和心尖的位置进行筛查

胎儿胃泡和心尖部的顶点的方向很容易通过超声观察到，并且适用于胎儿筛查。如果胃泡与心尖的方向不同，则内脏异位的可能性就很高。因此，有学者认为只看胃泡和心尖部的位置就足够了，而不用确定是左侧还是右侧。但是，在 1/3 的右侧异构、1/2 的左侧异构以及所有的内脏反位病例中胃泡和心尖部的方向相同，因此仅仅根据二者方向相反来判断，多数病例将漏诊。

在 83% 的右侧异构和 62% 的左侧异构中，胃泡与心尖部的任何

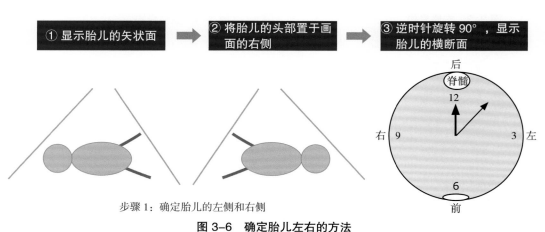

步骤 1：确定胎儿的左侧和右侧

图 3-6 确定胎儿左右的方法

一方的方向是在右侧或指向右侧。

另外，如果判断胃泡位于右侧，就存在内脏异位或内脏反位。内脏异位中约90%伴有心脏疾病。在内脏反位中10%～20%伴有心脏疾病。根据神奈川县儿童医疗中心的数据，筛查出的内脏异位比内脏反位多3倍以上。如果发现了胃泡位于右侧，通过简单的推算，存在心脏疾病的可能性在70%左右。在准确地确定了胎儿的左侧和右侧后，确认胃泡和心尖部任何一方在右侧或指向右侧，就可以更加准确地进行扫查（表3-1、图3-7、图3-8）。

表3-1　内脏异位的胃泡位置

心尖部位置	无脾症（36）		多脾症（37）	
	胃泡左侧	胃泡右侧	胃泡左侧	胃泡右侧
心尖部左侧	6（16.7%）	16（44.4%）	14（37.8%）	13（35.1%）
心尖部右侧	8（22.2%）	6（16.7%）	4（10.8%）	6（16.2%）

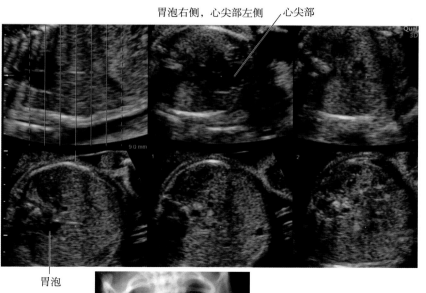

图 3-7　右侧异构①

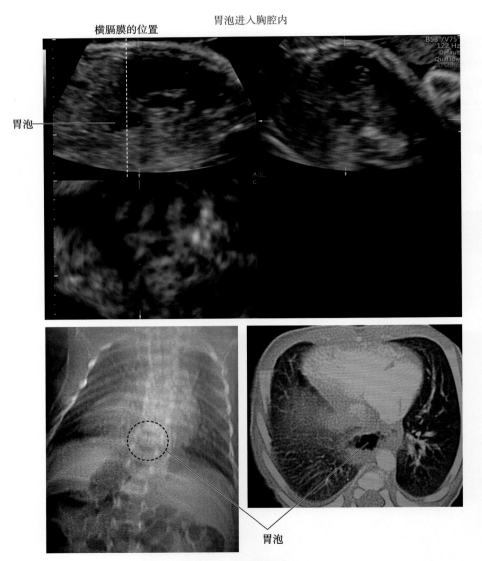

胃泡进入胸腔内

横膈膜的位置

胃泡

胃泡

图 3-8　右侧异构②

下腔静脉位置异常的筛查

　　在腹部的横断面，降主动脉（DAO）在脊柱的左前方，下腔静脉（IVC）在脊柱的右前方。也就是说，正常情况下降主动脉与下腔静脉在相反的一侧。在右侧异构时 90% 以上降主动脉与下腔静脉位于同侧（aortico caval juxtaposition）。

　　另外，左侧异构时有 75% ～ 90% 下腔静脉缺如，奇静脉或半奇静脉扩张如同下腔静脉的程度，通过膈肌上行并连接左右上腔静脉（SVC）（下腔静脉缺如 / 奇静脉，半奇静脉连接）。在内脏异位时有很多异常发现，下腔静脉的位置异常是发生率最高的，对于诊断内脏异位和内脏反位非常有价值（表 3-2，图 3-9 至图 3-13）。

DAO：descending aorta

IVC：inferior vena cava

SVC：superior vena cava

表 3-2　无脾症与多脾症

项目	无脾症	多脾症
IVC	与 DAO 在同一侧（90% 以上）	缺如，奇静脉扩张（75%～90%）
房室瓣	共用房室瓣（85%～100%）	80% 以上合并中线异常
PA/PA	狭窄闭锁 常见（90%）	少见
COA	非常少见	20%
TAPVD	常见（70%）	少见
心律失常	快速性心律失常	缓慢性心律失常

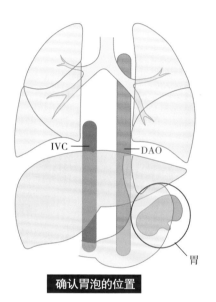

确认胃泡的位置

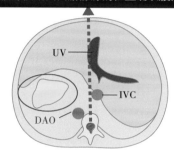

在腹部横断面由脐静脉的位置确认腹部正中

确认 DAO，IVC 的位置

IVC：下腔静脉
DAO：降主动脉
UV：脐静脉

图 3-9　正位

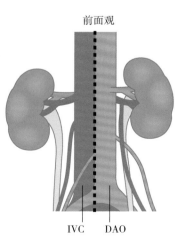

IVC：下腔静脉；DAO：降主动脉

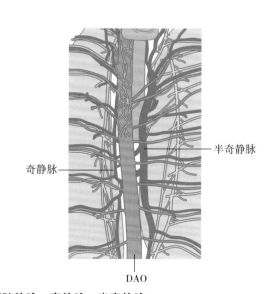

图 3-10　降主动脉、下腔静脉、奇静脉、半奇静脉

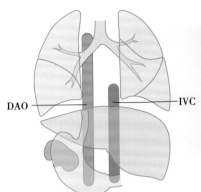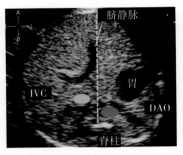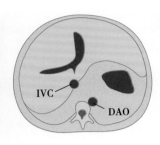

图 3-11　反位

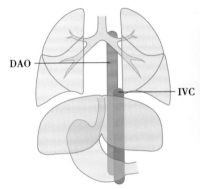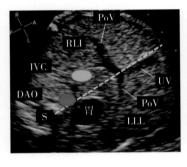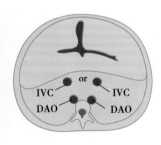

图 3-12　无脾综合征（右侧异构）

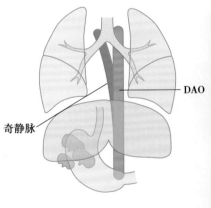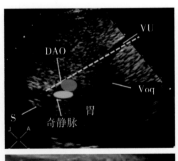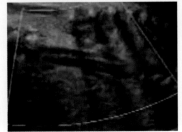

图 3-13　多脾综合征（左侧异构）

中线的异常（房室隔缺损，单心房，单心室，共用房室瓣）

右侧异构几乎都有房室隔的缺损，多数是单心房、单心室。在右侧异构中存在类似于房间隔的结构，但是由于没有正常的房间隔可见的卵圆孔膜，因此作为无脾症的一个结构要与房间隔区别开来。

左侧异构中有 83% 存在中线的异常，中线异常对于内脏异位的筛查非常重要（图 3-14）。

合并心律失常

胎儿期间存在的窦房结功能不全及伴有房室传导阻滞的心脏畸形几乎都是左侧异构。当心脏畸形伴发心律失常时，左侧异构的可能性非常高。另外，有一部分右侧异构伴有快速的心律失常。

右侧异构（无脾综合征）的详细检查

右侧异构合并的心脏疾病非常相似。大多数是单心房、单心室、肺动脉狭窄 / 闭锁、肺静脉异位引流、双侧上腔静脉的组合。Fontan 手术几乎是唯一的右侧同源的根治性手术。以下是 Fontan 难以实施的 3 个因素。在胎儿检查中这 3 个因素需要正确的评估。

房室瓣关闭不全

多数右侧异构病例为单心房、单心室及共用房室瓣，几乎所有的右侧异构病例伴有不同程度的房室瓣关闭不全。根据房室瓣关闭不全的程度不同临床症状也有很大的差异。轻度的房室瓣反流不会引起心力衰竭，无须手术干预。中度以上的房室瓣反流，出生后可进展为心力衰竭。

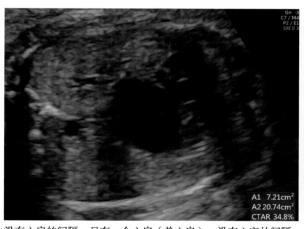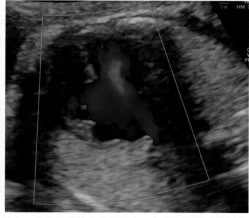

没有心房的间隔，只有一个心房（单心房）。没有心室的间隔，只有一个心室（单心室）只有一个房室瓣膜（共用房室瓣）。几乎没有房室瓣的关闭不全

图 3-14　单心房／单心室

在新生儿期到婴儿期有必要进行房室瓣膜成形术。严重的房室瓣关闭不全在胎儿时期就会发展为心力衰竭，引起胎儿水肿和胎儿死亡。房室瓣关闭不全的定量诊断非常困难。作为在胎儿期或新生儿期进展为心力衰竭的中度以上的关闭不全的诊断标准，应参考以下几点：① CTAR 在 40% 以上伴有心脏扩大；②反流的幅度宽；③反流达到整个心房；④反流时间占据整个收缩期（图 3-14、图 3-15）。

伴有主肺静脉异位引流的肺静脉狭窄

70% 的右侧异构伴有主肺静脉的异位引流。肺静脉的狭窄程度与产后呼吸窘迫及低蛋白血症有关。肺静脉重度狭窄的特征：① CTAR 低值（20%以下）；②在彩色多普勒中存在部分高速湍流；③肺静脉多普勒呈单峰正弦波曲线或低搏动连续的低速血流频谱；④超声波检查肺部回声呈海绵状；⑤胸腔积液（图 3-16）。

肺动脉的形态

右侧异构唯一的根治手术是 Fontan 手术，肺动脉的压力越低手术的条件越好，因此肺动脉的形态是重要的信息。主动脉与肺动脉之

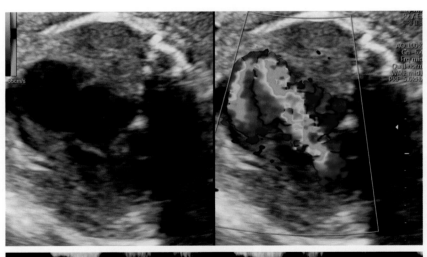

CTAR 43%，反流的范围广泛，达到整个心房，反流占据整个收缩期，满足所有这些可导致胎儿水肿、胎儿死亡

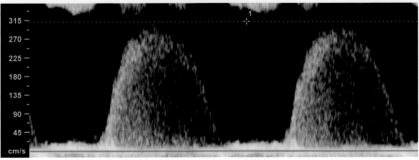

图 3-15　重度房室瓣关闭不全

间存在侧支循环的病例进行 Fontan 手术非常困难。

在合并 MAPCA 的病例，左右肺动脉非常纤细，或者是找不到正常的位置。利用彩色多普勒，在正常动脉导管位置的远端可以见到从降主动脉到双侧肺野的多条动脉（图 3-17）。

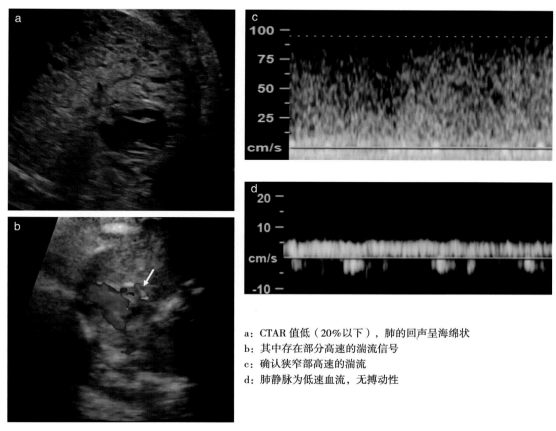

a：CTAR 值低（20% 以下），肺的回声呈海绵状
b：其中存在部分高速的湍流信号
c：确认狭窄部高速的湍流
d：肺静脉为低速血流，无搏动性

图 3-16　主肺静脉引流异常／肺静脉狭窄

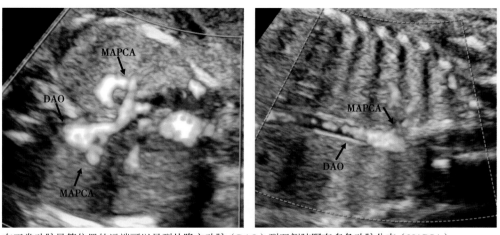

在正常动脉导管位置的远端可以见到从降主动脉（DAO）到双侧肺野有多条动脉分支（MAPCA）

图 3-17　主动脉肺动脉侧支循环（MAPCA）

左侧异构（多脾综合征）的详细检查

与左侧异构相关的心脏病比右侧异构更为多样。双心室疾病的发病率高于右侧异构。也存在没有心脏疾病的左侧异构（图3-18）。

中线（midline）异常

左侧异构合并中线（midline）异常的比例较高（图3-19、图3-20）。

主动脉瓣狭窄、主动脉缩窄、左心发育不良综合征

左侧异构发生主动脉瓣狭窄、主动脉缩窄、左心发育不良综合征等左心室流出道狭窄的心脏疾病较多（图3-21）。尤其是主动脉缩窄的发病率较高要特别注意。

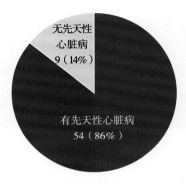

图3-18　先天性心脏病的发病率（1993～2012，n＝63）

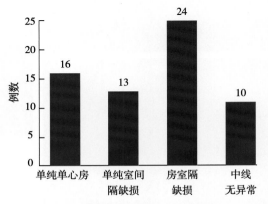

图3-19　中线异常（1993～2012，n＝63）

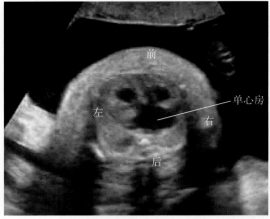

严重的皮下水肿。心尖部指向左侧。心脏扩大（CTAR约56%），心肌肥厚。心室收缩缓慢。心房与心室收缩不同步（完全性性房室传导阻滞）。房间隔缺如（单心房）。彩色多普勒显示房室瓣关闭不全

图3-20　左侧异构

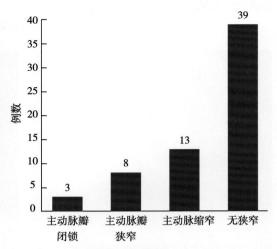

图3-21　左心室流出道狭窄（1993～2012，n＝63）

缓慢性心律失常的治疗与预后

　　左侧异构时合并窦房结功能不全及完全性房室传导阻滞的发生频率比较高（图 3–22、图 3–23）。筛查出的缓慢性心律失常的病例左侧异构占大多数。脉搏数通常随妊娠周数增加而降低。有心脏疾病合并缓慢性心律失常的患者，经常需要置入心脏起搏器（图 3–24）。严重的缓慢性心律失常是导致左侧异构患者预后不良的原因之一（图 3–25）。

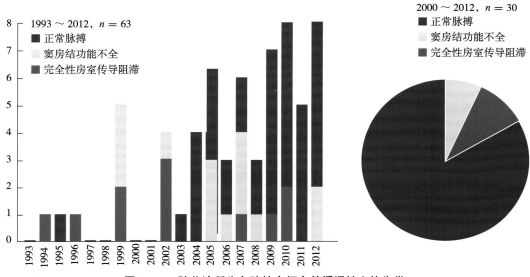

图 3-22　胎儿诊断为多脾综合征合并缓慢性心律失常

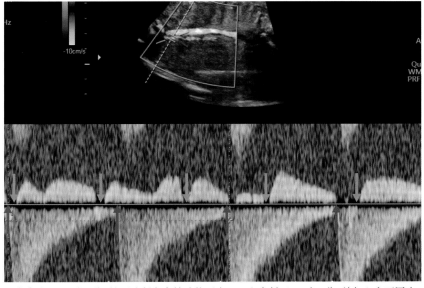

心房率小于 80 次 / 分，就可诊断窦房结功能不全。心室率低于 55 次 / 分，并与心房不同步，即可诊断完全性房室传导阻滞

图 3-23　左侧异构 / 窦房结功能不全 / 完全性房室传导阻滞

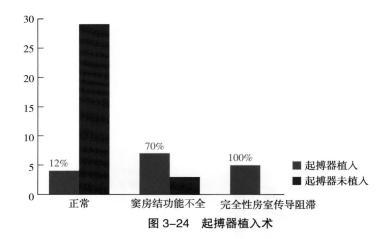

图 3-24　起搏器植入术

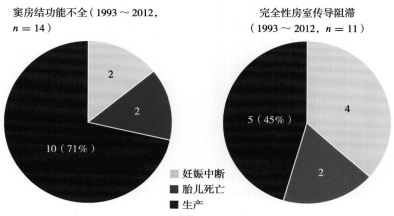

图 3-25　缓慢性心律失常的预后

心脏外畸形

内脏异位综合征合并心脏以外先天异常的发病率较高。由于心脏外畸形引起的临床症状和手术治疗对于心脏疾病的临床症状和预后有很大的影响，因此在胎儿筛查的诊断中也需要准确的评估。

消化道

右侧异构很容易合并食管裂孔疝。在某些情况下，从胎儿时期开始胃泡的一部分就进入了胸腔。

左侧异构容易合并肠道旋转不良。

胆道闭锁

左侧异构容易合并胆道闭锁。在许多情况下，肝内胆管发育不良，也有许多病例葛西（kasi）手术治疗无效，而需要肝移植。在左侧异构时，门静脉、肝动脉肝静脉的血管异常情况非常多，肝移植的难度非常大。

◖ 参考文献

[1] SAPIRE DW, HO SY, ANDERSON RH, et al. Diagnosis and significance of atrial isomelism[J]. Am J Cardiol, 1986, 58: 342–346.

[2] ZHU L, BELMONT JW, WARE SM. Genetics of human heterotaxias[J]. Eur J Hum Genet, 2006, 14: 17–25.

[3] FLIEGAUF M, BENZING T, OMRAN H. When cilia go bad: cilia defects and ciliopathies[J]. Nat Rev Mol Cell Biol, 2007, 8: 880–893.

[4] NAKHLEH N, FRANCIS R, GIESE RA, et al. High prevalence of respiratory ciliary dysfunction in congenital heart patients with heterotaxy[J]. Circulation, 2012, 125: 2232–2242.

[5] SINKOVSKAYA E, CHAUOI R, KARL K, et al. Fetal cardiac axis and congenital heart disease in early gestation: a multicenter stydy[J]. Obstet Gynecol, 2015, 125: 453–460.

◗ 外科治疗 ◖（麻生俊英）

无脾综合征的外科治疗

描述神奈川县儿童医疗中心在 2004 ～ 2015 年外科治疗的经验。在这期间接受手术治疗的 63 例无脾综合征的患者中，有 51 例是胎儿期间诊断的。如表 3-3、图 3-26 所示，第一次手术是最常见的 BT 分流术 26 例（41%），其次是肺动脉环束术（PAB）13 例（21%）。

PAB：pulmonary artery banding

表 3-3　无脾综合征的外科治疗
2004 ～ 2015 年（神奈川县儿童医疗中心）n=63

肺血流源	
BT 分流术	26
肺动脉狭窄	16
肺动脉环束术	13
动脉导管开放	7
心外导管（RV–PA conduit）	1
肺静脉回流异常	29（46%）
肺静脉狭窄（+）	17
肺静脉狭窄（–）	12
房室瓣反流	11（17%）
Co/Ao	3（5%）

12 年中有 63 例进行了外科手术治疗。有 26 例第一次进行了 BT 分流术，13 例进行了肺动脉环束术（PAB）。有 16 例肺动脉狭窄（PS）患者为了获得适当的肺血流量，初次手术为双向 Glenn（BCPS）。另外，有 7 例肺动脉闭锁合并房室瓣关闭不全导致心室功能不全的患者，为了避免 BT 分流术后会引起血流动力学的不稳定，用前列腺素维持动脉导管，3 个月后进行 BCPS 手术。29 例患儿主肺静脉异位引流（TAPVD），其中 17 例合并肺静脉狭窄（PVO）并且在出生后早期进行了主肺静脉引流异常的修复手术。最近，已经开始使用支架扩张肺静脉治疗肺静脉狭窄所致的肺部充血，避免了新生儿开胸手术

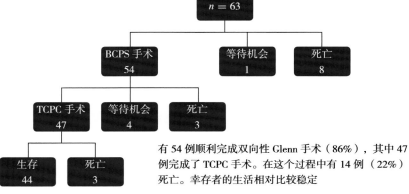

有 54 例顺利完成双向性 Glenn 手术（86%），其中 47 例完成了 TCPC 手术。在这个过程中有 14 例（22%）死亡。幸存者的生活相对比较稳定

图 3-26　无脾综合征外科手术效果

胎儿诊断各论

在肺动脉狭窄（PS）获得适当的肺血流量的 16 例患儿中，第一次接受的手术是双侧 Glenn 手术（BCPS）。另外，在肺动脉闭锁合并房室瓣关闭不全导致心室功能低下的 7 例中，由于术后血流动力学不稳定，取消了预定的 BT 分流术，使用前列腺素维持动脉导管，3 个月后进行 BCPS。因此，在某些情况下有 23 例（37%）最初的手术变为了 BCPS。

PS：pulmonary stenosis

BCPS：bidirectional cavopulmonary connection

我们治疗的无脾综合征的 5 年生存率为 75.9%±5.7%，比文献报道的结果要好。原因之一是，在确定治疗策略和术后管理时要特别关注的关键问题是注意维护心脏功能。换句话说，无脾综合征的房室瓣有许多时候是共用房室瓣，容易发生瓣膜关闭不全而引发心脏功能不全，引起严重的肺动脉绞窄及较细的体肺动脉分流。此外，我们认为早期双侧 Glenn 手术的成功应用和减少心室容量超负荷的早期努力也产生了良好的效果。

如前所述，肺静脉狭窄合并主肺静脉引流异常是无脾综合征最严重的情况。根据我们的经验，这样的病例有 17 例病例（占总数的 27%），其中有 7 例（41%）已经死亡（多数是在新生儿期间死亡）。因此，开始尝试如上所述的导管治疗以避免新生儿期间进行开胸手术。

无脾综合征进行 BCPS 的特点是，体静脉回流的模式多种多样。其中比较多见一种是双侧上腔静脉，我们治疗的 63 例中 39 例（62%）为双侧上腔静脉而进行双侧 BCPS。这时两者的血流在主肺动脉中部汇合，由于存在主肺动脉狭窄、闭塞的情况，我们尽早实施 TCPC 手术，并将人工血管由 IVC 吻合到中心部的肺动脉使血流均等的分布在左右肺动脉（图 3-27a）。另一个静脉异常回流是如图 3-27b 所示的肝静脉与 IVC 分别连至心房。

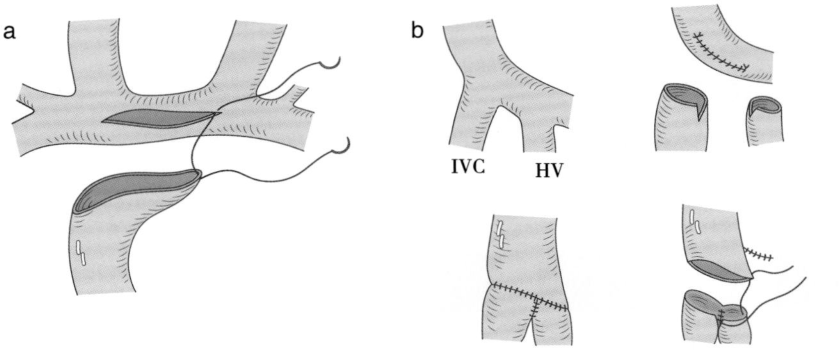

体静脉的回流方式有 2 个特征：a. 双上腔静脉（SVC-bil）；b. 肝静脉分别连接至心房的形式
a：BCPS 术后左右上腔静脉的血液在主肺动脉中部汇合，这种手术术后易形成血栓而阻塞肺动脉中部。我们在 BCPS-bil 手术后的早期（约 1 年）斜行切开来自 IVC 的人工血管的吻合孔，以便在主肺动脉狭窄周围形成广泛的吻合
b：将分别连接的肝静脉与 IVC 吻合，形成通用的吻合口再用人工血管进行吻合

图 3-27　无脾综合征的体静脉回流模式及手术技巧

在接受 TCPC 手术的 47 例无脾综合征的患者中，有 11（23%）例属于这种类型。在外科手术中，将 IVC 和肝静脉吻合成猪鼻状后使用人工血管进行端端吻合。

多脾综合征的外科治疗

神奈川县儿童医疗中心在过去的 12 年间进行外科治疗的多脾综合征（图 3-28）患者共 49 例，其中 43 例（88%）是在胎儿期间诊断的。单心室修复 27 例，双心室修复 22 例。5 年生存率达到了 87.6% ± 4.7%。单心室与双心室的生存率没有有意义的差异。另外，作为最终手术单心室的 Fontan 手术、双心室疾病的双心室修复手术的成功率在 2 年内均达到 90% 左右，这是非常好的结果。另外，心律失常作为多脾综合征的并发症，多在胎儿期间就被诊断心动过缓。5 年内多脾综合征的永久性心脏起搏器植入的避免率为 70.1% ± 7.0%，但随着观察时间的延长，适用心脏起搏器植入的患者数量会增加。另外，在出生 12 个月以后接受心脏起搏器植入的患儿 5 年生存率是 92.1% ± 4.4%，但是在出生 12 个月以内植入心脏起搏器植入的病例 5 年生存率较低为 62.5% ± 17.1%（$P < 0.05$）。心脏起搏器植入的时间也是预测生命预后的一个指标。到目前为止，在 49 名多脾综合征的患儿中，有 15 名已经接受了永久性心脏起搏器植入。其适应证为：①引起心功能低下的窦房结功能障碍及严重的心动过缓；②表现为心率在 55 次 / 分钟以下严重心动过缓的完全性房室传导阻滞。植入方式是在腋窝处做一个起搏器袋，并将导线储存在同侧的胸腔内。

多脾症的双侧 Glenn 手术也就是 Kawashima 手术（TCPS）术后发生肺动静脉瘘问题也是一个问题。据报道，5 年的未发生率是

TCPS：total cavopulmonary shunt

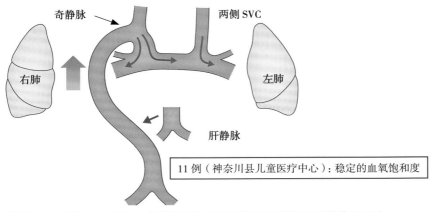

奇静脉　　两侧 SVC

右肺　　左肺

肝静脉

11 例（神奈川县儿童医疗中心）：稳定的血氧饱和度

下腔静脉缺如与奇静脉（AV）相连，奇静脉收集下半身的静脉血回流至上腔静脉（SVC）。另外，肝静脉（HV）直接返回心房。将通过 HV 连接到 AZ 来完成 TCPC 手术，由于肝静脉血获得了良好的混合，肝静脉血均匀地分布于左、右肺，由此控制房室畸形的发生

图 3-28　多脾症体静脉回流的多个类型

71%，10年的未发生率为42%，随着时间的推移，肺内动静脉瘘形成，血氧饱和度降低。

　　假定包含在肝静脉血中的物质肝因子C不能通过肺就不能维持肺血管的正常结构，就要考虑有肺动静脉瘘的形成，另外，肝因子C尚未确定。这个变化是可逆的，肝因子C再次出现，当在肺内流动时肺动静脉瘘消失，血氧饱和度改善。要完成从TCPS到TCPC的手术，为了肝静脉血均匀地流向左、右肺，肝静脉—肺动脉（HV-PA）的吻合至关重要。在多脾综合征下腔静脉缺损（IVC interruption with Azygos or Hemi-azygos connection）和双侧上腔静脉比较常见，即使将HV-PA吻合置于主肺动脉的中央部位，也有肝静脉血流不流经没有连接奇静脉（或半奇静脉）一侧的肺部。因此，肝静脉血不会流入奇静脉连接一侧的肺部形成肺动静脉瘘。为了肝静脉血均匀的流入左、右肺，重要的一点是在什么位置进行HV-PA吻合。肝静脉吻合奇静脉或半奇静脉的方法（HV-AZ或者HV-HAZ）是肝静脉回流的血液的最佳分配方法，使左、右肺均能得到最充分的均匀混合的回流血液。到目前为止，我们已经进行了11例。在手术后出院时血氧饱和度改善的患儿和到数月后终于有所改善的患儿，尽管得到的效果有所不同，但都是好结果。手术方法是正中切口（9例），侧开胸手术（2例），有1例进行了直接吻合，而其余10例植入了短的人工血管（ϕ14mm）。

● 参考文献

[1] OTA N, FUJIMOTO Y, MURATA M, et al. Improving outcomes of the surgical management of right atrial isomerism[J]. Ann Thorac Surg, 2012, 93: 832–839.

[2] ANAGNOSTOPOULOS PV, PEARL JM, OCTAVE C, et al. Improved current era outcomes in patients with heterotaxy syndromes[J]. Eur J Cardio-thorac Surg, 2009, 35: 871–878.

[3] HOASHI T, KAGISAKI K, ODA T, et al. Long-term results of treatments for functional single ventricle associated with extracardiac type total anomalous pulmonary venous connection[J]. Eur J Cardio-thorac Surg, 2013, 43: 965–970.

[4] ESCOBAR MC, TWORETSKY W, FRIEDMAN K, et al. Perinatal outcome in fetuses with heterotaxy syndrome and atrioventricular block or bradycardia[J]. Pediatr Cardiol, 2014, 35: 906–913.

[5] IMOTO Y, SESE A, JOH K. Redirection of the hepatic venous flow for the treatment of pulmonary arteriovenous malformation after Fontan operation[J]. Pediatr Cardiol, 2006, 27:490–492.

[6] MCELHINNEY DB, KREUTZER J, LANG P, et al. Incorporation of HV into cavopulmonary circulation in patients after Kawashima procedure[J]. Ann Thorac Surg, 2005, 80:1597–1603.

[7] UEMURA H, YAGIHARA T, HATTORI R, et al. Redirection of HV after TCPS in LAI[J]. Ann Thorac Surg, 1999, 68: 1731–1735.

[8] BROWN JW, RUZMETOV M, VIJAY P, et al. Pulmonary arteriovenous malformations in Children after the Kawashima operation[J]. Ann Thorac Surg, 2005, 80:1592–1596.

[9] ARRIGONI SC, VAN DEN HEUVEL F, WILLEMS TP, et al. Off-pump hepatic to azygos connection via thoracotomy for relief of fistulas after a Kawashima procedure: ten-year results[J]. JTCS, 2015, 149: 1524–1530.

❱ 合并症的管理 ❰（长泽真由美）

　　在内脏异位综合征，心脏畸形以外的合并症的管理也非常重要。

以下着重叙述原发性纤毛运动障碍（PCD）及胆道闭锁症（BA）。

原发性纤毛运动障碍,是有异常的纤毛结构和功能的先天性疾病。

反复发作的感染导致支气管扩张及不可逆转的肺功能减低,但由于症状是非特异性的,漏诊的病例比较多。文献报道,40%～50%的 PCD 与内脏异位有关, 6%～7% 的 PCD 合并内脏异位综合征。也有报道,所有的内脏异位的病例中有 20% 合并有 PCD。在神奈川县儿童医疗中心,全部内脏反位的 33 例患儿中有 2 例（6%）发现了PCD,在全部的内脏反位的病例中 PCD 并不罕见。

无论什么情况下,在新生儿早期观察到呼吸道大量分泌物、呼吸困难、肺不张等症状,就要怀疑内脏反位合并早期的 PCD。如果在胎儿时期观察到内脏反位、内脏异位,要考虑合并 PCD 而特别注意出生后可能会出现呼吸系统疾病。

多脾综合征（PS）合并胆道闭锁症,需要在婴儿早期进行诊断和手术治疗,这可以影响 PS 的预后。

1970～2011 年在神奈川县儿童医疗中心诊断、治疗的多脾综合征（PS）65 例中有 5 例合并胆道闭锁（BA）。在 5 例中有 1 例合并先天性心脏病（CHD）为房室隔缺损（AVSD）。

在 5 例中有 4 例进行了葛西手术,有 2 例手术后黄疸缓解。在手术无效的 2 个患儿中, 有 1 例进行了活体肝移植手术。合并心脏疾病的病例由于肝功能不全、心功能不全,在葛西手术前死亡。预后 3 例死亡（60%）, 生存 1 例, 1 例不明。死亡原因中肝功能不全 2 例（1例活体肝移植后死亡）, 肝功能不全 + 心功能不全 1 例（未进行葛西手术）,合并胆道闭锁症的多脾综合征的预后较单纯多脾综合征（死亡率 7.0%）要差。在所有的病例中, 均观察到胆道系统发育不良（肝外胆管完全闭塞的病例）, 这可能是黄疸不能缓解的病例（50%）比单纯多脾综合征的病例（约 30%：日本胆道闭锁研究会）预后不良的原因之一。尽管有报道说, 联合使用肝移植可以改善预后, 但有许多腹部血管异常的病例, PS 被认为是肝移植的危险因素。合并胆道闭锁症的多脾综合征在葛西手术后也可能需要进行肝移植, 所以有必要考虑合并心脏疾病等的治疗策略。

合并心脏畸形

合并心脏畸形是内脏异位综合征预后的最大影响因素。与无脾综合征相比,心脏畸形较轻的多脾综合征的预后要好。

无脾综合征的预后

以 2003～2012 年在神奈川县儿童医疗中心胎儿期间诊断后出生的 40 例无脾综合征患儿（全部 Fontan cadidate 的病例）为研究对象,全部的平均生存时间为 33.5±36 个月,生存率为 57.5%。TCPC 的到

PCD : primary ciliary dyskinesia

BA : biliary atresia

PS : polysplenia

胎儿诊断各论

达率为 53%，平均到达的月龄为 18.7±3.5 个月。40 例中有 7 例（18%）不能进行手术治疗。肺静脉狭窄（PVO）、主肺动脉侧支动脉（MAPCA）、中等程度以上的房室瓣反流（modAVVR）等是与预后相关的影响因素。合并 PVO、MAPCA、modAVVR 的病例，以及没有危险因素的病例的生存率分别为 0%、17%、60%、89%。

根据以上结果，可以推断合并 PVO、MAPCA 的病例预后不佳。而且重度的 PVO（胎儿超声显示 PV 波形表现为平坦的单峰）病例，无论是否手术治疗，全部病例死亡。在多元分析中，以上因素中只有 PVO 有意义，在胎儿期间发现 PVO 的患儿死亡率是其他患儿的 15 倍。到目前为止胎儿期间诊断 PVO 的病例即使手术干预预后也很差，而且生存也很困难。

多脾综合征的预后

以 1995 年 1 月至 2014 年 12 月在神奈川县儿童医疗中心胎儿期间诊断后出生的 57 例多脾综合征患儿为对象进行研究，平均生存时间（中位数）为 78.6 个月，生存率为 82.4%。可能与生命预后有关的因素包括心室的形态（单心室循环、双心室循环）、心律失常、合并心外畸形。生存率分别为：①心室形态，单心室循环为 85%，双心室循环为 84%；②心律不齐，植入心脏起搏器（PMI）为 93%，未植入起搏器为 84%；③合并心外畸形的为 83%，未合并心外畸形的为 82%，各因素之间没有明显差异。在胎儿期间出现心律不齐的 20 例（38.5%）患儿中，17 例出生后需要 PMI（SSS 7 例，SSS+cAVB 4 例）。平均留置年龄为 10 个月，7 例在出生后 1 个月内实施 PMI 置入术。胎儿时期确诊心外畸形 6 例（十二指肠闭锁 6 例、空肠闭锁 1 例、脐疝 1 例），无论是否合并 CHD 全部存活，而 2 例在出生后诊断为胆道闭锁症的均死亡。

其他，合并两对半月瓣狭窄的病例也全部死亡。此外，死亡病例中有 22% 是由于胆道闭锁症所致，这表明在多脾综合征中除心脏疾病以外的其他合并症的治疗也很重要。

SSS：sick sinus syndrome

cAVB：complete AV block

埃布斯坦畸形

稻村　昇（近畿大学医学部儿科教研室）

▶概念◀

　　埃布斯坦（Ebstein）畸形是三尖瓣的隔叶及后叶的先天性发育异常。发病率占先天性心脏病的0.3%～0.5%。常合并房间隔缺损、室间隔缺损、肺动脉瓣狭窄或闭锁等其他畸形。尽管合并法洛四联症、主动脉缩窄的病例并不常见，但据报道有25%的病例尸检结果中发现了左心疾病。

▶发生和解剖（图3-29）◀

　　三尖瓣（隔叶、后叶）是在胎儿发育的第3个月由右心室的心肌内层向心腔内凸起而形成的，这个过程称为分离（undermining），如果由于某种原因使这个过程不完全，导致后叶和隔叶的附着点未到达瓣环（正常的三尖瓣附着点）从而发生埃布斯坦畸形。另外，由于前叶比隔叶和后叶早发生，在分离过程发生障碍时，它已与肌层分离。因此，前叶未形成腱索和间隙，停滞在不成熟的状态，表现为宽大、冗长，活动呈蓬帆状。因为分离过程是由右心室肌层开始，所以本病常发生右心室右心房化、Uhl病等右心室心肌异常及合并三尖瓣及右心室肌的发育异常。

▶疾病状态◀

血流动力学（图3-30、图3-31）

　　埃布斯坦畸形的基本病理表现为三尖瓣关闭不全及右心室功能低下。埃布斯坦畸形的重症病例在新生儿期间即可出现症状，可根据通过肺动脉瓣的血流情况进行分类。

　　正常或者狭窄：右心室功能正常，整个胎儿时期肺血流正常，出生后没有任何特殊症状。

　　肺动脉瓣闭锁：分为解剖学上的闭锁及功能上的闭锁，从胎儿时期开始的严重的三尖瓣关闭不全及右心室功能低下会引起流经肺动脉的血流明显减少，发生肺动脉瓣闭锁（解剖学上的闭锁）。在右心房极度扩大的病例，表现为肺发育不良及左心室功能低下。由于右心室功能的下降右心室的压力无法超过身体的血压，可引起肺动脉瓣的闭锁（功能性闭锁）（图3-30）。当动脉导管关闭且肺部的压力降低流经肺部的血流增加，全身循环也会得到改善。

胎儿诊断各论

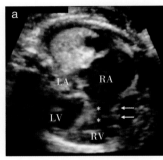

4 chamber view（4CV）
三尖瓣隔叶下移，隔叶及后叶均未到达三尖瓣环，形成了黏连在一起的瓣膜，就像在右心室涂了泥灰（plaster, ＊）。前叶增大呈船帆样。（sailing, →）。
LV：左心室；RV：右心室；LA：左心房；RA：右心房

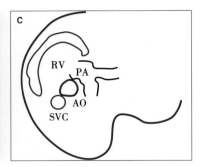

3 vessel view（3VV）
肺动脉瓣关闭不全的示意图
PA：肺动脉；AO：主动脉；
SVC：上腔静脉

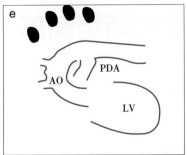

胎儿矢状面
主动脉弓的示意图
PDA：动脉导管

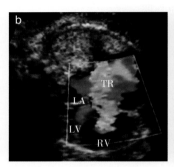

三尖瓣关闭不全（TR）

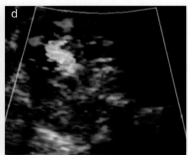

3 vessel view（3VV）
可见肺动脉瓣反流

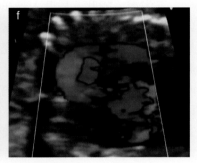

胎儿矢状面
动脉导管内可见逆行的血流信号

图 3-29　埃布斯坦畸形的胎儿心脏声像图

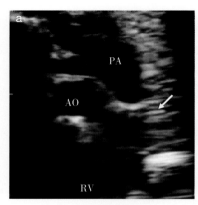

右心室流出道的 B 型超声图

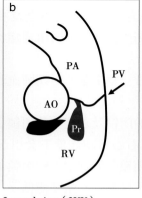

3 vessel view（3VV）
可见肺动脉瓣反流

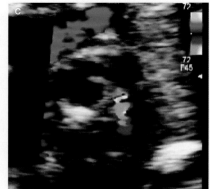

胎儿矢状面
动脉导管内可见逆行的血流信号

图 3-30　功能性肺动脉瓣闭锁的胎儿心脏超声图

肺动脉瓣关闭不全：在最严重的情况下，由于右心室功能严重降低，血液由动脉导管逆流进右心室，形成环形分流。常常由于胎儿水肿导致胎儿期间死亡。

严重程度的诊断

作为埃布斯坦畸形严重程度的诊断方法，测量右心房和右心房化右心室的 Celermajer 量表是大家公认的一种评估方法。根据评估在四腔心切面的面积比 =（右心房 + 右心房化右心室）/（右心室 + 左心房 + 左心室）将生命的预后分为 1 ～ 4 级（图 3-32）。在 Celermajer

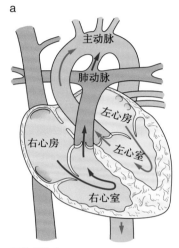

a

正常或狭窄
右心室功能正常，整个胎儿时期肺血流正常

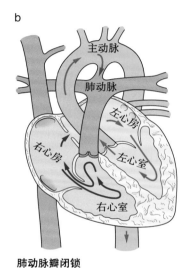

b

肺动脉瓣闭锁
从胎儿时期开始的严重的三尖瓣关闭不全及右心室功能低下会引起流经肺动脉的血流明显减少，发生肺动脉瓣闭锁。右心室⇔右心房血流往返循环，右心房极度扩大

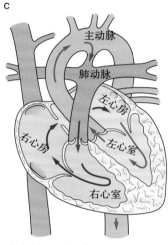

c

肺动脉瓣关闭不全
由左心室经主动脉流出的血液在动脉导管逆行，经肺动脉进入右心室。由于严重的三尖瓣关闭不全，血液由右心室反流进入右心房。形成左心室 →动脉导管 → 肺动脉 → 右心室 → 右心房 → 左心房 → 左心室的环状分流

图 3-31　埃布斯坦畸形的血流动力学

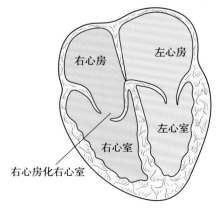

$$计算 = \frac{右心房 + 右心房化右心室}{右心室 + 左心室 + 左心房}$$

分级	（RA+aRV）/（RV+LA+LV）	死亡率（%）
1	< 0.5	0
2	0.5 ～ 0.99	10
3	1 ～ 1.49	44 ～ 100
4	≥ 1.50	100

（引自参考文献 [3]）

图 3-32　Celermajer 量表

量表上，右心房或右心房化右心室越大则病情越严重。有报道，将Celermajer量表与肺动脉血流、动脉导管血流、心脏/胸廓的面积比（CTAR）、左右心室的比值等结合进行评分，通过SAS得分进行评估。但是，如果症状发生在新生儿期，为了评估埃布斯坦畸形的严重程度不能仅仅依靠心脏的大小，通过肺动脉瓣的血流量也非常重要。特别是在临床上如何诊断功能性肺动脉瓣闭锁是一个问题。在收缩末期至舒张早期可以观察到微量的肺动脉瓣关闭不全对于诊断非常重要。

CTAR：
cardiothoracic
area ratio

但是，因为功能性肺动脉瓣关闭不全与解剖学的肺动脉瓣关闭不全在血流动力学上相同，所以很难鉴别。尝试减少前列腺素的用量，使用一氧化氮（NO）及西地那非有效地降低肺血管的阻力也是非常必要的。如果不伴有心功能不全，血氧饱和度维持在70%，应考虑为功能性肺动脉瓣闭锁，无须外科手术治疗。根据我们治疗的57例胎儿埃布斯坦畸形的经验，三尖瓣最大反流速度也是鉴别的参考指标。三尖瓣最大反流速度在2.7m/s或以上时，考虑为有获得正常肺动脉血流的可能性的功能性肺动脉瓣闭锁，其敏感性为87%，特异性为93%（图3-33）。

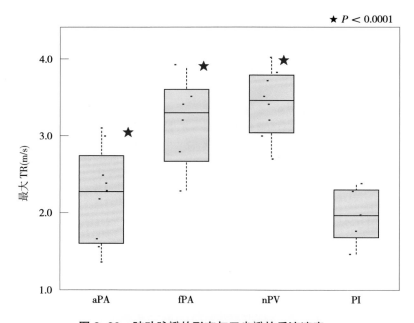

图3-33　肺动脉瓣的形态与三尖瓣的反流速度

❱ 胎儿期间诊断为埃布斯坦畸形的治疗方案 ❰

　　胎儿期间诊断为埃布斯坦畸形多在新生儿时期发病，预后不良。在肺动脉血流是顺行的病例（如正常的肺动脉瓣、肺动脉瓣狭窄、功能性肺动脉瓣闭锁等），即使不接受外科手术治疗症状也能得到改善。但是在右心室功能低下的病例，可以通过增加三尖瓣成型而得到顺行的肺动脉血流。

如果无法得到预期的顺行性肺动脉血流（解剖学肺动脉瓣闭锁），则使用前列腺素来维持肺血流量，必要时进行三尖瓣闭锁。

肺血流量需要通过体—肺分流来维持。由于存在肺发育不良的病例，在手术前明确诊断非常重要。多数肺动脉瓣关闭不全呈环状分流的患儿合并胎儿水肿，治疗非常困难。但是也有肺动脉瓣banding术后，改善环形分流，三尖瓣成功关闭的病例报道。

❱ 治疗效果 ❰

1990 年以后的报告，新生儿期发病在 1 个月内死亡的占 20%～40%。据儿科健康信息系统（PHIS）2003～2008 年的统计，无论是否手术治疗占所有医院内死亡的 22%，体—肺动脉分流手术的医院死亡率约为 27%，三尖瓣成形术的医院死亡率约为 31%，Starns 手术的医院死亡率约为 36%，移植手术的医院死亡率为 0%。如上所述，根据我们的经验，胎儿时期诊断为埃布斯坦畸形的 57 例的生命预后，有 14 例流产，8 例在胎儿时期死亡，新生儿时期死亡 12 例，有 23 例生存。不包括流产在内的存活率为 53%，这非常差。但是，在新生儿期间进行三尖瓣成形术或三尖瓣关闭手术治疗的 8 例病例中有 6 例存活，这说明经过判断可以进行手术的病例，预后也不是很差。

PHIS：pediatric health information system

❱ 总结 ❰

在胎儿期间被诊断为埃布斯坦畸形的病例预后不良，肺动脉为顺行性血流的病例预后良好。因此，确定肺动脉的血流方向非常重要。

◖ 参考文献

[1] RACHEL MW, IAN A, GLEN S, et al. Relation of limiting ductal patency to survival in neonatal Epstein's anomaly[J]. J Am Coll Cardiol, 2005, 96：851–856.

[2] INAMURA N, TAKETAZU M, SMALLHORN JF, et al. Left ventricular myocardial performance in fetus with severe tricuspid insufficiency[J]. Am J Perinatol, 2005, 22：91–97.

[3] CELERMAJER DS, CULLEN S, SULLIVAN, et al. Outcome in neonate with Ebstein's anomaly[J].J Am Coll Cardiol, 1992, 19：1041–1046.

[4] JAQUISS RD, IMAMURA M. Management of Ebstein's anomaly and pure tricuspid insufficiency in the neonate[J]. Semin Thorac Cardiovasc Surg, 2007, 19：258–263.

[5] YANASE Y, WATANABE M, ISHIKAWA N, et al. Surgical treatment for neonatal Ebstein's anomaly with circular shunting[J]. Interactive Cardivascular and Thoracic Surgery, 2012, 27：886–888.

胎儿诊断各论

⬤ 外科治疗 ◖ （麻生俊英）

在胎儿时期即使患有心脏病，由于受到胎儿循环的保护，大多数情况下胎儿在子宫内有相对稳定的生长过程。因此，有学者认为胎儿时期的信息对心脏病的自然病程影响不大。但是，随着胎儿宫内诊断的进步，发现了与其过程相反的疾病。换句话说，在胎儿期间就预后不良的心脏病，埃布斯坦畸形就是典型的代表性疾病。

根据以前的记载，埃布斯坦畸形患儿出生后的自然病程与其他先天性心脏病相比预后相对较好。然而，随着胎儿诊断学的发展，已经证明了埃布斯坦畸形的自然病程在出生前与出生后表现为截然不同的两个阶段。在胎儿期间诊断为埃布斯坦畸形的胎儿，约有 70% 在胎儿时期或出生后早期死亡。也就是说，与儿童时期和成人时期的稳定过程不同，从胎儿时期到出生后早期的死亡率极高。埃布斯坦畸形严重的自然病程是先天性心脏病的新发现，是由于胎儿超声心动图技术的进步而对该病的新认识。到目前为止，能够出现在作者和心脏外科医师面前的埃布斯坦畸形的患者，是胎儿时期幸存下来的预后较好的少数患儿。这种诊断上的变化也大大影响了埃布斯坦畸形的外科治疗。在出生前后对于重症的埃布斯坦畸形的患儿进行外科治疗的治疗效果并不好，提高患儿的存活率是目前的主要课题。

Kaplan–Meier 生存曲线

Celermajer 等发现，埃布斯坦畸形的生存曲线根据疾病的诊断时间不同有很大差异。他们按疾病诊断时间将患者分为 18 岁以上、2 岁以上、新生儿至 2 岁及胎儿时期 4 个阶段分析他们的生存曲线，发现在胎儿时期诊断为埃布斯坦畸形的死亡率极高，约有 70% 出生后不久死亡。

继 Celermajer 等之后，我们分析了 2008 年以前胎儿时期诊断出的 23 例埃布斯坦畸形病例的生存曲线（图 3–34），与 Celermajer 等的结果一致。

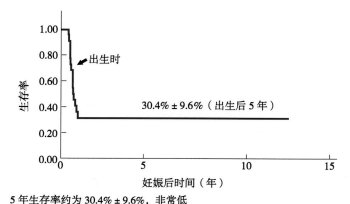

5 年生存率约为 30.4% ± 9.6%，非常低

图 3–34　埃布斯坦畸形胎儿的生存率曲线（2008 年以前，神奈川县儿童医疗中心）

胎儿时期、出生后早期有约 70% 的病例死亡。我们的治疗目标是挽救那些出生后不久死亡、占全部病例 20%～30% 的重症埃布斯坦畸形患儿的生命。

死亡的预测因素

根据胎儿时期的超声心动图检查，分析超声所见中哪一项表现是引起死亡的重要因素，来决定出生后哪些病例需要立即进行治疗，为了不延误治疗可以在出生前获得知情同意，制订治疗计划，并在出生后立即开始治疗。在我们的研究中，根据单变量分析，我们认为 Celermajer index（RA 指数）、合并肺动脉瓣关闭不全、胎儿心脏扩大 3 个指标是有意义的预后决定因素。在多变量分析中，只有 RA 指数还作为有意义的决定因素。RA 指数是通过胎儿超声心动图检查，将右心房和心房化右心室的总和作为分子，功能性右心室加左心房及左心室作为分母相除而计算出来。简单地说，右心系统对于左心系统所占的比例，是右心系统是否扩大的指标。将 RA 指数在 1.5 以上与 1.5 以下的生存率分别进行比较，RA 指数在 1.5 以上的全部病例均死亡，而 RA 指数在 1.5 以下的病例有 60% 存活（图 3-35）。对于 RA 指数大于 1.5 的胎儿，我们将其定位为最严重的病例，适合手术治疗的患儿在出生前就进行手术前的准备工作。

对于那些出生后不久即死亡的患有重症心脏病的新生儿的诊断及抢救，第一步是要根据产前诊断与多学科专门团队一起制订治疗计划。根据治疗计划可以进行进一步的治疗，重要的是，在埃布斯坦畸形的新生儿中对于那些如下所述的最严重的病例应由剖宫产的方式生产，并且在出生后数小时内即开始外科治疗。基于这样的胎儿诊断，在出生后立即开始抢救重症新生儿生命的新的治疗策略，抢救性新生儿心脏手术被推荐为新生儿时期有严重症状疾病的有效的抢救措施。新生儿早期的严重的埃布斯坦畸形是这一类代表性心脏疾病。我们基于胎儿诊断提出了旨在挽救重症病例生命的治疗计划，挽救生命的例数也在逐渐增加。

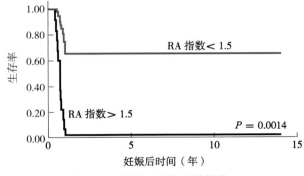

RA 指数 > 1.5 时，在胎儿时期到出生后不久所有病例均死亡。RA 指数 < 1.5 时，有 60% 的病例存活，RA 指数越高患儿生存率越低

图 3-35　指数对生存率的影响

快速两阶段 Starnes 手术治疗

为了挽救重症患儿的生命，可能有必要使用以前从未有过的新的治疗方法。严重的埃布斯坦畸形的病理状况被认为是扩大的右心与左心室之间相反的相互作用导致的左心室功能不全。因为右心系统的扩大是引起左心功能不全的主要原因，所以去除扩大的右心或缩小右心的体积从而消除心室的负荷，是外科治疗的一种方法。

胎儿时期诊断为埃布斯坦畸形，按重症级别分类当 RA 指数（Celermajer index）在 1.5 以上时为最严重病例，这些病例几乎都伴有肺动脉瓣关闭不全，呈环形分流（circular shunt）。此类严重病例通常会在胎儿时期死亡，但我们有治疗 5 例能够幸运出生的重症埃布斯坦畸形患儿的经验。所有患儿均表现为严重的呼吸衰竭，胸部 X 现表现为 wall-to-wall 样的心脏扩大。尽管患儿经剖宫产出生，并在出生后立即进行气管内插管开始人工呼吸，仍然进展为循环衰竭，乳酸中位数为 6.3，盐酸基平衡为 -4.7，在出生后 2～17 小时进行了第一次手术。通过缩小右心的体积，减轻左心室负荷，使循环和呼吸暂时得到稳定。首先，结扎主肺动脉，以中断环形分流（circular shunt）。其次，对扩大的右心房进行壁折叠手术、小口径（3mm）的改良 Blalock-Taussig 分流术和动脉导管结扎术，来减轻右心系统的容量负荷（图 3-36）。这些手术的结果是减少了对左心室的影响。具体来说，心室间隔的反常运动消失，使左心室的收缩更为有效。另外，舒张功能也得到了改善，并且减小了心脏的体积，以维持纵膈内的肺部的空间，改善呼吸功能，心胸比值由 wall-to-wall 减少到 70%。尽管没有使用体外循环进行低侵袭的手术，左心室功能及肺功能也得到了改善。但是这些改善往往是暂时的，患儿心脏可能再次发生异常运动，并出现伴有乳酸值升高的循环衰竭。

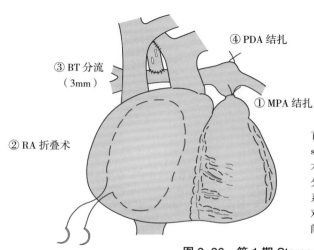

④ PDA 结扎

③ BT 分流
（3mm）

① MPA 结扎

② RA 折叠术

首先，结扎主肺动脉，以中断环形分流（circular shunt）。其次，对扩大的右心房进行壁折叠手术、小口径（3mm）的改良 Blalock-Taussig 分流术和动脉导管未闭结扎术，来减轻右心系统的容量负荷。这些手术的结果是减少了对左心室的负面影响。在超声心动图上，室间隔的反常运动消失

图 3-36　第 1 期 Starnes 手术

在第一期手术完成后的 18 小时到 12 天内，实施第二期 Starnes 手术。

作为左心室功能不全的原因，将右心室腔完全切除（RV exclusion）看上去应该是有效的。但是用传统的方法具有很大的损伤，后来研究出了内侧右心室折叠术（internal RV plication 法），右心室腔确实缩小了（图 3-37）。

除 Starnes 手术外，还有 5 例患儿采用了旨在减小右心室体积的逐步治疗，并到 2 岁时经过良好，全部完成了 Fontan 手术（表 3-4）。

单心室修复或双心室修复都适用于埃布斯坦畸形的外科手术治疗，两者的选择取决于右心室的力量（power）。如果右心室的力量不足则选择单心室修复，也就是在进行了 Starnes 手术后，将等待阶段性的 Fontan 手术。如果右心室的力量足够将进行双心室修复手术。标准是三尖瓣反流的速度＞ 3.0m/s。

对于双心室修复，过去已经提出了包括瓣膜的置换在内的各种三尖瓣修复的方案。

最近与 Carpentier 方法类似的 Cone 法引起了人们的注意。我们还将其应用于伴有解剖学上肺动脉瓣闭锁的新生病例儿并完成双心室修复手术，效果良好（表 3-4）。

超重症病例的胎儿心脏超声有明显特征，在分娩前制订好详细的治疗计划，并在分娩后及时开始治疗，可以最大限度地利用胎儿诊断的优势进行治疗，能够挽救以前没有成功救治的重症埃布斯坦畸形患儿的生命。结扎主肺动脉以切断环形分流，缝合右心房，减少与左心

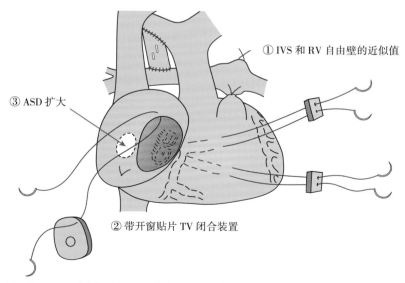

① IVS 和 RV 自由壁的近似值

③ ASD 扩大

② 带开窗贴片 TV 闭合装置

第 1 期 Starnes 手术的效果是暂时的，矛盾运动再次出现时可发生左心室功能低下。这是笔者独自开发的方法（internal RV plication 法），在确保从内部缩小右心室腔的同时，用直径约 3mm 的自体心包膜，经戊二醛处理后修补三尖瓣，使其关闭 Starnes 手术结束

图 3-37　第 2 期 Starnes 手术

表 3-4　新生儿 Ebstein 手术（2009 年以后，神奈川县儿童医疗中心）

病例	所见			日龄		手术	
	相关病变	RA 指数	PR	第 1 阶段	第 2 阶段	BCPS	TCPC
1	—	1.9	+	0	12	yes	done
2	—	2.5	+	0	7	yes	done
3	—	1.8	+	0	1	yes	done
4	—	1.6	+	0	1	yes	done
5		1.7	+	0	1	yes	done
6	HLHS 变异	1.1	–	0	—	yes	done
7	PA	na		17	—	BVR	

注　BCPS：Bidirectional cavopulmonary shunt；BVR：Biventricular repair；na：not available；PA：Pulmonary atresia；PR：Pulmonary regurgitation；TCPC：Total cavopulmonary connection。

　　自 2009 年以来共对 7 例埃布斯坦畸形的新生儿进行了手术。其中 5 例是 RA 指数在 1.5 以上的重症患儿，出生后即进行了 Starnes 手术挽救生命，5 例均完成了 Fontan 手术。还有 1 例单心室病例是左心发育不良综合征（HLHS）大动脉转位合并埃布斯坦畸形的复杂心脏畸形。严重的三尖瓣关闭不全，右心室流出道闭锁，主动脉瓣及主动脉弓发育不良，升主动脉像一支冠状动脉样在工作。胸部 X 线表现为 wall-to-wall 样，状态稳定，出生后 5 小时进行了第一阶段 Starnes 手术及双侧肺动脉套扎手术。之后，以 Norwood 手术及双向性 Glenn 手术完成了 Fontan 手术。还有 1 例也是唯一的一例双心室的病例，肺动脉闭锁并且三尖瓣的流速在 4.1m/s，因此认为右心室有足够的力量。用 Cone 法进行了三尖瓣成术，用单尖贴片（monocusp patch）进行右心室流出道再造手术。

室之间负的相互作用并进一步增加肺活量来改善呼吸功能。我们的策略是治疗重症埃布斯坦畸形患儿，挽救其生命的有效手段，有望提高重症患儿的生存率。

◖ 参考文献

[1] RACHEL MW, IAN A, GLEN S, et al. Relation of limiting ductal patency to survival in neonatal Epstein's anomaly[J]. J Am Coll Cardiol, 2005, 96: 851–856.

[2] INAMURA N, TAKETAZU M, SMALLHORN JF, et al. Left ventricular myocardial performance in fetus with severe tricuspid insufficiency[J]. Am J Perinatol, 2005, 22: 91–97.

[3] CELERMAJER DS, CULLEN S, SULLIVAN, et al. Outcome in neonate with Ebstein's anomaly[J]. J Am Coll Cardiol, 1992, 19: 1041–1046.

[4] JAQUISS RD, IMAMURA M. Management of Ebstein's anomaly and pure tricuspid insufficiency in the neonate[J]. Semin Thorac Cardiovasc Surg, 2007, 19: 258–263.

[5] YANASE Y, WATANABE M, ISHIKAWA N, et al. Surgical treatment for neonatal Ebstein's anomaly with circular shunting[J]. Interactive Cardiovascular and Thoracic Surgery, 2012, 27: 886–888.

[6] KAJIHARA N, ASOU T, TAKEDA Y, et al. Rapid two-stage Starnes procedure for a symptomatic neonate with Ebstein anomaly[J]. Ann Thorac Surg, 2010, 90：2073–2075.

房室隔缺损

川泷元良（东北大学妇产科／神奈川县儿童医疗中心围产期医疗部新生儿科）

❱ 解剖 ❰

心脏的中线由心房间隔、心室间隔、房室瓣膜等结构构成。心房间隔与心室间隔相连，分为由相对较厚的组织构成的肌部和较薄的膜样组织构成的膜部两部分。心室间隔分为连接至心尖部的肌性中隔和连接至房间隔的膜部。二尖瓣与三尖瓣附着在心室间隔，但是左侧的二尖瓣与三尖瓣的附着部位有所偏差，三尖瓣的附着点更靠近心尖部。

❱ 较好地描绘心脏中线的技巧（图 3-38、图 3-39） ❰

探头的位置（即超声波声束的方向）

回声的原理是发射出的超声波声束，遇到障碍物产生反射，返回的超声波形成图像。如图 3-38 所示，间隔与超声波声束的基本方向垂直，超声波很好地反射。如图 3-39 所示，间隔与超声波声束的方向基本平行，几乎没有超声波反射。因此，在最基本的四腔心切面（4CV），由于中线与声束呈平行状态而无法清晰显示。另外，在侧面的 4CV 上，心脏间隔与超声波声束垂直所以显示清晰。30 周以后，心尖部通常多向下固定。大胆地移动探头的位置，母体也可采取侧卧位，这样可以改变胎儿的体位，尝试获得最接近侧面四腔心的位置。

另外，在使用彩色多普勒超声时超声波的方向也非常重要。当血流朝向探头的方向流动时最容易产生多普勒现象。因此，在进行彩色多普勒超声检查时，需要调整探头的位置，使超声波声束与血流方向平行。四腔心的超声多普勒主要是显示室间隔缺损（VSD）及房室瓣的两个方面的血流，在心尖部 4CV 可以很好地显示房室瓣的血流，而对室间隔的血流则不能很好地显示。相反，在侧方 4CV 室间隔的血流可以很好地显示，而房室瓣的血流则显示不佳。

正确使用轨迹球

胎儿心脏是一个以每分钟 120 ～ 150 次的频率跳动非常快速的脏器。在心脏活动过程中，分别观察心脏的舒张期与收缩期非常困难。即使中央部位有较大的房室隔缺损（AVSD），漏诊的情况也时有发生。

4CV : 4 chamber view

VSD : ventricular septal defect

AVSD : atrioventricular septal defect

胎儿诊断各论

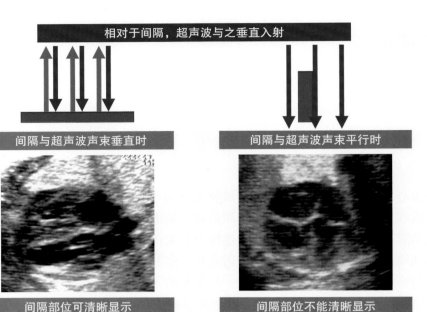

相对于间隔，超声波与之垂直入射

间隔与超声波声束垂直时　　　　间隔与超声波声束平行时

间隔部位可清晰显示　　　　　　间隔部位不能清晰显示

图 3-38　由于超声波的方向不同超声表现的差异（B 型超声表现）

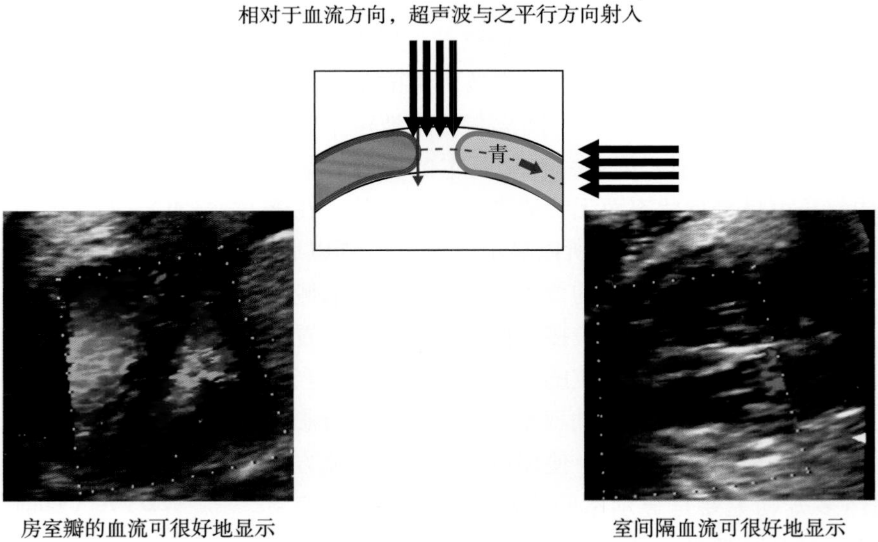

相对于血流方向，超声波与之平行方向射入

房室瓣的血流可很好地显示　　　　室间隔血流可很好地显示

图 3-39　由于超声波的方向不同超声表现的差异（彩色多普勒表现）

　　其中的原因之一就是，胎儿心跳速度过快用肉眼无法识别。动态图像是由多个静止画面组成。通常的 B 型超声波断层图像，由 1 秒 30 ～ 60 幅静止画面组成。这个每秒的画面数称为帧频。另外，过去的几秒内的图像将自动保存到超声波仪器中。这时，暂时冻结图像并转动轨迹球，就可回放过去的几秒的图像，从而能够分辨舒张期的静止画面与收缩期的静止画面，可以准确地进行观察。

彩色多普勒超声的应用

单独的室间隔缺损（VSD）是最难筛查的疾病之一。仅仅使用 B 型超声筛查只限于缺损面积较大的 VSD 及室间隔与主动脉前壁之间位置偏离的 malalinment 型室间隔缺损。通过积极利用彩色多普勒超声检查，可以观察到仅使用 B 型超声无法看到的微小缺损。利用彩色多普勒超声是观察心脏中线的非常好的方法。

完全性房室隔缺损

筛查方法

首先要努力找到心脏中线（midline）。在妊娠早期胎儿心脏整体较小，如果有胸腔积液压迫心脏使其会变得更小，在存在先天性膈疝（CDH）及先天性囊性腺瘤样畸形（CCAM）等挤压心脏的占位性病变（space occupying lesion）时，中线有时并不能清晰地显示。这时 AVSD 有可能漏诊。在观察四腔心切面时，冻结图像，使用轨迹球，分别观察收缩期和舒张期。同时要积极地使用彩色多普勒超声。

断层回声图像（图 3-40）

在舒张期，为由房间隔至室间隔的房室隔缺损。另外，在舒张期房室瓣均呈开放状态。所以，通常为房室隔与房室瓣形成的十字交叉的中心部分在完全性房室隔缺损（AVSD）的病例中存在严重缺失。另外，可见由房间隔至室间隔比较长的缺损。

收缩期房室瓣呈关闭状态。正常时二尖瓣与三尖瓣在室间隔的附着处有一定的距离，三尖瓣的附着位置更接近心尖部。在 AVSD 时，由于二尖瓣与三尖瓣自室间隔的附着部位相同，可以观察到二尖瓣与三尖瓣为一条直线。不仅仅在完全性房室隔缺损，在部分性房室隔缺损时也有相同的表现。

彩色多普勒超声（图 3-41）

在舒张期，二尖瓣及三尖瓣开放，血液由左心房、右心房流入左心室及右心室。彩色多普勒超声检查时表现为，由三尖瓣到右心室，二尖瓣到左心室的 2 条彩色带（stripe）。在 AVSD 时，由于房室隔缺损，2 个彩色带之间没有间隔，而融合为 1 个彩色带。这个表现被称为"蝴蝶征"（batterfly sign）。

但是，如果彩色多普勒的增益过大，也可能发生正常的 2 个彩色带融合的情况，形成假的"蝴蝶征"，所以设定增益时一定要注意。

彩色多普勒（收缩期）所见

尽管完全性房室隔缺损（AVSD）在程度上有所不同，但是几乎所有的病例均可观察到房室瓣的关闭不全。相对于二尖瓣关闭不

CDH：congenital diaphragmatic hernia

CCAM：congenital cystic adenomatoid malformation

胎儿诊断各论

109

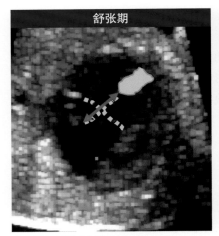
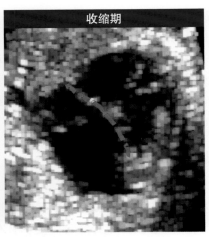

房室瓣与间隔之间没有形成十字交叉
房间隔到室间隔的间隔缺损
室间隔很短

二尖瓣与三尖瓣呈一条线

图 3-40　断层图像表现

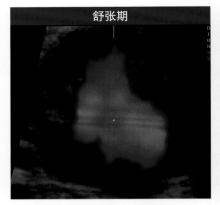
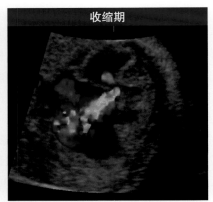

左右的彩色带相互融合（"蝴蝶征"）

中央附近的反流

图 3-41　彩色多普勒表现

全、三尖瓣关闭不全时在每个瓣膜的中央附近可观察到反流。在完全性房室隔缺损时，多数情况在共同房室瓣的中央部位（室间隔的顶部附近）可观察到反流，因此由反流的部位可推断 AVSD 的存在。

定量筛查的方法（图 3-42）

在 AVSD 时，利用四腔心的房室瓣交界处下端的位置（scooping）和较短的室间隔进行定量筛查 AVL 比值是将 scooping 的程度量化。AVSD 的 AVL 比值比正常胎儿增大。在 AVSD 的扫查中是一个有用的指标。

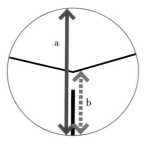 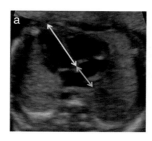 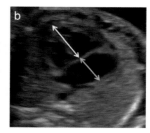

心房的长度 / 心室的长度 = (a − b) / b

心脏的长度（a）= 心尖部外膜 — 心房顶点心内膜之间的距离

心室的长度（b）= 心尖部心外膜 — 室间隔与二尖瓣交叉点之间的距离

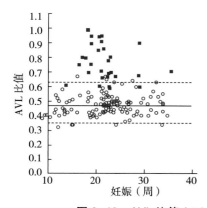

（Machlitt A, et al. Ultrasound Obstet Gynecol, 2004, 24：618–622.）

图 3–42　AVL 比值 (atrial–to–ventricular length ratio)

高危病例的评价

房室瓣反流（表 3–5，图 3–43）

发生在胎儿期间的严重的房室瓣关闭不全，引起胎儿水肿，从而导致胎儿死亡的病例并不少见。胎儿期间发生中度房室瓣关闭不全，可引起新生儿的肺血流量增加（前负荷增加），人体血压升高（后负荷增加），使房室瓣关闭不全加重。胎儿时期的评估应该对出生后病情恶化的作出判断。胎儿心脏超声房室瓣的定量评价方法尚未建立。

表 3–5 介绍的是竹田津等的房室瓣反流的分类。神奈川县儿童医疗中心 12 年间共诊断胎儿心脏疾病 1 018 例，其中诊断为共同房室瓣反流的胎儿 133 例（13.1%），这其中 14 例（10.5%）为 3 级以上的房室瓣反流。房室瓣反流 4 级的病例在胎儿期间全部死亡，3 级的病例需要进行瓣膜形成术。稍后将进行详细描述。

心室的不平衡（图 3–44）

左右心室平衡的评价，对于出生后的手术方案的预测非常重要。心室的平衡是双心室根治术能否成功的主要决定因素。如果可能，争取进行双心室修复，但如果双心室修复困难，可进行 Fontan 手术。AVSD 合并唐氏综合征的情况并不少见，由于唐氏综合征容易合并肺动脉高压，Fontan 手术多比较困难。

心室的大小不仅仅是心室的横径，心室的长径也很重要。如果是任何一侧心室形成心尖部，通常主要是的发育不全的一侧。

没有必要在出生前一定要判断左右心室是否平衡，可以在出生后通过心脏超声检查、MRI、CT 等影像学检查综合判断来决定的。另外，尤其是诊断左心室低形成的病例，出生后由于肺血流增加导致左心室容积在出生后明显增加，左心室低形成的改善并不罕见，所以，出生前的评估只作为参考。

表 3-5　共同房室瓣反流程度的评价

分级	定义
Ⅰ	反流射流未达到心尖中部
Ⅱ	中心射流未撞击侧壁
Ⅲ	偏心射流向上延伸至第一肺 / 肝静脉
Ⅳ	环绕心房的偏心射流延伸至肺 / 肝静脉之外

（竹田津未生，ほか. 胎児期に見られた体心室房室弁逆流の出生後の転帰 [J]，小循誌，2000, 26：113–118.）

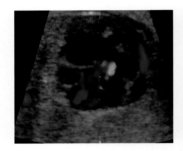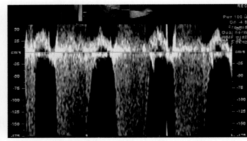

图 3-43　共同房室瓣反流

右心室发育不全　　　　　　左心室发育不全

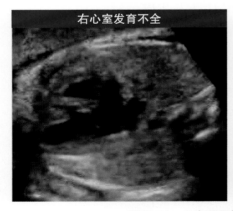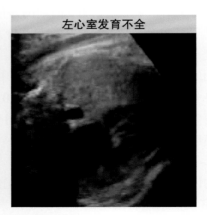

图 3-44　心室不平衡的房室隔缺损

合并心脏畸形

合并心脏畸形的发生率较高。由于合并心脏畸形，血流动力学、产后的症状及预后都有很大的差异。

内脏异位

约 50% 的 AVSD 病例合并内脏异位。详见内脏异位的描述。

主动脉弓异常（缩窄症、离断症）

AVSD 合并主动脉弓异常的病例并不少见。当合并主动脉弓异常时，主动脉弓扩张是要首先进行紧急治疗的病例。尤其是左心室小的病例，合并率较高。

胎儿超声心动图进行 Rastelli 分类并不容易，在 Rastelli A 型时主动脉弓的异常的发生率较高。较小的 VSD 病例 Rastelli A 型的可能性较大，所以有必要在检查时注意观察主动脉弓。

合并基础疾病（图 3-45、图 3-46）

AVSD 合并唐氏综合征非常常见。但是，在神奈川县儿童医疗中心，包括单心房、单心室的共用房室瓣 137 例，2/3 伴有内脏异位。所有的双心室伴共用房室瓣的病例，约 50% 合并内脏异位。除内脏异位外，约有 70% 合并唐氏综合征。只有少数病例完全没有合并其他基础疾病，其中一些病例发生在家族内部。

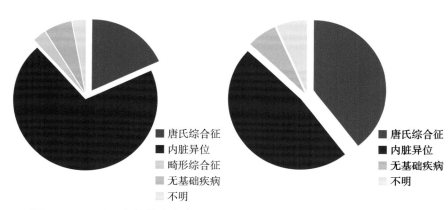

图 3-45　AVSD 合并基础疾病　　图 3-46　AVSD（不是单心房、单心室）
　　　　　（n=137）　　　　　　　　　　的基础疾病（n=67）

图 3-45 图例：
■ 唐氏综合征
■ 内脏异位
▨ 畸形综合征
▨ 无基础疾病
▨ 不明

图 3-46 图例：
■ 唐氏综合征
■ 内脏异位
▨ 无基础疾病
▨ 不明

▌部分性房室隔缺损 ◀

筛查

部分性房室隔缺损与完全性房室隔缺损相比，临床症状较轻，胎儿期间诊断的必要性可能没那么高。但是，应该注意的是，部分性房室隔缺损有些表现与胎儿筛查中经常遇到的永存左上腔静脉（PLSVC）类似（图 3-47）。与室间隔连续的房间隔缺损，二尖瓣与三尖瓣在同一高度。

PLSVC：
persistent left
superior vena
cava

113

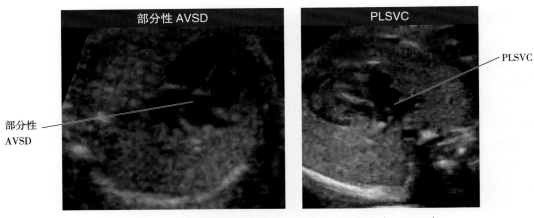

图 3-47　与部分性房室隔缺损相混淆的正常所见（PLSVC）

室间隔缺损（VSD）

胎儿期间筛查室间隔缺损的意义

　　许多复杂的心脏疾病通常以室间隔缺损作为主要的构成要素。所以，首先注意到室间隔缺损，从而进行筛查发现复杂性心脏病，这样的情况并不少见。

　　室间隔缺损常合并心脏以外畸形、综合征、染色体异常。由最初发现室间隔缺损而进行筛查，从而发现心脏以外畸形、综合征、染色体异常。

　　单纯的室间隔缺损是发病率最高的心脏疾病。

　　单纯的室间隔缺损是不使用彩色多普勒超声进行胎儿筛查最困难的心脏病。

　　使用彩色超声的技巧水平与筛查阳性率直接相关。人们认为具有挑战性的室间隔缺损的筛查将提高彩色多普勒超声的技术水平。

分类（图 3-48）

　　根据室间隔缺损存在的位置，到目前为止已经使用了各种分类。

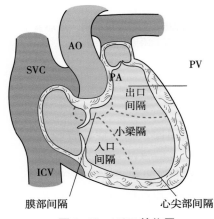

AO：主动脉
SVC：上腔静脉
PA：肺动脉
PV：肺静脉
IVC：下腔静脉

图 3-48　VSD 的位置

胎儿超声心动图检查不需要详细的部位诊断。大致的部位诊断可与系统的胎儿诊断相关联。笔者一般使用以下分类。

　　（1）膜周部 VSD（perimennbrananous VSD）。

　　（2）膜周部流入道型 VSD（perimennbrananous inlet VSD）。

　　（3）膜周部流出道型 VSD（perimennbrananous outlet VSD）。

　　（4）肌部 VSD（trabecular VSD）。

筛查方法

　　在进行室间隔缺损的扫查时，首先以四腔心切面（**4CV**）为重点进行检查。在普通的 4CV 可以观察到室间隔缺损中的膜部缺损、肌部缺损。但是多数流出道型的室间隔缺损不能仅仅在 4CV 就可进行诊断，要从 4CV 到五腔心切面（**5CV**）进行连续的观察，或在 4CV 的位置倾斜并旋转探头，尽可能长的观察到室间隔，使流出道部位的室间隔缺损更容易显示。

4CV：4 chamber view

5CV：5 chamber view

　　能不能仅仅通过断层超声图像来筛查是否存在室间隔缺损并且确定室间隔缺损的大小呢？这方面仅限于对位不良型（malalignment type）的室间隔缺损。另外，利用彩色多普勒超声可以观察到血流通过缺损部位，从而筛查出在断层超声上缺损表现不明显的小的室间隔缺损。但是，在室间隔横切时经常可以看到彩色血流信号，所以仅仅使用彩色多普勒超声来诊断，有假阳性增多的危险。单独的室间隔缺损时，无论缺损的大小如何，血流方向都是双向的。可以看到通过缺损口的血流色彩由红色变为蓝色。这种血流方向的变化就是单独室间隔缺损的表现。

位置的诊断

　　通过胎儿超声心动图观察室间隔缺损位置的意义在于，室间隔缺损发生的位置不同合并其他畸形的发生频率也不同。在 13 三体综合征、18 三体综合征、21 三体综合征时，多为膜周型室间隔缺损（perimenbranous inlet ～ outlet）纵向骑跨在室间隔上。膜周部流出道型室间隔缺损（perimenbranous outlet）常常伴有流出道狭窄。尤其是后述的对位不良型（malalignment type）室间隔缺损。肌部的小的室间隔缺损合并其他畸形的情况较少，有在早期自然闭合的特征。由于以上原因，室间隔缺损的大概位置，对围产期的管理有意义。

大小的诊断

　　室间隔缺损的大小与出生后通过室间隔缺损的血流量有关，对严重程度及预后有很大影响。所以，室间隔缺损的最大径对于严重程度的评价有非常重要的价值。但是，通过二维断层图像测量的缺损的大

胎儿诊断各论

小不一定是最大径。另外，出生后由于肺血流的增加导致左心室的容积增加，所以缺损的大小出生后比胎儿期增大。目前，尚无胎儿超声心动图评价大小的明确定义。根据出生后的定义，笔者使用以下的定义。

大室间隔缺损：缺损的最大径等于或大于主动脉瓣环直径。

中等室间隔缺损：缺损的最大径为 1mm 或以上，小于主动脉瓣环直径。

小室间隔缺损：可以通过彩色多普勒超声观察到通过缺损的血流信号，在二维图像不能确认缺损口，缺损的最大直径在 1mm 以下。

大室间隔缺损在出生后心力衰竭逐渐恶化，因此，通常需要在 1 个月之内进行抗心力衰竭治疗，并在婴儿期进行封闭手术。中等室间隔缺损的范围广泛，包括有心力衰竭进展需要手术治疗的病例，也包括无症状的病例。小室间隔缺损基本上不需要治疗，多数可以自然闭合。

对位不良的诊断（图 3-49）

在胎儿时期，总动脉干起源于右心室。总动脉干分割并向左移动将左心室腔连接到主动脉，将右心室腔连接到肺动脉。这时主动脉的前壁与室间隔连成一条线。流出道型室间隔缺损就是这条线上有缺口。当主动脉前壁与室间隔不在一条直线上时，就是对位不良的表现。主动脉向室间隔的前方移位时，主动脉就形成了可以接收右心室与左心室两方来的血液的形状。这是前方错位（anterior malalinment）的表现。在这种情况下，肺动脉通常会变窄。也就是说它通常合并法洛四联症。另外，主动脉前壁向室间隔的后方移位时，肺动脉就形成了可以接收右心室与左心室两方来的血液的形状。这就是后方错位（posterior

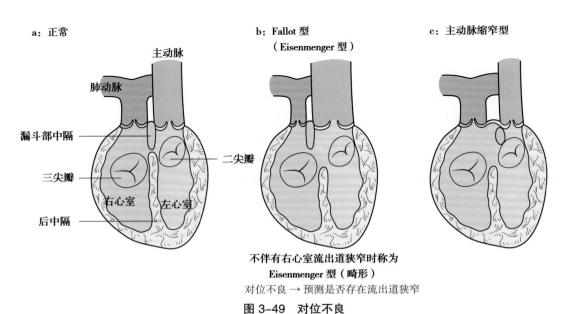

a：正常　　　　　　　　　　b：Fallot 型　　　　　　c：主动脉缩窄型
　　　　　　　　　　　　　　（Eisenmenger 型）

主动脉

肺动脉

漏斗部中隔　　　　　　　　　　　二尖瓣

三尖瓣

右心室　左心室

后中隔

不伴有右心室流出道狭窄时称为
Eisenmenger 型（畸形）
对位不良 → 预测是否存在流出道狭窄

图 3-49　对位不良

malalignment）的表现。这时，主动脉及主动脉弓通常会变窄。也就是说，它经常合并主动脉瓣狭窄及主动脉缩窄症。综上所述，对位不良（malalignment）的存在可以预测合并流出道狭窄，这点在筛查时有重要作用。

因此，前部对位不良的室间隔缺损（anterior malalignment VSD）称为法洛四联症型室间隔缺损（TOF type VSD），后部对位不良的室间隔缺损（posterior malalignment VSD）称为主动脉缩窄型室间隔缺损（COA type VSD）。

◗ 参考文献

[1] VINALS F, GIULIANI A. Fetal atrioventricular valve junction in normal fetuses and in fetuses with complete atrioventriculrseptal defect assesed by 4D volume rendering[J]. Ultrasound Obstet Gynecol, 2006, 28: 26–31.
[2] RASIAH SV, EWER AK, MILLER P, et al. Outcome following prenatal diagnosis of complete atrioventricukar septal defect[J]. Preat Diag Ther, 2002, 17: 188–192 .
[3] BEATON AZ, PIKE JI, STALLINGS, et al. Predictors of repair and outcome in prenatally idagnosed atrioventricular septal defects[J]. J Am Soc Echocardiogr, 2013, 26: 208–216.
[4] BERG C, KAISER C, BENDER F, et al. Atrioventricular septal defect in the fetus–associated conditions and outcome in 246 cases[J]. Ultraschall Med, 2009, 30: 25–32.
[5] PALADINI D, VOLPE P, SGLAVO G, et al. Partial atrionenventricular septal defect in the futus; diagnostic fetures and associations in a multicenter series of 30 cases[J]. Ultrasound Obstet Gynecol, 2009, 34：268–273.

◗ 预后 ◖（金　基成）

房室隔缺损（AVSD）是由于心内膜床的发育异常引起的先天性心内结构异常。它以从房间隔到室间隔的间隔缺损以及房室瓣膜结构异常为特征。21 三体综合征是其最常见的基础疾病。

预后的影响因素

房室隔缺损的预后取决于以下影响因素：①间隔缺损的部位及大小；②房室瓣反流的程度；③一侧心室的发育不良；④合并心血管的间隔异常；⑤心外合并症。

间隔缺损的部位及大小

房室隔缺损，根据间隔缺损的进展程度，分为以下类型。

（1）完全性 AVSD（complete AVSD）。

（2）中间性 AVSD（intermediate AVSD）。

（3）部分性 AVSD（partial AVSD）或原发孔缺损型 AVSD。

由于在完全性 AVSD 中室间隔缺损占的比例较大，一般在婴儿时期就开始出现明显的肺血流量增加及重度的肺动脉高压，并表现为呼吸障碍、喂养不良、体重增加不良等临床症状。另外，由于中间性及部分性 AVSD 中室间隔缺损占的比例较小，以房间隔缺损为主，所以症状较轻，有的病例到成年也没有出现症状。

胎儿诊断各论

房室瓣的反流程度

在房室隔缺损中，左、右心房室瓣被整合为一体，形成共同房室瓣，表现为不同程度的房室瓣反流。重度的房室瓣关闭不全会导致严重的心力衰竭，可能需要在新生儿期就进行外科手术治疗。

一侧心室发育不良

一侧心室发育不良时，两心室的修复非常困难，而必须要进行 Fontan 手术。在这种情况下，Fontan 手术的远期合并症可能是个问题。

合并心血管结构异常

房室隔缺损常合并各种心脏血管的结构异常。在合并动脉导管未闭的情况下，出现肺血流增加而导致心力衰竭的情况比单独的房室隔缺损更早，必须要进行外科治疗。如果伴有左心室流出道狭窄或主动脉缩窄时，必须要同时进行修复，而前者的外科手术干预常非常困难。

合并心外畸形

如前所述，房室隔缺损伴有唐氏综合征（21 三体综合征）的情况非常常见。这时，唐氏综合征合并的全身问题，在很大程度上影响心脏疾病的预后。

唐氏综合征合并各种肺血管病变的概率较高，表现为肺血管的阻力增高。在这种情况下，如果出生后早期肺血流量增加受到控制，心力衰竭的症状就较轻，但是如果不及时治疗，就会发展成为艾森曼格（Eisenmenger）综合征，不再适合手术治疗。因此，为了实现心脏内修复减低肺血管的阻力，要积极地进行干预，进行早期的肺动脉环缩术和随后进行的扩张肺血管的治疗。一侧心室发育不良需要进行 Fontan 手术时，肺血管阻力过高是一个非常重要的问题。

合并内脏异位综合征时的问题请参照相关章节。

内科治疗方案及预后

肺血流增加及房室瓣关闭不全引起心力衰竭时，首先使用利尿剂、强心剂（洋地黄等）、周围血管扩张剂（ACE 抑制剂等）进行内科管理，计划手术干预。中间性及部分性房室隔缺损的患儿症状较轻时，如果发现有意义的容量负荷表现，就要计划在儿童时期进行外科手术治疗。手术方案及手术方法请参照相关章节。

心脏内修复后，形成了双心室循环，一般生命预后及运动能力总体良好。但是，如果出现房室瓣反流等术后后遗症，对此要进行内科管理，必要时进行再次手术。

如果合并前面所述的问题，尤其是不可能进行双心室修复或出现严重的房室瓣反流，预后可能更差。

ACE：angiotensin converting enzyme

◗ 出生后的治疗 ◖（麻生俊英）

　　房室隔缺损（AVSD）约占先天性心脏病的 2%，其中约 80% 为唐氏综合征（21 三体综合征）患儿。由于唐氏综合征患儿人数较多，肺血管病变进展迅速，因此建议出生后 3～6 个月时进行早期手术干预。根治性手术是基本的手术，但是如果肺血管阻力（Rp）增高（Rp > 4U·m²），并且判断手术后极有可能引起肺动脉高压危象，则要选择阶段性的逐步治疗。在这种情况下，我们在进行了肺动脉环缩术后，为患儿进行了强有力的肺血管扩张治疗，例如服用肺血管扩张剂和家庭吸氧，以稳定肺血管病变，然后在 3 个月后重新评估，再进行根治性手术。

　　根治性手术分为双片法（图 3–50）及改良的单片法（图 3–51）两种方法。双片法为常规使用的方法，可以用单独的贴片分别修补室间隔缺损（VSD）和房间隔缺损（ASD）。改良的单片法将房室瓣固定在室间隔，而不用于室间隔缺损的封堵。这些方法减少了心脏停跳的时间。然而，即使使用双片法依然存在发生术后远期左心室流出道狭窄（LVOTO）的担忧。我们的选择是，如果室间隔缺损的深度为 10mm 或更大采用双片法，而深度不超过 10mm 则选择后一种方法，来应对左心室流出道狭窄的发生。

　　手术的要点除了封堵室间隔缺损外，房室瓣的修复也非常重要。

AVSD：atrioventricular septal defect

VSD：ventricular septal defect

ASD：atrial septal defect

LVOTO：left ventricular outflow obstruction

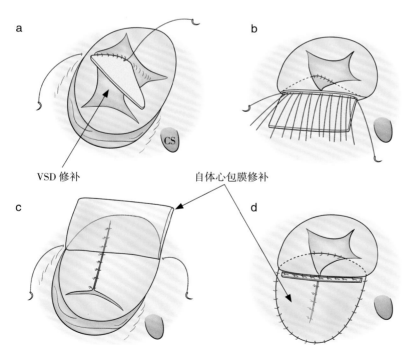

a

b

VSD 修补

自体心包膜修补

c

d

将舟状室间隔补片缝合在室间隔顶点的右心室侧（a）后，按打结线的顺序依次使用 VSD 贴片、房室瓣膜贴片、自身腹膜的贴片（b）。使二尖瓣裂隙（cleft）完全闭合（c）。用自体心包膜片修补房间隔缺损（d）。这时，CS 可以位于左心房侧或右心房侧，我们缝合补片尽量使 CS 在右心房侧

CS：冠状静脉窦
VSD：室间隔缺损

图 3–50　双片法

胎儿诊断各论

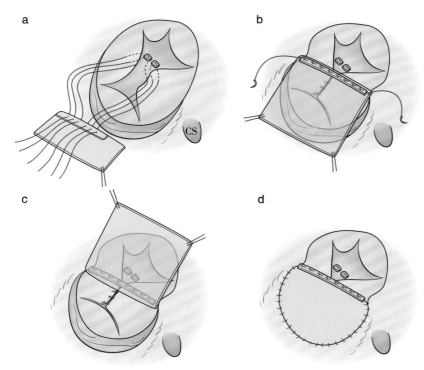

依次缝合室间隔—房室瓣—自身心包膜贴片（a），室间隔在敷料与自身心包膜的补片中直接闭锁（b）。裂隙（cleft）完全闭合（c）。d 与图 3-50 相同

a

b

c

d

CS

图 3-51　改良的单片法

第一步要分离三尖瓣与二尖瓣并作出标记，定位的操作非常重要，如这个操作不到位，其他的步骤无论多么完美，瓣膜修复都无法进行。

瓣膜修复的另一个重要技巧是，调整室间隔缺损或房间隔缺损的修补贴片的大小，使房室瓣的前后径缝合到术前的 80% 左右。这样可以减轻二尖瓣裂口（cleft）的张力，使裂口完全缝合。

完全性房室隔缺损的根治性手术结果相对较好。在我们的案例中，5 年生存率超过 98%，避免再次手术的比例为 93%。通常手术的危险因素有：①肺血管阻力高；②房室瓣的形态异常（double orifice, absent mural leaflet 双孔、壁上无瓣叶）；③心室容积不均等（unbalanced AVSD）；④合并其他并发症（多脾症，法洛四联症、主动脉缩窄症等）。术后远期可能出现的问题有二尖瓣关闭不全、左心室流出道狭窄。

> 话题

AVSD 的房室瓣反流（白井加奈子）

单心室症及房室隔缺损等伴有共同房室瓣反流的患儿，瓣膜反流加重可导致心功能恶化，在严重的情况下，会引起胎儿水肿并导致胎儿宫内死亡。很多病例出生后也难以治疗，评估的方法尚未建立。

因此，我们对 2000 年 1 月至 2011 年 12 月在我院进行胎儿超声心

动图检查，诊断为中度或以上程度的房室瓣反流并继续妊娠的 14 例病例的胎儿超声心动图图像及病例进行回顾性检索。共同房室瓣关闭不全的评估尚无定义，竹田津等在 2000 年将心脏房室瓣关闭不全分为 4 级（参见第 112 页表 3-5），根据这个分类，我们分析了表现为Ⅲ级以上反流的病例。同期，在我院进行了胎儿超声心动图检查，确诊有心脏疾病的胎儿 1 018 例，其中诊断为共同房室瓣的患儿 133 例。在这 133 例中有 14 例（11%）合并中等程度（Ⅲ级）的房室瓣反流。这些病例的详细情况如表 3-6 所示，14 例中 4 例（无脾症 3 例，唐氏综合征 1 例）发生宫内胎儿死亡。无论什么情况只要出现重度（Ⅳ级）房室瓣反流，就会在胎龄 30～34 周时发生宫内胎儿死亡。心脏 / 胸廓的面积比（CTAR）在 45% 或更高，据此可以预测，在此期间心脏负荷会增加。

CTAR：cardiothoracic ratio

　　所有 10 例出生的患儿均在出生后进行了瓣膜形成术，4 例单心室全部完成了全腔静脉—肺动脉连接术（total cavopulmonary connection，TCPC）。1 例多脾综合征，胎儿期间房室瓣反流由Ⅲ级增加到Ⅳ级，持续恶化，另外，还存在脉搏缓慢及胎儿水肿，在胎儿 33 周时实施紧急剖宫产手术出生，置入起搏器，已通过瓣膜形成术达到 TCPC。其至据说预后很差，在胎儿时期开始就有重度房室瓣反流的无脾综合征，也有 2 例达到 TCPC。这 2 例均在出生后 4 个月接受了 Glenn 手术，在 TCPC 之前和之间进行了瓣膜形成术，在 1 岁左右完成 TCPC。但是，有 2 例无脾综合征的病例，由于术后发生循环功能衰竭而导致术后远期死亡（表 3-7）。

表 3-6　各个病例的详细情况

病例	合并心脏畸形	基础疾病	最后手术 / 转归	瓣形成时期	回声分级	胎儿水肿	最大CTAR	妊娠周数
1	SA SV AVSD DORV PS PR TAPVD	Asp	IUFD		Ⅳ	有	45%	34 周
2	AVSD DORV PA SSS+CAVB	Poly	TCPC	Glenn 手术时	Ⅲ→Ⅳ	有	43%	33 周
3	SA SV AVSD	Asp	IUFD		Ⅳ	有	50%	30 周
4	SV PS AVSD DORV	Asp	TCPC	TCPC 前	Ⅲ		38%	41 周
5	Hypo LV AVSD + SSS	Poly	TCPC	Glenn 手术时	Ⅲ		43%	39 周
6	SV PA AVSD	Asp	Glenn 手术→9m 死亡	Glenn 手术时	Ⅲ		30%	39 周
7	AVSD ARSA CoA	Down	ICR	4 个月	Ⅲ		40%	38 周
8	SV AVSD DORV	Asp	TCPC	TCPC 时	Ⅲ		39%	39 周
9	SA SV PS AVSD	Asp	IUFD		Ⅳ	有	49%	32 周
10	SA SV PS AVSD TAPVD PVO	Asp	Glenn 手术→术后 LOS 死亡	Glenn 手术时	Ⅲ		34%	39 周
11	AVSD	Down	ICR	日龄 20	Ⅱ→Ⅲ		49%	36 周
12	AVSD	Down	ICR	1 岁 0 个月	Ⅱ→Ⅲ		31%	37 周
13	AVSD	Noonan	ICR	日龄 14	Ⅲ		35%	39 周
14	AVSD PS	Down	IUFD		Ⅲ→Ⅳ	有	> 45%	33 周

表 3-7　单心室群　手术施行时期

病例	合并心脏疾病	基础疾病	姑息手术	瓣膜形成时期	Glenn 手术	TCPC 时期
2	AVSD DORV PA SSS ＋ CAVB	Poly	2 个月 右 m BTS	1 岁 0 个月（Glenn 手术时）	1 岁	2 岁 0 个月
4	SV PS AVSD DORV	Asp		10 个月（TCPC 前）	4 个月	1 岁 11 个月
5	AVSD Hypo LV SSS	Poly	日龄 6 PAB PDA ligation，4 个月 DKS ＋Glenn 实施	4 个月（Glenn 手术时）	4 个月	1 岁 5 个月
6	SV PA AVSD	Asp	2 个月半 PDA ligation，左 PA 扩大 ＋Glenn 手术	2 个半月（Glenn 手术时）	2 个半月	死亡
8	SV AVSD DORV	Asp	日龄 3 PAB	1 岁 7 个月（TCPC 时）	4 个月	1 岁 7 个月
10	SV PS AVSD TAPVD PVO	Asp	日龄 0 TAPVD repair＋PAB＋PDA ligation	3 个月（Glenn 手术时）	3 个月	死亡

　　注　IUFD：intrauterine fetal death（宫内胎儿死亡）；LOS：low output syndrome（低心输出量综合征）；Glenn 手术＝bidirectional Glenn 手术；ICR：intracardiac repair（心内修补术）；PAB：pulmonary artery banding（肺动脉环缩术）；mBTS：modified Blalock–Taussig shunt；DKS：Damus–kaye–Stansel 吻合；SSS：sick sinus syndrome（病态窦房结综合征）；CAVB：complete atrioventricular block（完全性房室传导阻滞）。

　　在双心室的病例，即使进行了根治手术瓣膜反流依然存在，有的病例需要接受口服药物进行治疗，但没有进行瓣膜置换的情况，双心室病例在出生后仍存在一定程度的负荷时可以推测循环可以形成。

　　除了共同房室瓣反流，还存在 CTAR 45% 以上的心脏扩大时，则有发展为胎儿水肿及胎死宫内的风险，要仔细观察病程并考虑分娩时间和治疗策略。此外，在无脾综合征的病例，可通过早期肺动脉环缩术、Glenn 手术等来减轻心脏负荷，并通过组合瓣膜成形术有达到 TCPC 的可能，我们认为评估胎儿时期房室瓣反流的程度对于制订治疗方案有重要作用。

左心发育不良综合征

川泷元良（东北大学妇产科／神奈川县儿童医疗中心围产期医疗部新生儿科）

疾病的概念（血流动力学）

左心系统所有结构均发育不良的心脏病称为左心发育不良综合征（HLHS）。具体来说，包括二尖瓣狭窄／闭锁、主动脉瓣狭窄／闭锁、严重的左心室发育不良、主动脉缩窄、卵圆孔狭窄／闭锁等的一组心血管畸形。

由肺循环回到左心房的血液，不能按照左心房→左心室→主动脉的顺序进行流动，大部分的血液流经卵圆孔→右心房→右心室→肺动脉→动脉导管，由动脉导管→主动脉弓→脑循环，动脉导管→主动脉弓→冠脉循环，动脉导管→降主动脉。仅在二尖瓣狭窄＋主动脉瓣狭窄时，一部分血液才由左心室泵出至主动脉（图 3–52）。

在左心发育不良综合征时，卵圆孔的通畅非常重要。当卵圆孔狭窄或闭锁时，从肺循环返回左心房的血液不能流入左心室或右心房。血液滞留在左心房及肺静脉（肺淤血），肺泡通气受阻，出生后立即发生严重的低氧血症。另外，氧化的动脉血不能回到体循环中，也可导致严重的低氧血症。

在左心发育不良综合征时，主动脉峡部也很重要。脑循环及冠状

HLHS :
hypoplastic left
heart syndrome

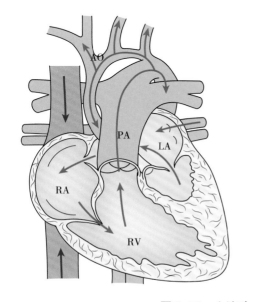

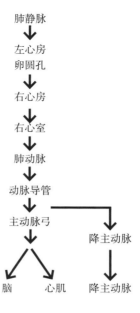

图 3–52　血流动力学

动脉循环中流动的血液必须要经过主动脉峡部。主动脉峡部的狭窄可减少脑循环及冠状动脉循环的血流量（reverse coactation）。

筛查

四腔心切面（B 型超声）

在筛查 HLHS 时，左、右的高度的失衡是主要的决定因素。四腔心切面（4CV）观察时要注意以下几点。

（1）二尖瓣环与三尖瓣环的比较。

（2）左心室横径与右心室横径的比较。

（3）左、右心室的深度不平衡，也就是说，右心室包绕左心室，并且心尖部仅由右心室构成（图 3-53）。

（4）左心室壁增厚，乳头肌和部分腱索的局部回声增强。

（5）左心室的心内膜增厚，回声增强（图 3-54）。

（6）左心室收缩不良，而右心室过度收缩（图 3-55）。

（7）卵圆孔的膜样回声通常是由右心房向左心房突出，而 HLHS 时则由左心房突向右心房（图 3-56）。

4CV：4 chamber view

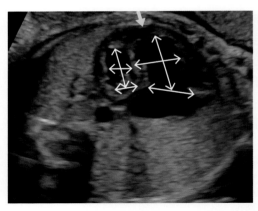

二尖瓣环直径／三尖瓣环直径、左心室的横径／右心室的横径、左心室的深度／右心室的深度、心尖部仅由右心室形成

图 3-53　左、右心室不平衡的评价方法

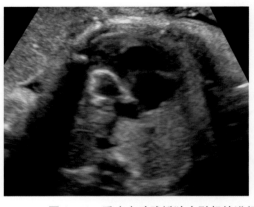

左心室壁及心内膜增厚。心内膜及乳头肌回声增强

图 3-54　重度主动脉瓣狭窄引起的进行性左心发育不良综合征

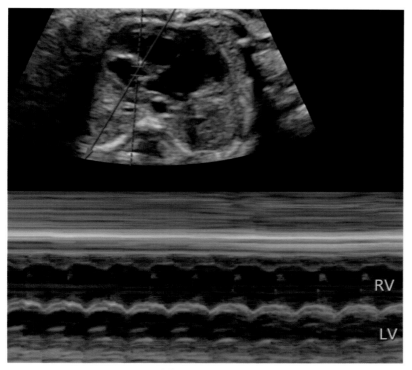

左心室肥厚，收缩不良。右心室代偿性收缩增强

图 3-55 重度主动脉瓣狭窄引起的进行性左心发育不良综合征

右心房

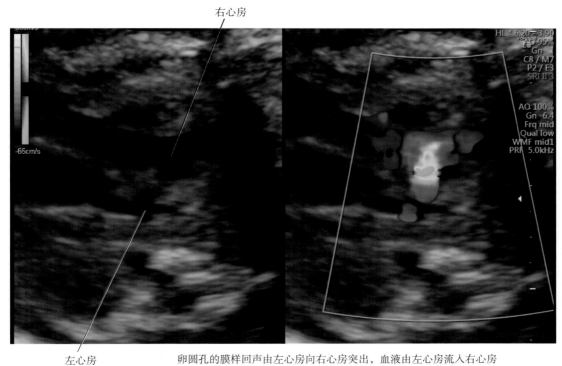

左心房 　　　卵圆孔的膜样回声由左心房向右心房突出，血液由左心房流入右心房

图 3-56 卵圆孔的膜样回声

四腔心切面（彩色多普勒）

四腔心切面（彩色多普勒型）有以下特征。

（1）由于流入左心室的血流量非常少，即使是二尖瓣狭窄的病例也没有典型的彩色多普勒表现（图 3-57）。

（2）通常通过卵圆孔的血流是由右心房→左心房，在 HLHS 时是由左心房→右心房，方向相反（图 3-56）。

（3）由于左心室与冠状动脉之间直接连接，有时形成窦状隙交通（图 3-58、图 3-59）。

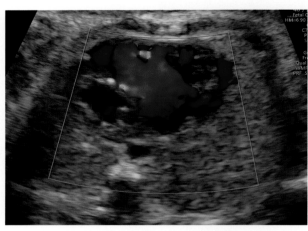

舒张期没有经二尖瓣流入的血流，只有经三尖瓣流入的血流

图 3-57　舒张期流入的血流

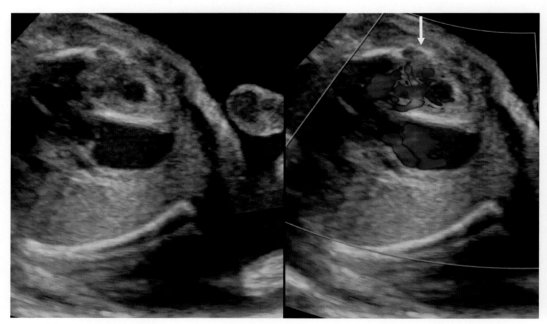

左心室腔与冠状动脉之间的交通

图 3-58　左心室腔与冠状动脉之间的窦状隙交通

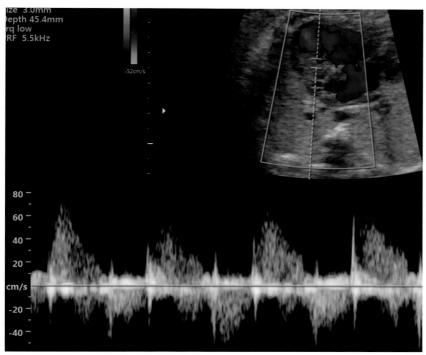

在脉冲多普勒，舒张期血液由冠状动脉流入左心室，收缩期血流则由左心室流入冠状动脉（to and fro）

图 3-59　窦状隙交通

三血管切面（B 型超声）

在正常的三血管切面（**3VV**）中，主肺动脉、升主动脉、上腔静脉的横截面的大小，存在大、中、小的比较有规律的关系。在 HLHS 时，由于主肺动脉的横径非常大、而升主动脉的横径非常小，就形成了特大、特小、小的关系。

主动脉瓣闭锁的病例，升主动脉非常小，有的到了几乎看不到的程度。在这种情况下，可以通过右肺动脉作为标记，在其前方的位置可以扫查到升主动脉的横断面（图 3-60）。

三血管气管切面（B 型超声，彩色多普勒）（图 3-61）

在 HLHS 表现为主动脉弓非常细，而动脉导管非常粗的不平衡状态。另外，由于动脉导管到脑部及冠状动脉的循环，主动脉弓内为反方向的血流信号，所以三血管气管切面（**3VTV**）表现为红色和蓝色两种颜色。

3VV：3 vessel view

3VTV：3 vessel trachea view

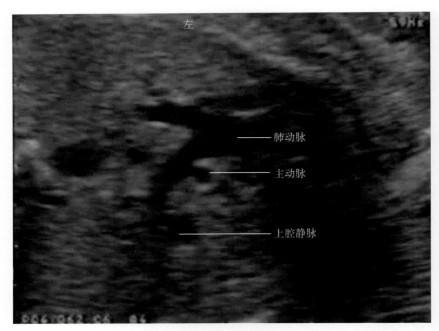

左

肺动脉

主动脉

上腔静脉

图 3-60 3VV

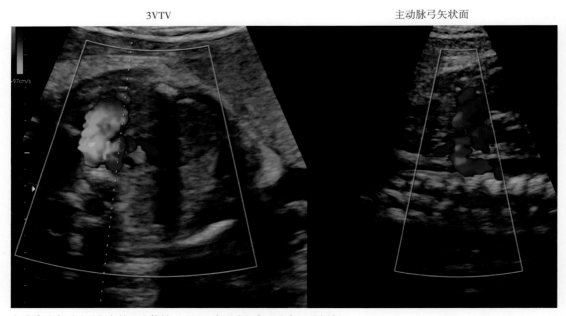

3VTV   主动脉弓矢状面

主动脉弓内可见反方向的血流信号，3VTV 表现为红色和蓝色两种颜色

图 3-61 主动脉弓的逆行血流

❱ 容易混淆的病例 ❰

被误认为是单心房、单心室

    在左心房非常小的情况下，识别房间隔就十分困难。如果不能识别房间隔，就会误诊为单心房（图3-62）。在进行筛查时，在将腹部的断面向五腔心切面（5CV）移动的同时要仔细观察，不要将房间隔漏诊，这非常重要。

5CV：5 chamber view

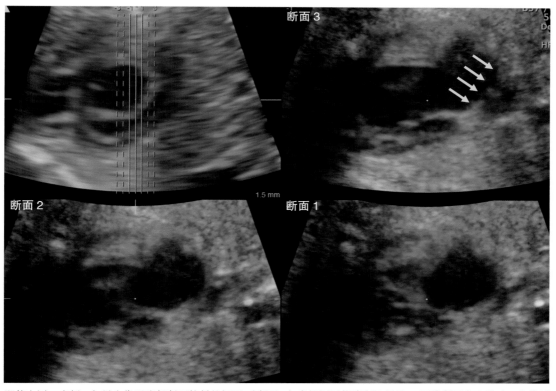

即使在同一病例，如果在靠近腹部断面较低的切面（断面1）房间隔不能清晰地显示，可将断面向上移动，在接近5CV断面时观察可以看到房间隔

图3-62　单心房·单心室与左心发育不良综合征的鉴别

胎儿诊断各论

由重度的主动脉瓣狭窄过渡到 HLHS 的病例中，左心室并不是总是那么小（图 3-63）

重度的主动脉瓣狭窄的初期，左心室比正常者扩大，数周后慢慢缩小。

左心室发育不良与左心发育不良综合征并不相同

左心室较小的病例并不一定是左心发育不良，而左心发育不良综合征不一定意味着左心室较小。切勿仅仅根据左心室的大小来判断是否为左心发育不良综合征。左心室发育不良只是一个发现，说明左心室很小。而左心发育不良综合征意味着左心室无法完成体循环，是引起严重的血流动力学异常的疾病的病名（图 3-64）。

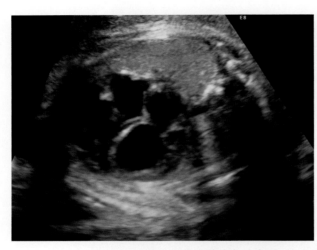

这是一个重度主动脉瓣狭窄过渡到 HLHS 的病例。左心室并不小，如果仅仅根据左心室的大小来进行筛查，有漏诊的可能性

图 3-63　重度主动脉瓣狭窄过渡到 HLHS 的病例

病例 1　　　　　　　　　　　病例 2

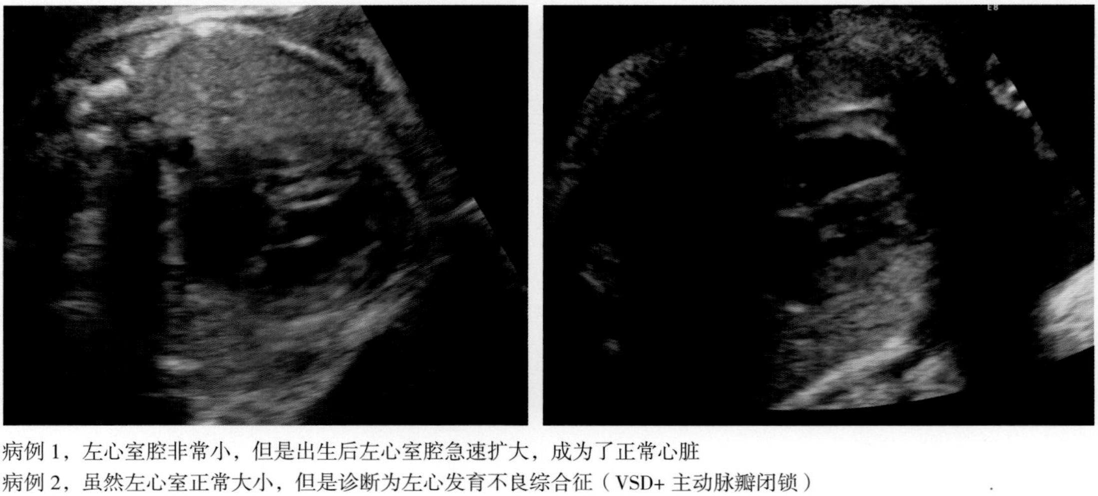

病例 1，左心室腔非常小，但是出生后左心室腔急速扩大，成为了正常心脏

病例 2，虽然左心室正常大小，但是诊断为左心发育不良综合征（VSD+ 主动脉瓣闭锁）

图 3-64　不能仅根据左心室大小来判断病例

详细检查

卵圆孔狭窄/闭锁的评价

对于 HLHS 来说，卵圆孔的评价是非常重要的检查点。因为卵圆孔狭窄/严重闭锁要在出生后立即进行紧急治疗（图 3-65），所以需要准确的评价卵圆孔。以下①～⑥是评价的要点：①房间隔增厚，膜样回声消失，形成了由肌肉组成的壁（图 3-66）；②在断层图像中，卵圆孔非常或者不能辨认；③肺静脉扩张；④肺动脉很细；⑤通过卵圆孔的血流表现为高速的连续血流（图 3-67），或者是心房之间完全看不到血流信号；⑥肺静脉表现为 to and fro 的血流波形（竹田津分类法 C）（图 3-68）。

心　　　　　　　　　　　　　　　　　　　　肺

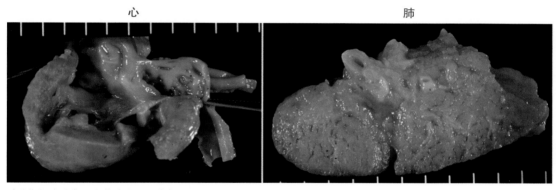

胎儿期间未诊断，在外院出生的病例
出生后立即因重度的低氧血症紧急送医，在来院途中死亡

图 3-65　左心发育不良综合征伴有卵圆孔闭锁①

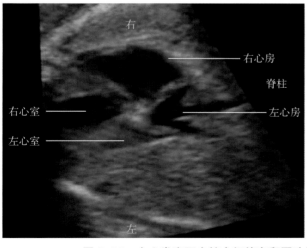

房间隔非常厚。房间隔由膜性结构变为肌性结构。卵圆孔完全不能分辨。肺静脉重度扩张

图 3-66　左心发育不良综合征伴有卵圆孔闭锁②

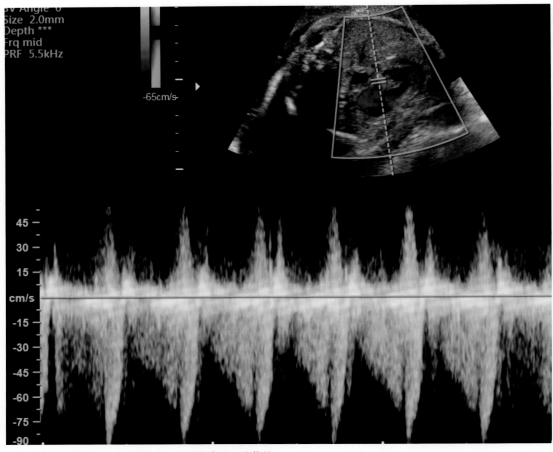

通过狭窄的卵圆孔的血流为反方向、连续的高速血流信号

图 3-67　卵圆孔狭窄伴有左心发育不良综合征

卵圆孔没有狭窄　　　　　　　　　　重度的卵圆孔狭窄

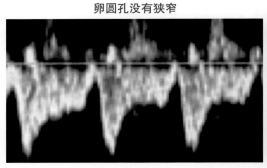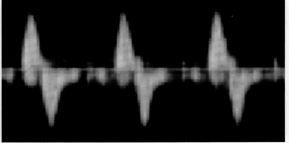

通过狭窄的卵圆孔的血流为反方向、连续的高速血流信号

图 3-68　左心发育不良综合征的肺静脉血流

有无主动脉缩窄（COA）及其缩窄程度

COA：coarctstion of aorta

　　在主动脉弓连接动脉导管的连接部迂曲，重度狭窄。彩色多普勒表现为高速的紊乱血流信号，脉冲多普勒表现为由收缩期至舒张期连续的高速血流信号（图3-69、图3-70）。

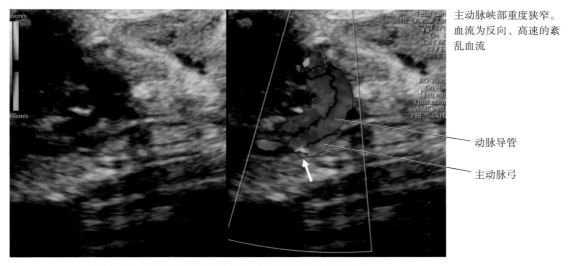

主动脉峡部重度狭窄。血流为反向、高速的紊乱血流

动脉导管

主动脉弓

图3-69　伴有主动脉缩窄的左心发育不良综合征①

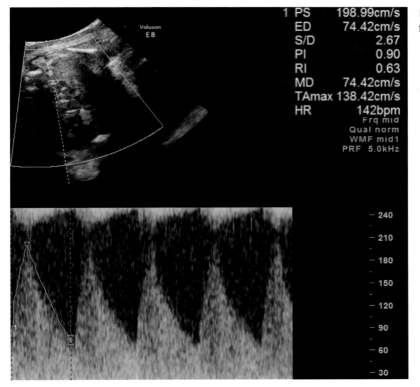

由收缩期至舒张期连续的高速血流信号

1	PS	198.99cm/s
	ED	74.42cm/s
	S/D	2.67
	PI	0.90
	RI	0.63
	MD	74.42cm/s
	TAmax	138.42cm/s
	HR	142bpm

图3-70　伴有主动脉缩窄的左心发育不良综合征②

胎儿诊断各论

133

窦状隙交通

在可观察到窦状隙交通的病例，其短期预后及 Fontan 术后的远期预后均不良。观察到窦状隙交通的病例基本上都是同时合并二尖瓣狭窄与主动脉瓣狭窄。要使用低流速的彩色多普勒及有指向性的脉冲多普勒进行检查（图 3-62）。

胎儿诊断率的推移

2000 年之前几乎没有胎儿诊断。2000 年以后胎儿诊断率急剧上升，并在 2011 ～ 2015 年胎儿的诊断率已经上升到 76%。随着 HLHS 胎儿诊断率的上升，合并动脉导管性休克的病例明显减少（图 3-71、图 3-72）。

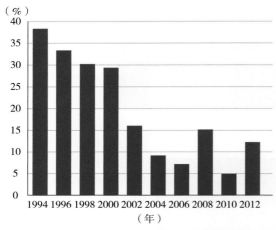

图 3-71　左心室流出道疾病合并动脉导管性休克的发生率

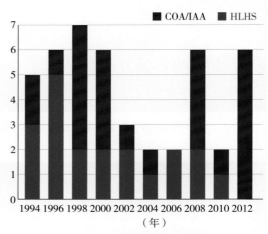

图 3-72　合并动脉导管性休克的左心室流出道疾病

● 参考文献

[1] RYCHIK J. Hypoplastic left heart syndrome: from utero diagnosis to school age[J]. Semin Fetal Neonatal Med, 2005, 10: 553-566.

[2] AXT-FIEDNER R, KREISELMAIER P, SCHWARZE A, et al. Development of hypoplastic left heart syndrome after diagnosis of aortic stenosis in the first trimester by early echocardiography[J]. Ultrasound Obstet Gynecol, 2006, 28: 106-109.

[3] MICHELFELDER E, GOMEZ C, BORDER W, et al. Predictive value of fetal pulmonaty venous flow patterns in identifing the need for atrial sentostomy in the nowborn with hypoplastic left heart syndrome[J]. Circulation, 2005, 112: 2974-2979.

[4] TULZER G, ARZT W. Featal cardiac interventions: rationale, risk and benefit[J]. Semin Fetal Neonatal Med, 2013, 18: 298-301.

[5] RYCHIK J. Hypoplastic left heart syndrome: can we change the rules of the game? [J]. Circulation, 2014, 130: 629-631.

内科治疗 （金　基成）

首次姑息手术前的内科治疗

首先解释左心发育不良综合征的的血流动力学改变。左心发育不良综合征的血液由左心房经左心室流向主动脉的情况非常少见或没有。由肺部返回的动脉血通过卵圆孔由左心房进入右心房，与静脉血混合后由肺动脉流出。其中一部分通过动脉导管进入主动脉，向下顺行流入下半身，向上逆行流入颈部、冠状动脉。因此，以下因素对于出生后立即建立循环是不可缺少的条件：①足够大的卵圆孔；②足够粗的动脉导管；③良好的右心室功能；④主动脉峡部没有重度的狭窄；⑤维持较高的肺血管阻力。

如果以上因素出现问题，要首先进行内科干预并进行管理，直到进行初次手术（Norwood 手术或双侧肺动脉环缩手术）。

足够大的卵圆孔

在重度的卵圆孔狭窄或闭锁的病例，出生后即可出现呼吸功能衰竭。这些病例从胎儿时期肺静脉血流波形就开始出现异常，因此，根据检查结果，计划分娩及后续的紧急干预。干预的方法是进行人工心肺支持下的外科房间隔形成术，也可采用混合治疗（开胸下经心房入路的房间隔支架置入术），以避免人工心肺旁路手术（图 3-73）。

即使是狭窄不严重的病例，在许多情况下也需要临时扩大房间隔的缺损，进行球囊房间隔造口术（BAS）或使用血管扩张器球囊导管进行房间隔缺损扩大术（通常所说的 Static BAS）。

BAS : balloon atrial septostomy

足够粗的动脉导管

连续静脉注射前列腺素制剂以维持动脉导管。临床上常用的的药物有两种类型 lipoPGE$_1$ 和 PGE$_1$-CD，使用时要根据药物特性和医院的政策来选择。

胎儿诊断各论

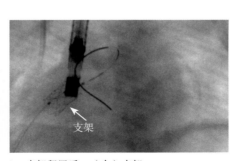

a：支架留置中。在房间隔的部位球囊上产生凹陷（↑）

b：支架留置后。（↑）支架

图 3-73　房间隔支架置入

对于在胎儿期间已经作出诊断的病例，在动脉导管有闭锁倾向之前就可以给药，多数情况下比较少的药量就能够维持动脉导管。大剂量用药有扩张肺血管的作用，可能引起肺血流量过多，为了避免用药过量，需要动态评价动脉导管及调整药物用量。

如果将双肺动脉环缩窄作为初次手术并且目标是 Norwood+Glenn 手术，则必须将动脉导管维持数月。持续使用前列腺素，并在初次手术时，在动脉导管内置入支架（图 3-74）。

良好的右心室功能

对于右心室功能不全及三尖瓣关闭不全引起的心力衰竭，可采用利尿剂、强心剂等药物进行抗心力衰竭的治疗。另外，心力衰竭也可能由左心室冠状动脉瘘或主动脉峡部狭窄引起的冠状动脉循环功能受损所致，有必要明确原因。

主动脉峡部没有重度的狭窄

如果主动脉峡部（动脉导管结合部的头侧）发生狭窄反向缩窄（reverse coarctation），在这种状态下，即使动脉导管已经通畅，头部及冠状动脉的血流灌注仍然较低，因此有必要进行早期紧急干预。尽管可能是早期的 Norwood 手术，也可以采取双侧肺动脉环缩术＋动脉导管维持的原则，针对狭窄部位进行导管治疗，如放置支架或球囊扩张（图 3-75）。

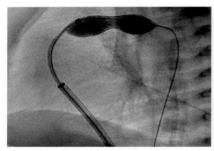
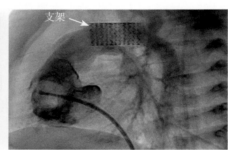

a：支架留置中　　　　　　　　　b：支架留置后。（↑）支架

图 3-74　动脉导管支架置入

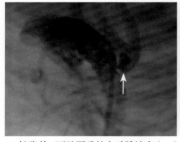
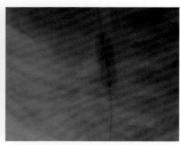
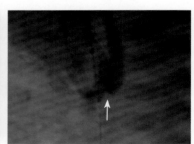

a：扩张前。可见严重的主动脉缩窄（→）　b：球囊扩张中　　　c：扩张后（→）

图 3-75　主动脉缩窄的球囊扩张术

维持较高的肺血管阻力

持续吸入较低浓度的氧气，以维持较高的肺血管阻力并防止肺血量流过多。除了采用通常的室内空气通风外，如果出现了呼吸困难及尿少等症状，要积极地使用低氧疗法（氮气疗法）。此外，通过使用流浆箱（headbox）和控制呼吸等方法使血液中的二氧化碳浓度保持较高水平。

针对 Glenn，Fontan 手术的内科治疗

为了适应Fontan手术的需要，必须要长期保持较低的肺血管阻力。通过心脏导管检查进行评估，如果肺血管阻力较高，则要积极进行肺血管扩张药物及氧气疗法等治疗。抗心功能不全治疗（利尿剂、血管扩张剂的使用）用于治疗心功能衰竭。

如果发现周围肺动脉狭窄或残留的主动脉狭窄，则要进行导管治疗（经皮扩张术）。

另外，在 Fontan 手术后血栓形成的风险很高，因此要使用抗凝药物和抗血小板药物。

远期预后 （金 基成）

左心发育不良综合征是最严重的先天性心脏病之一，但近年来，其短期和中期的预后已得到明显改善，据报道远期存活率为 60% ～ 80%。这个成果得益于以下两个主要因素：①外科治疗的进步（例如，Norwood 手术的独特性和混合性 1 期缓解手术 = 双侧肺动脉环缩术 + 动脉导管维持的应用）；②由于胎儿诊断的普及，避免了新生儿期的导管性休克（ductal shock）。

另外，远期预后除了生命预后外，还存在精神、运动发育方面预后的问题。由于本病在胎儿时期就存在脑血流量低下的可能性，在新生儿时期又进行了 Norwood 手术等高侵袭性治疗，所以对于发育的预后来说是一个高风险的疾病。

以下是神奈川县儿童医疗中心在 2004 ～ 2012 年 52 例胎儿期间诊断为左心发育不良综合征患儿的预后。除了胎儿死亡、死产、人工终止妊娠和姑息治疗的病例，有 33 例患儿接受了积极治疗。在这些病例中，有 15 例（45%）直至 2015 年年末仍然存活。其中 13 例完成了 Fontan 手术，2 例完成了 Glenn 手术。在达到上学年龄的 6 例中，在普通学校学习的有 2 例，在特殊教育学校学习的有 3 例（发育迟缓 2 例），在残疾人士学校学习的有 1 例（脑瘫）。在 9 例未到达上学年龄的患儿中，有 4 例完成智商（DQ）测定，其中 2 例正常，2 例智商在临界值。另外还有 2 例也被评价发育良好，近几年的病例，均发育良好。

以这种方式，在这种疾病中观察到的精神、运动发育迟缓的病例并不罕见，因此早期发现和应对非常重要。从幼儿时期开始，就必须定期进行发育检查，以及时提供医疗护理和发育支持，并且提供学校咨询服务。

● 参考文献

[1] DIBARDINO DJ.Long-term progression and survival following Norwood Single Ventricle Reconstruction[J]. Curr Opin Cardiol, 2015, 30: 95-99.

● 出生后的治疗 ●（麻生俊英）

左心发育不良综合征（HLHS）约占先天性心脏病的 3%，是由左心房到二尖瓣、左心室、主动脉瓣、主动脉弓发育不良而选择单心室修复术的典型病例。体循环取决于动脉导管，需要在出生后早期进行手术治疗。选择用于最终手术（Fontan 手术）的分步治疗策略。Norwood 手术是第一阶段手术，可重建主动脉弓并使右心室成为体循环心室，使用主肺动脉作为体循环的路径，并使用肺动脉分流作为肺循环的血流来源，完成循环手术（图 3-76）。

a 体循环形成

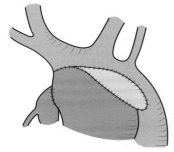

将主肺动脉连接至主动脉弓。可以直接连接，但两者之间放一个小补片可以减轻张力，并形成一个弯曲良好的主动脉弓

b-1 肺循环形成

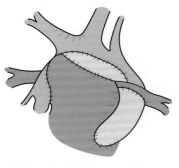

b-2

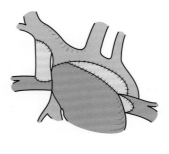

b-3

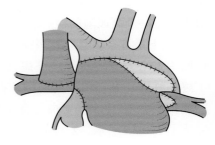

放置 BT 分流器（shunt）及 RV-PA 导管（conduit）

高风险病例通常多选用后者。导管使用 5mm 的 PTFE 进行缝合，使用止血夹（hemoclip）适当控制血流量

如果可以等到出生后 3 个月，双向 Glenn 吻合将能够保证肺血流量，并可获得稳定的术后循环

图 3-76 Norwood 手术

与其他单心室症对应的阶段治疗相同，在 3～6 个月时进行第二期手术，也就是双向性 Glenn 手术。如果 Glenn 手术成功，一般来说以后的循环会比较稳定。

阶段进行的 Norwood 手术

近来，作为第一阶段的治疗，进行双肺动脉环缩手术控制肺血流量，并使用前列腺素维持动脉导管，避免了新生儿期进行高侵袭性的 Norwood 手术，逐步进行的 Norwood 手术被推迟到新生儿期后，已经显示了良好的效果。在静脉滴注前列腺素的同时进行住院治疗，但是在欧洲和美国，在动脉导管中放入支架后在门诊进行治疗。尽管在欧美进行这种阶段性的 Norwood 手术的尝试相对较少，但是在日本已经有许多医疗机构采用了这种方法。已经显示，如果在双侧肺动脉环缩手术后 3 个月，双向性 Glenn 手术的同时进行 Norwood 手术，效果会更好。

最初，Norwood 手术的成功率很低，在最近十年成功率已经有了显著提高，并且在条件良好的医院，手术死亡率为 10%，5 年生存率约为 70%。但是，从胎儿时期起合并卵圆孔狭窄及闭锁（restrictive PFO）的 HLHS 病例手术效果极差。出生后早期必须确保心房之间的交通通畅，如果房间隔增厚，就不能进行通常的房间隔球囊扩张术。在胸骨正中切口并在透视下通过导丝从右心房在房间隔留置支架后，进行双侧肺动脉环缩术，通过联合手术和内科用药，无须体外循环即可稳定循环和血氧饱和度，等待 Norwood 手术的时机。通过这种治疗策略可获得联合的治疗效果。

来源于日本的数据

根据日本 HLHS 患儿 Norwood 手术效果的数据（日本胸部外科学会学术委员会，2013 年），新生儿的医院死亡率为 25.7%，婴幼儿为 7.4%，可以说 Norwood 手术治疗的效果稳定。但是，作为最终手术 Fontan 手术的 5 年完成率，即使是在效果良好的医院也有 50% 的改进空间。

◖ 参考文献

[1] Committee for Scientific Affairs, The Japanese Association for Thoracic Surgery, MASUDA M, KUWANO H, et al. Thoracic and cardiovascular surgery in Japan during 2013；Annual report by The Japanese Association for Thoracic Surgery[J]. Gen Thorac Cardiovasc Surg, 2015, 63: 670–701.

重度主动脉瓣狭窄

内藤幸惠（船桥中心医院新生儿科）

川泷元良（东北大学妇产科／神奈川县儿童医疗中心围产期医疗部新生儿科）

左心发育不良综合征（HLHS）中的一部分病例是由重度主动脉瓣狭窄（AS）发展而来，并且已经开展了胎儿期针对重度主动脉瓣狭窄的治疗。从重度 AS 发展到 HLHS 通常发生在妊娠 20 周左右，因此能够在胎儿期进行治疗的时间也仅限于妊娠早期。约 70% 的 HLHS 是在妊娠晚期筛查出来的，中位筛查周数为 30 周（图 3-77）。此时要想筛查出可治疗的胎儿重度主动脉瓣狭窄已经为时过晚，需要在孕 20 周左右进行筛查（图 3-78）。

HLHS :
hypoplastic left
heart syndrome

AS : aortic
stenosis

⟩形态⟨

主动脉瓣重度狭窄时，常有主动脉瓣结构异常，如主动脉瓣二叶畸形，瓣口面积减小，通过主动脉瓣口的血流加速。因此，在胎儿期，左心室后负荷增加可导致左心室代偿性肥厚，冠脉血流相对减少而引起心内膜缺血、心内膜增厚，形成心内膜弹力纤维增生症。左心室壁肥厚可导致左心室腔狭小，如果左心室压力负荷过重引起心肌缺血，可导致乳头肌功能障碍或者同时合并二尖瓣发育异常，进而引起二尖

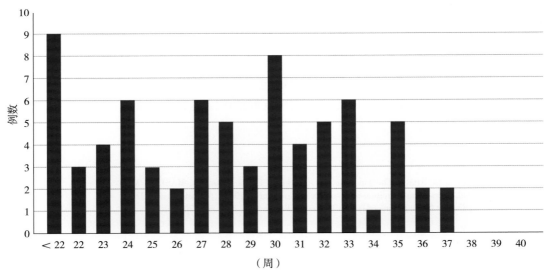

HLHS 中位筛查周数为 30 周，约 70% 是在妊娠晚期筛查出来的

图 3-77　HLHS 的筛查周数

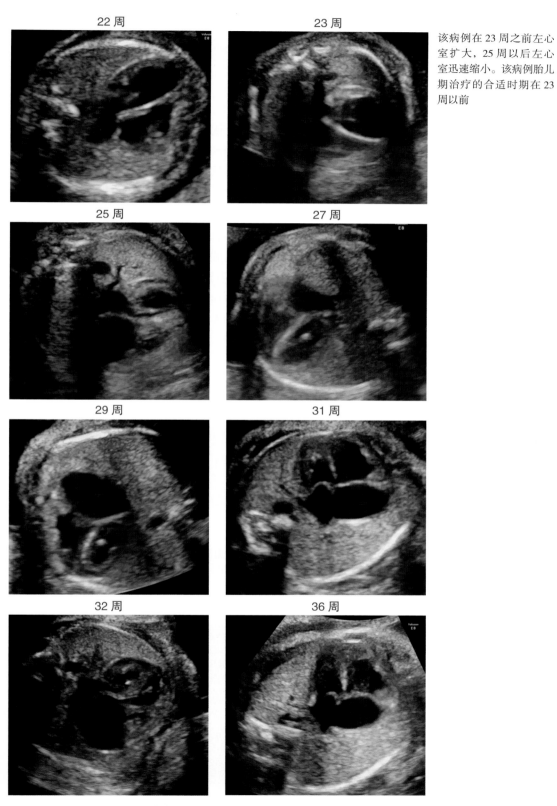

该病例在 23 周之前左心室扩大，25 周以后左心室迅速缩小。该病例胎儿期治疗的合适时期在 23 周以前

图 3–78　从重度主动脉瓣狭窄进展到左心发育不良综合征的病例

瓣反流，也可导致左心室腔扩大。另外，从左心室腔扩大发展成代偿性左心室肥厚的病例，不仅左心室腔变小，还会合并二尖瓣和主动脉弓发育不良，最终过渡到左心发育不良综合征。

血流动力学（图3-79、图3-80）

出生后左心室心输出量下降，可导致明显的循环衰竭。在严重病例中，自胎儿期开始左心室心输出量已经减少，胎儿期动脉导管的右向左分流可保证全身的血液供应。出生后若动脉导管自然闭合，可导致新生儿休克。在胎儿期，主动脉瓣重度狭窄可导致左心室和主动脉之间的压差增大，但当左心室收缩功能降低时，每搏量降低，左心室和主动脉之间的压差可减小。左心室压升高，左心室心肌代偿性肥大，冠状动脉相对性血流减少引起心内膜下缺血，导致心内膜弹力纤维增生症（图3-79）。合并严重的二尖瓣关闭不全，可进一步导致左心室、左心房扩大，右心室、右心房受压致右心室心输出量减少，静脉回流受阻，从而导致胎儿水肿。此外，二尖瓣关闭不全时的左心室低排出

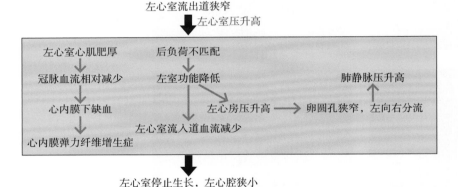

图3-79　重度主动脉瓣狭窄进展至左心发育不良综合征的血流动力学

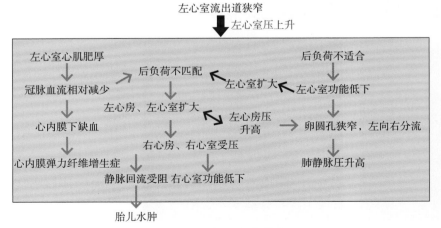

图3-80　合并严重二尖瓣反流的主动脉瓣狭窄的血流动力学

量也可导致左心房压升高→肺淤血→肺静脉阻塞性病变→肺动脉高压（图3-80）。

）筛查（

四腔心切面（4CV）的观察

随着孕周的增加，左心室结构可出现变化。在妊娠中期，左心室略增大，呈气球样改变，可见由于左心室后负荷增加导致的左心室心肌肥厚（图3-81）。妊娠晚期，可有两种改变。

当合并二尖瓣重度关闭不全时，左心室腔进一步扩大，左心室收缩功能降低，二尖瓣和心内膜回声增强（图3-82），严重的二尖瓣关闭不全可导致左心房压升高，卵圆孔出现左向右分流或闭锁。在左心室后负荷持续增加导致的左心室心肌肥厚和心内膜弹力纤维增生症病例中，超声可见心内膜回声明显增强，左心室壁肥厚，左心室腔狭小，心尖由右心室构成（图3-83）。由于心功能不全造成的左心房压升高，心房间右向左分流消失，卵圆孔闭合。

4CV : 4 chamber view

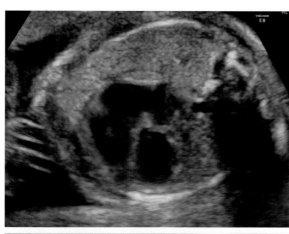

左心室略增大，呈气球样改变，由于左心室后负荷增加，可见左心室心肌轻度肥厚

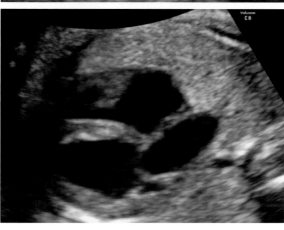

图3-81　4CV的观察（妊娠25周0天）

胎儿诊断各论

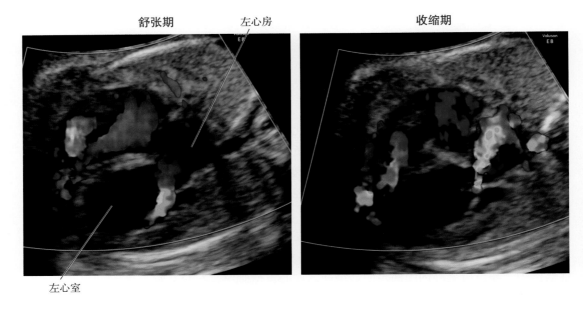

舒张期　　　　左心房　　　　　　　收缩期

左心室

二尖瓣血流频谱　　　　　　　　二尖瓣反流

图 3-82　4CV 的观察：主动脉瓣狭窄合并重度二尖瓣关闭不全（妊娠 34 周 0 天）

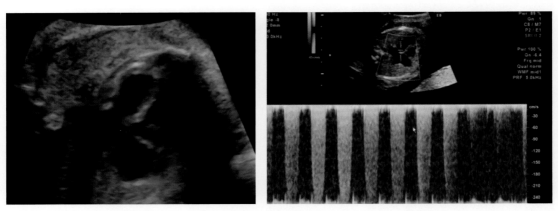

心内膜回声增强，左心室壁肥厚，左心室狭小，心尖由右心室构成

图 3-83　4CV 的观察：重度主动脉瓣狭窄进展至左心发育不良综合征（妊娠 33 周 0 天）

五腔心切面（5CV）的观察

可见主动脉瓣结构异常，瓣环小，左心室与主动脉瓣之间的压差增高（图3-84），升主动脉可见狭窄后扩张。

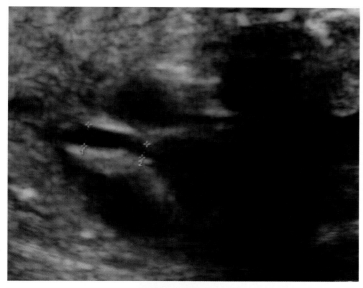

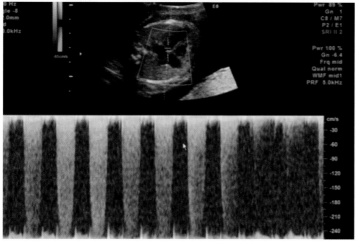

主动脉瓣增厚，瓣环小，左心室与主动脉之间的压差增高，升主动脉可见狭窄后扩张

图 3-84　5CV 的观察

胎儿诊断各论

三血管切面（3VV）的观察

3VV 上，主动脉内径远远小于肺动脉。

3VV：3 vessel view

三血管气管切面（3VTV）的观察

重度主动脉瓣狭窄时，可见主动脉弓内径变窄，动脉导管扩张，主动脉弓内可见来自动脉导管的逆灌血流信号（图 3-85）。

3VTV：3 vessel trachea view

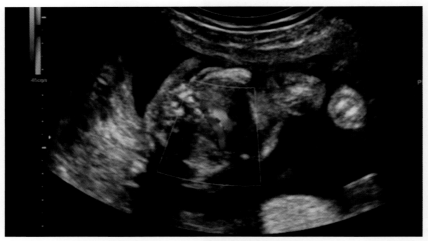

主动脉弓内径变窄，动脉导管扩张，主动脉弓内可见血流逆灌

图 3-85　3VTV 的观察

▌ 详细检查 ◖

严重程度评价（表 3-8）

主动脉与左心室之间的压差、二尖瓣反流最大速度、心房间交通、肺静脉血流频谱模式、胎儿水肿是评价主动脉瓣狭窄严重程度的参数。随着病情的加重，左心室与主动脉之间的压差降低，二尖瓣反流最大流速也降低，心房间出现左向右分流或卵圆孔闭锁。随着左心房压的升高，肺静脉血流 VTIR/VTIF 增加，肺静脉内血流呈往返模式。

表 3-8　重度 AS 病例严重程度的评价

项目	轻型 ➡	重型
主动脉与左心室之间的压差		< 20mmHg
二尖瓣反流最大流速		< 20mmHg
心房间交通		左向右分流或闭锁
肺静脉血流频谱模式	VTIR/VTIF < 0.18	VTIR/VTIF ≥ 0.18，往返模式
胎儿水肿	无	有

分娩时机

出生后需要对主动脉瓣进行导管治疗。如果心房间交通狭窄或闭合，需要进行房间隔球囊扩张术或放置支架等导管治疗。尽量足月分娩。如果胎儿期心力衰竭恶化，出现胎儿水肿，则有必要考虑在 34 周后尽早分娩，以减少胎儿发育不成熟造成的影响。

从 AS 进展到 HLHS

有一部分重度主动脉瓣狭窄的病例可发展为左心发育不良综合征。如前所述，左心室后负荷增加，导致左心室心肌代偿性肥厚，由于冠状动脉血流相对减少而引起心内膜缺血。心内膜显著增厚，形成心内膜弹力纤维增生症。左心室肥厚，左心室腔狭小，进而导致主动脉弓发育不良，进展为左心发育不良综合征。为了防止重度主动脉瓣狭窄进展为左心发育不良综合征，欧洲和美国都在开展胎儿期基于心导管介入的主动脉瓣成形术治疗，其目的是降低左心室后负荷，促进主动脉瓣和二尖瓣的生长发育。但这种治疗方法只能针对左心室发育尚可，左心室功能仍然保留的病例。表 3-9 列出了 McElhinney DB 等提出的重度主动脉瓣狭窄可以进行宫内治疗的评分标准，并以此来预测出生后是否可以进行双心室治疗。

表 3-9　重度 AS 胎儿期宫内治疗的评分标准

需要评分 ≥ 4 分
① 左心室长轴 Z 值 > 0
② 左心室短轴 Z 值 > 0
③ 二尖瓣直径 Z 值 > –2
④ 主动脉瓣直径 Z 值 > –3.5
⑤ 主动脉瓣压差 ≥ 20mmHg 或二尖瓣反流压差 ≥ 20mmHg

● **参考文献**

[1] PALADINI D, RUSSO MG, VASSALLO M, et al. Ultrasound evaluation of aortic valve anatomy in the fetus[J]. Ultrasound Obstet Gynecol, 2002, 20: 30–34.

[2] DRUNRY NE, VEWLDTMAN GR, BENSON LN. Noenatal aortic stenosis[J]. Exoert Rev cardiovasc Ther, 2005, 3: 831–843.

[3] SIU SC, SILVERSIDES CK. Bicuspid aortic nalve disease[J]. J Am Coll Cardiol, 2010, 55: 2789–2800.

[4] BASSO C, BOSSCELLO M, PERRONE C, et al. An echocardiographic survey of primary school children for bicuspid aortic valve[J]. Am J Cardiol, 2004, 93: 661–663.

胎儿诊断各论

重度主动脉瓣狭窄的导管治疗（金 基成）

重度主动脉瓣狭窄时，由于左心室后负荷不匹配（afterload mismatch）会导致左心室泵功能下降，出生后早期就会出现严重的低心排。因此，有必要早期解除主动脉瓣狭窄，减轻后负荷。尤其是在胎儿超声心动图检查已经发现左心室收缩功能降低、左心室心内膜回声增强、存在主动脉瓣狭窄但瓣口流速不快的病例（提示低心排），需要计划分娩和出生后紧急治疗。

主动脉瓣狭窄的治疗方法包括外科手术和导管治疗，考虑到有严重左心室收缩功能障碍时外科手术中体外循环的风险，大多数情况下会进行导管治疗（图3-86）。除股动脉外，导管治疗还可以采用颈动脉入路。过大的球囊会增加术后主动脉瓣反流的风险，因此此球囊导管的直径一般为主动脉瓣环径的90%。导管治疗后，需要进行积极的抗心力衰竭治疗，直到左心室功能得到改善。

虽然也有仅通过导管治疗（通常需要反复治疗）就能完成治疗的病例，但是许多病例最终仍然需要进行手术干预。依据手术时期和瓣膜狭窄的情况，可以选择瓣膜成形术、人工瓣膜置换或Ross手术（使用自体肺动脉瓣置换主动脉瓣）。即使在最终仍需要外科手术治疗的病例，进行导管治疗也可以避免在新生儿期进行开胸手术。

最严重的病例，即使解除主动脉瓣的狭窄，左心室功能也不能改善，不能建立双心室循环。这种情况下，和左心发育不良综合征一样，右心室要承担体循环功能。这种病态通常伴有卵圆孔狭窄，但如果卵圆孔狭窄严重，则首先需要外科手术或经导管扩大卵圆孔。然后解除主动脉瓣狭窄，两侧肺动脉行环缩术，静脉滴注前列腺素或放置支架维持动脉导管开放。通过上述措施，左心室功能可逐渐恢复，有报道称几周或几个月后，有可能可以行双心室循环修复。

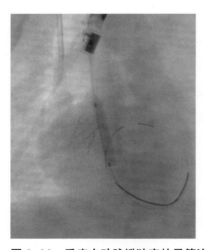

图3-86　重度主动脉瓣狭窄的导管治疗

● 参考文献

[1] MISUMI Y, HOASHI T, KAGISAKI K, et al. The importance of hybrid stage I palliation for neonates with critical aortic stenosis and reduced left ventricular function[J]. Pediatr Cardiol, 2015, 36: 726–731.
[2] HAMMEL JM, DUNCAN KF, DANFORD DA, et al. Two–stage biventricular rehabilitation for critical aortic stenosis with severe left ventricular dysfunction[J]. Eur J Cardiothorac Surg, 2013, 43: 143–148.

❱ 胎儿心脏病的治疗 ❰（小野　博）

历史

关于胎儿心脏病的胎儿期治疗，最早报道是在 1986 年通过胎儿起搏器治疗胎儿完全性房室传导阻滞。1991 年英国 Guy's 医院的一个小组报道了球囊扩张治疗胎儿重度主动脉瓣狭窄（CAS）。随后，陆续报道了心包穿刺治疗畸胎瘤，球囊扩张术治疗室间隔完整型肺动脉闭锁，房间隔造口术治疗合并卵圆孔闭锁的左心发育不良综合征（HLHS）。之后，CAS 主动脉瓣球囊扩张术的数量急剧增加，2014 年波士顿儿童医院报道了 100 例病例。目前，已经启动了包括北美、南美、欧洲的 18 个医疗机构的胎儿 CAS 主动脉瓣球囊扩张术的国际注册研究。

CAS：critical aortic stenosis

HLHS：hypoplastic left heart syndrome

现状

目前胎儿心脏病中可以进行宫内治疗的适应证包括：① CAS；②卵圆孔闭锁 / 重度狭窄的 HLHS；③重度肺动脉瓣狭窄 / 室间隔完整型肺动脉闭锁；④心律失常（心动过缓 / 心动过速）；⑤与心包 / 心肌疾病相关的心包积液。在日本，目前正与其他医院联合进行胎儿快速型心律失常的宫内治疗研究。

胎儿期治疗 CAS 的目的

胎儿期治疗重度主动脉瓣狭窄的目的有两个：①挽救胎儿水肿或即将出现胎儿水肿的病例；②避免进展为 HLHS。

胎儿水肿的病例中，不仅仅是有主动脉瓣狭窄，很多病例同时合并有卵圆孔狭窄或闭锁及严重的二尖瓣反流。尽管手术的成功率很高，但是这类患儿出生后预后不佳，需要慎重讨论治疗适应证。

有报道在胎儿期未诊断 HLHS，但出生后被确诊的病例，因此明确了 CAS 会在妊娠中期发展为 HLHS。HLHS 不仅预后很差，生长发育和生活质量（QOL）也受影响，因此，目前胎儿期进行 CAS 治疗的主要目的是防止 CAS 进展为 HLHS。

CAS 技术

使母体镇静、镇痛，给胎儿臀部肌肉注射麻醉药。用穿刺针穿刺母体腹壁、穿刺针的外鞘经由胎儿胸壁、左心室心尖部放置在左心室

胎儿诊断各论

流出道。带球囊的导丝经由穿刺针的外鞘进入并通过主动脉瓣，在主动脉瓣位置进行球囊扩张（图3-87）。根据美国心脏病协会的声明，本治疗的证据水平为Ⅱb级B类。手术成功率约为80%，胎儿死亡率约为10%，心动过缓等并发症约为40%。

日本的发展现状

目前，日本儿童健康发展中心正在与日本胎儿心脏病学会合作，准备开始重度主动脉瓣狭窄胎儿期的治疗，已在2016年12月获得了日本小儿心脏病学会伦理委员会和儿童健康与发展中心的批准，根据波士顿儿童医院的适应证标准进行（表3-10）。

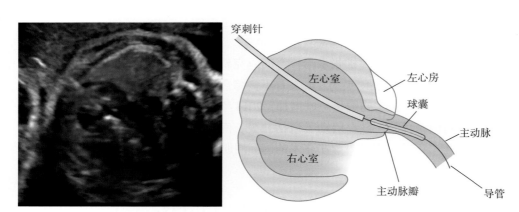

图3-87　重度主动脉瓣狭窄的胎儿期治疗

表3-10　胎儿重度主动脉瓣狭窄导管治疗的适应证

1. 主动脉瓣狭窄（包括以下所有项）
主动脉瓣活动性差 主动脉瓣环径小，彩色多普勒前向血流为射流 左心室流出道无狭窄或内径正常低限
2. 左心室收缩功能不全
3. 主动脉弓部血流逆灌或双向，或满足以下3项中的2项
二尖瓣血流频谱模式呈单相 心房间为左向右分流或心房间交通闭锁 肺静脉血流模式为双向
4. 左心室长轴 Z > -2
5. 评分 ≥ 4（满足以下4项以上）
左心室长轴径 Z > 0（1分） 左心室短轴径 Z > 0（1分） 主动脉瓣瓣环径 Z > -3.5（1分） 二尖瓣环径 Z > -2（1分） 二尖瓣反流或跨主动脉瓣收缩期最大压差 ≥ 20mmHg（1分）

● 参考文献

[1] MAXWELL D, ALLAN L, TYNAN MJ. Balloon dilatation of the aortic valve in the fetus: a report of two cases[J]. Br Heart J, 1991, 65: 256-258.

[2] FREUD LR, MCELHINNEY DB, MARSHALL AC, et al. Fetal aortic valvuloplasty for evolving hypoplastic left heart syndrome: postnatal outcomes of the first 100 patients[J]. Circulation, 2014, 130: 638-645.

[3] MOON-GRADY AJ, MORRIS SA, BELFORT M, et al. International Fetal Cardiac Intervention Registry: A Worldwide Collaborative Description and Preliminary Outcomes[J]. J Am Coll Cardiol, 2015, 66: 388-399.

[4] MARY T, DONOFRIO, MOON-GRADY AJ, Hornberger LK, et al. Diagnosis and treatment of fetal cardiac disease: a scientific statement from the American Heart Association[J]. Circulation, 2014, 129: 2183-2242.

[5] MCELHINNEY DB1, MARSHALL AC, WILKINS-HAUG LE, et al. Predictors of technical success and postnatal biventricular after in utero aortic valvuloplasty for aortic stenosis with evolving hypoplastic left heart syndrome[J]. Circulation, 2009, 120:1482-1490.

胎儿诊断各论

单纯性肺动脉闭锁 / 重度肺动脉瓣狭窄

川泷元良（东北大学妇产科／神奈川县儿童医疗中心围产期医疗部新生儿科）

》血流动力学《

　　单纯性肺动脉闭锁又称室间隔完整型肺动脉闭锁（PAIVS），是右心室出口闭锁，通常会伴有右心室不同程度的发育不良。近年来，诊断为 PAIVS 伴右心室发育不良但能够进行双心室修复的病例数量逐步增多。重度肺动脉瓣狭窄（critical PS）的病例，右心室发育不良的程度比 PAIVS 要轻。

　　PAIVS 时肺动脉瓣呈膜性闭锁，三尖瓣没有闭锁，从体循环回流的血液可通过三尖瓣进入右心室，由于右心室出口是闭锁的，因此，进入右心室的血液要通过三尖瓣反流回右心房。由于右心室没有出口，右心室压高于左心室压，三尖瓣反流的速度常达到 3m/s 以上。卵圆孔血流经左心房、左心室进入主动脉，并通过动脉导管逆向灌注肺动脉，因此，动脉导管内血流方向与正常相反（图 3-88）。

PAIVS：
pulmonary
atresia with
intact ventricular
septum

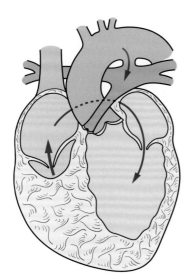

· 右心室发育不良
· 右心室高压
· 高速的三尖瓣反流
· 动脉导管血流逆灌

图 3-88　单纯性肺动脉闭锁的血流动力学

▶ 筛查 ◀

四腔心切面（二维超声）

四腔心切面（4CV）首先会发现左、右心室发育不均衡。可测量三尖瓣环直径/二尖瓣环直径、右心室横径/左心室横径，但仅测量瓣环直径或心室横径容易漏诊，因此观察左、右心室长径的不均衡也很重要（图3-89）。

与PAIVS相比，重度肺动脉瓣狭窄的右心室发育不良程度较低，心室不均衡程度也比PAIVS轻，因此单纯从心室发育不均衡来筛查重度肺动脉瓣狭窄就比较困难。同时观察其他征象也很重要，如右心室壁是否回声增强、室壁厚度、室壁运动等。

4CV：4 chamber view

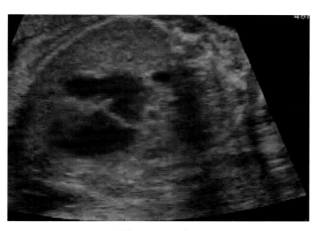

图3-89　4CV

4CV（彩色多普勒）

房室瓣彩色多普勒

舒张期，通过二尖瓣和三尖瓣的血流量不同，因此二尖瓣和三尖瓣血流宽度和颜色也有差异，这种彩色多普勒的差异比在二维超声上观察心室发育不均衡更敏感。

收缩期高速的三尖瓣反流对于筛查重度肺动脉瓣狭窄有一定意义，但是，右心室发育不良程度与三尖瓣反流程度呈反比，即在重度右心室发育不良的病例中，仅能观察到少量的三尖瓣反流，而在右心室发育不良程度较轻的病例中，可见大量的三尖瓣反流，可用于早期筛查肺动脉瓣狭窄（图3-90）。

窦状隙交通

PAIVS时，冠状动脉和右心室之间可能存在窦状隙交通，收缩期血流从右心室进入冠状动脉，舒张期血流从冠状动脉流向右心室（图3-91）。脉冲多普勒可见往返血流信号（图3-92）。在右心室重度发育不良时经常会观察到右心室—窦状隙交通。

胎儿诊断各论

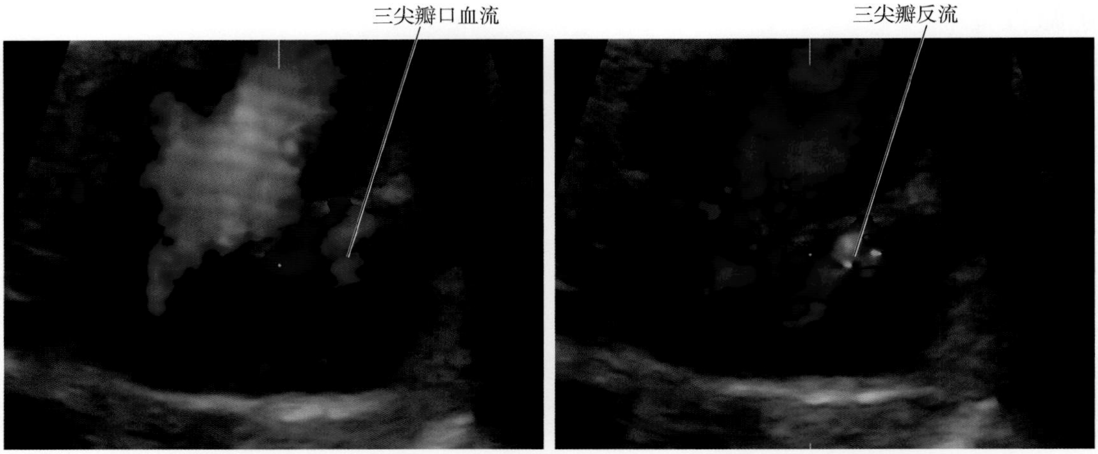

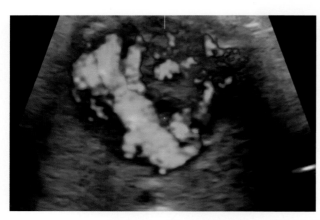

三尖瓣口血流　　　　　　　　　　三尖瓣反流

舒张期二尖瓣和三尖瓣血流宽度和颜色不均衡，比二维超声上心室发育不均衡更敏感。收缩期高速的三尖瓣反流对于筛查 PAIVS 或重度肺动脉瓣狭窄比较敏感

图 3-90　4CV 彩色多普勒（三尖瓣血流）

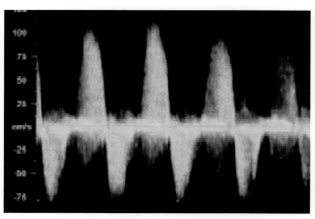

PAIVS 时，可见冠状动脉和右心室相交通（窦状隙交通）。收缩期血流从右心室流向冠状动脉，舒张期血流从冠状动脉流向右心室

图 3-91　4CV 彩色多普勒（窦状隙交通）

脉冲多普勒显示往返血流信号

图 3-92　窦状隙交通的脉冲多普勒

三血管切面（二维超声）

正常的三血管切面（3VV）上，肺动脉、主动脉和上腔静脉内径为大、中、小依次排列。PAIVS时，肺动脉干内径小于主动脉，3VV上表现为中、大、小的关系。在极端情况下，肺动脉干发育细小，甚至不可见，即便如此，左、右肺动脉内径也接近正常大小（图3-93）。

重度肺动脉瓣狭窄时，由于狭窄后扩张，有时肺动脉干内径宽于正常。

3VV : 3 vessel view

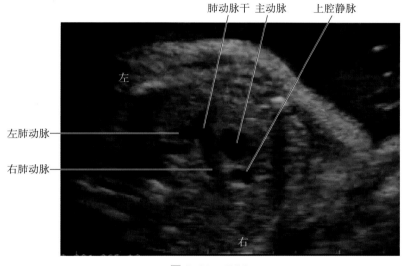

肺动脉干内径小于主动脉，3VV上表现为中、大、小的关系。在极端情况下，肺动脉干发育细小，甚至不可见，即便如此，左、右肺动脉内径也接近正常大小

图3-93　3VV

三血管气管切面（3VTV）（二维超声）

正常的3VTV上，动脉导管弓内径和主动脉弓内径大致相当，于降主动脉处呈"V"形汇合。PAIVS时，动脉导管弓细小，主动脉弓粗大，动脉导管常迂曲走行，在主动脉弓部呈"T"形汇合（图3-94）。

3VTV : 3 vessel trachea view

正常的动脉导管　　　　　　　　　PAIVS的动脉导管

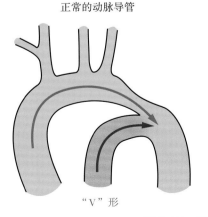

"V"形　　　　　　　　　　血流逆灌呈"T"形

图3-94　主动脉弓和动脉导管

胎儿诊断各论

155

3VTV（彩色多普勒）

正常情况下，动脉导管和主动脉弓血流方向相同，因此，彩色多普勒显示颜色相同，即蓝色和蓝色或红色和红色。PAIVS和重度PS时，动脉导管内血流逆灌，因此颜色与主动脉弓相反。也就是说，为两种不同的颜色，即红色和蓝色，或蓝色和红色（图3–95）。

脐静脉、静脉导管血流

由于右心室高压和三尖瓣反流，右心房压非常高，因此，静脉导管的舒张末期血流速度降低或反向，同样，脐静脉频谱呈现搏动性（图3–96）。

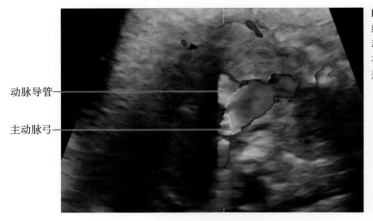

PAIVS时，动脉导管弓细小，主动脉弓粗大。动脉导管常迂曲走行，在主动脉弓部呈"T"形汇合

动脉导管

主动脉弓

图3–95　3VTV彩色多普勒

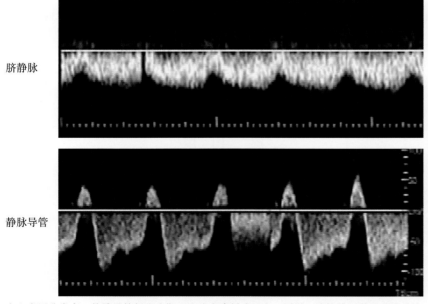

脐静脉

静脉导管

右心房压非常高，静脉导管舒张末期血流速度降低或反向。同样，脐静脉频谱呈现搏动性

图3–96　脐静脉/静脉导管频谱多普勒

详细检查

右心室发育不良的程度

根据右心室发育不良的程度不同，出生后治疗策略也有很大差异。重度右心室发不良的病例，需要进行 Fontan 手术。对于右心室发育不良较轻的病例，目的是尽可能地解除肺动脉瓣梗阻并进行双心室循环修复。通过胎儿心脏超声测量三尖瓣环直径和二尖瓣环直径的比值可以半定量地评价右心室发育不良的程度。

窦状隙交通的发达程度

有些病例中，可有窦状隙交通合并心肌缺血（心肌梗死）。实际上，大多数右心室发育不良的病例会合并窦状隙交通，只有少数病例会合并心肌缺血。因此，对于窦状隙交通发达的病例，出生后需长期随访注意是否合并心肌缺血。

合并埃布斯坦畸形

所有的 PAIVS/重度 PS 的病例都会合并三尖瓣关闭不全，同时在重度三尖瓣关闭不全的病例中，有可能合并埃布斯坦畸形，需注意三尖瓣隔瓣的大小及附着位置。

PAIVS 和重度 PS 的鉴别

PAIVS 和重度 PS 出生后的治疗策略有很大差异。大多数 PAIVS 以进行 Fontan 手术为目标。重度 PS 通常在出生后早期进行经导管肺动脉瓣球囊扩张术。因此，需要在产前准确诊断 PAIVS 和重度 PS，预测出生后治疗策略并告知家属，可通过以下几点加以区分。

右心室发育不良的程度

通常，PAIVS 右心室发育不良程度较重，重度 PS 右心室发育不良程度较轻。

三尖瓣反流的程度

通常，PAIVS 时三尖瓣反流较轻，重度 PS 三尖瓣反流较重。

窦状隙交通

通常，窦状隙交通可见于 PAIVS，但重度 PS 中不存在窦状隙交通。

肺动脉干大小（狭窄后扩张）

肺动脉干狭窄后扩张通常见于重度 PS，PAIVS 中少见，但某些 PAIVS 病例可有肺动脉干狭窄后扩张。

肺动脉瓣上血流

PAIVS 时，从动脉导管逆灌进入肺动脉干的血流会撞击肺动脉瓣并折返，因此，肺动脉瓣上血流没有加速。而重度 PS 时，肺动脉瓣上血流有加速。

● 参考文献

[1] TODROS T, PALADINI D, CHIPPA E, et al. Pulmonary stenosis and atresia with intact ventricular septum during fetal life[J]. Ultrasound Obstet Gynecol, 2003, 21: 228–233.

[2] BERG C, KREMER C, CEIPEL A, et al. Ductus venosus blood flow alterations in fetuses with obstructive elsions of the right heart[J]. Ultrasound Obstet Gynecol, 2006, 28: 137–142.

[3] GALINDO A, GUTIERREZ–LARRAYA F, VELASCO JM, et al. Pulmonary baloon valvoplastyin a fetus with critical pulmonary stenosis/atresia with intact ventrricular septum and herat aeilure[J]. Preat Diag Ther, 2006 ,21: 100–104.

[4] SHINEBOURNE EA, RIGBY ML, CARVALHO JS. Pulmonary atresia with intact ventricular septum: from fetus to adult: congenital heart disease[J]. Heart, 2008, 94:1350–1357.

[5] LUCHESE S, MANICA JL, ZIELINSKY P. Intrauterine ductus arteriosus constriction: analysis of historic cohot of 20 ncases[J]. Arq Bras Cardiol, 2003, 81: 405–410.

▶ 出生后的治疗 ◀（麻生俊英）

单纯性肺动脉闭锁是指没有室间隔缺损的肺动脉闭锁（PAIVS）。罕见，占先天性心脏病的 1% 以下。伴有三尖瓣和右心室发育不良，肺血流依赖于动脉导管逆灌。

右心室流出道存在

PAIVS 时，如果存在右心室流出道，则通常右心室流入道和小梁部也会存在，这种右心室形态称为三部分均存在的右心室（图 3-97）。肺动脉瓣膜性闭锁时，开通闭锁的瓣膜可促进右心室的发育。经导管球囊扩张或外科手术切开肺动脉瓣，促进右心室发育，并根据右心室的发育情况来确定下一步治疗方案。当右心室发育不理想时，可在 1 岁前进行右心室流出道重建术，通过对三尖瓣、右心室腔和肺动脉瓣进行手术，作为将来进行双心室修复的中间步骤。如果之后右心室发育仍然很差，则进行 Glenn 手术，将上腔静脉血绕过右心室，直接输送入肺动脉。仅下腔静脉血泵入右心室，这样右心室仅承担一半的工作。相对于单心室循环的单心室修复和双心室循环的双心室修复，这种循环称为"一个半心室修复"。

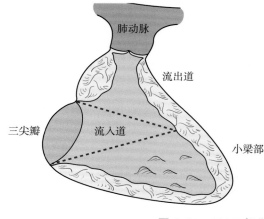

右心室可分为流入道、小梁部、流出道三个部分。在流出道肌性闭锁的情况下，以单心室修复为目标。需要注意是否合并 RVDCC

图 3-97　RV 三部分

右心室流出道肌性闭锁

如果右心室流出道为肌性闭锁，则一开始就以单心室修复为目标。其中，窦状隙交通是一种特殊循环形式，由于右心室没有出口，因此右心室压力增高，使存在于右心室壁内的窦状隙压力上升，从而形成与冠状动脉之间的交通。收缩期，血液从右心室流向冠状动脉，然后逆行流向主动脉。舒张期血液从冠状动脉流向右心室。由于右心室高压直接作用于冠状动脉，可在早期就发生冠状动脉壁的硬化。

因此，这种情况下容易发生冠状动脉狭窄和闭塞。闭塞的冠状动脉末梢区域供血依赖于右心室的血流，这种情况称为右心室依赖性冠状动脉循环（RVDCC）。在体外循环手术中需要注意 RVDCC 这种重要的循环形式。通常体外循环是将体静脉回流的血液引至人工心肺机，交换气体后输送至主动脉，这样血液不会进入心脏，并且使左、右心室的压力降低。但是，存在 RVDCC 时，由于右心室压下降，依赖于右心室灌注的冠脉供血区域血液减少，从而导致心肌缺血。RVDCC 的灌注范围越大，导致致命后果的缺血范围就越广。为了避免这种情况，在进行体外循环时，需要设法使右心室压力不下降。即将体静脉血液输送到右心房而不是主动脉，则可以在不降低右心室压力的情况下进行体外循环（VV 旁路手术，图 3-98）。Glenn 和 Fontan 术后不需要进行心内操作，因此可以用该方法进行手术操作。

为了确认有无 RVDCC，有必要进行选择性冠状动脉造影，但这在新生儿和婴儿中实施比较困难。由于难以准确诊断，因此，我们认为，右心室流出道肌性闭锁的 PAIVS 患儿，即需要右心旁路手术（Glenn 手术、Fontan 手术）的患儿均有 RVDCC，需要使用 VV 旁路法体外循环进行外科手术治疗。

RVDCC：RV dependent coronary circulation

胎儿诊断各论

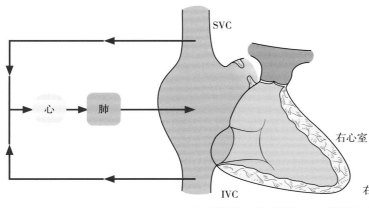

VV 旁路法通常是将血液输送到右心房。体循环是通过自我调节进行的。由于增加了足够的右心室前负荷，右心室压保持不变，就不会发生心肌缺血

SVC

心 → 肺

右心室

IVC

右心室：无流出道部分

图 3-98　VV 旁路法可安全进行右心旁路手术

参考文献

[1] ASOU T, MATSUZAKI K, MATSUI K, et al. Veno-venous bypass during right heart bypass operation in PA, IVS, and right ventricle dependent coronary circulation[J]. Ann Thorac Surg, 2000, 69: 955–956.

三尖瓣闭锁

川泷元良（东北大学妇产科／神奈川县儿童医疗中心围产期医疗部新生儿科）

❱ 疾病的概念（血流动力学）❰

　　三尖瓣闭锁（**TA**）是指右心室流入道闭锁，从全身体循环回流到心脏的血液不能通过三尖瓣口进入右心室，血流通过卵圆孔进入左心房和左心室，从而进入主动脉（Ⅰ型）或肺动脉（Ⅱ型）。而左心室的血液再经由室间隔缺损（**VSD**）进入肺动脉（Ⅰ型）或主动脉（Ⅱ型）（图 3-99）。流出道的形态不同，则血流动力学不同，TA 根据血流动力学可分为以下几种类型。

　　根据心室大血管的连接关系，可分为Ⅰ型（肺动脉从右心室发出，主动脉从左心室发出）和Ⅱ型（主动脉从右心室发出，肺动脉从左心室发出）。根据肺血流量可分为 a 型（肺血减少型）、b 型（肺血平衡型）和 c 型（肺血增加型）。将这两种分类组合起来可有不同类型，如Ⅰb 型（=TA+VSD+ 中度 PS）、Ⅱc 型［TA+VSD+ 完全性大动脉转位（TGA）］等诊断。

TA : tricuspid atresia

VSD : ventricular septal defect

TGA : transposition of great arteries

Ⅰ型

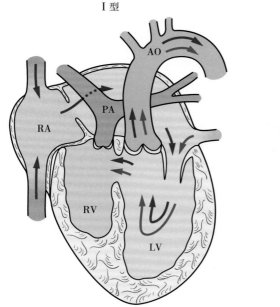

Ⅱ型

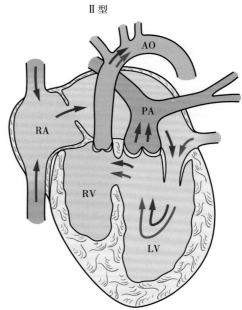

RA：右心房；PA：肺动脉；AO：主动脉；RV：右心室；LV：左心室

图 3-99　血流动力学

) 筛查 (

四腔心切面（4CV）（二维超声）

4CV：4 chamber view

TA 时由于存在右心室发育不良，左、右心室发育不均衡是筛查时能发现的关键信息。大多数的 TA 病例中，三尖瓣由肌性组织替代，腱索和乳头肌不发育（肌性闭锁）。膜性 TA 闭锁很少见，此时三尖瓣是由薄膜状组织代替。除Ⅰa 型 TA 外，其他类型的 TA 均合并 VSD。多数病例室间隔常偏向右心室，右心室重度发育不良（图 3-100）。

脐静脉、静脉导管的血流波形

与 PAIVS/ 重度 PS 一样，TA 时右心房压非常高。因此，脐静脉呈搏动性波形，静脉导管舒张末期a波显著减低，甚至可以出现反向。因此，脐静脉和静脉导管的血流波形对于筛查 TA 是非常有用的（图 3-101）。

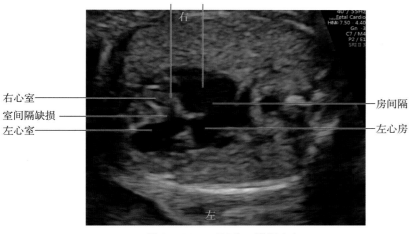

图 3-100　4CV（二维超声）

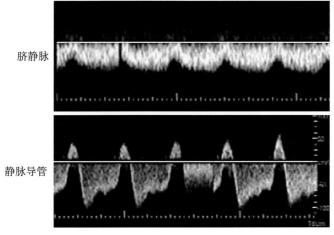

图 3-101　脐静脉和静脉导管的血流波形

胎儿诊断各论

161

▶ 详细检查 ◀

TA 的血流动力学变化非常大。基于血流动力学的分类可帮助预测产后治疗策略和家庭咨询。

心室和大血管的关系（Ⅰ型/Ⅱ型的鉴别）

判断从左心室发出的大血管是主动脉还是肺动脉。主动脉为Ⅰ型，肺动脉为Ⅱ型（图 3-102、图 3-103）。

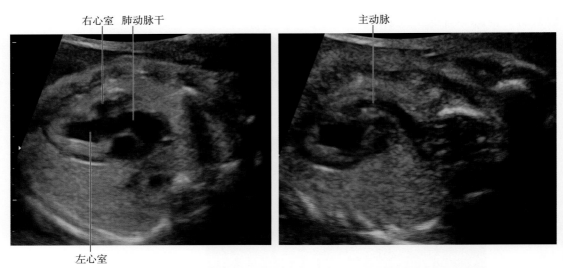

左心室发出粗大的肺动脉，右心室发出细窄的主动脉。主动脉弓内径细，合并主动脉缩窄。诊断为 TA Ⅱc ＋ COA

图 3-102　TA Ⅱc+COA

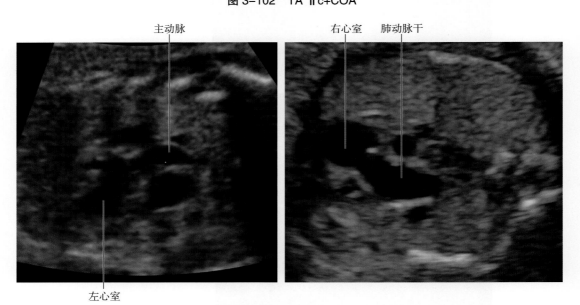

左心室发出主动脉，右心室发出粗大的肺动脉。诊断为 TA Ⅰc

图 3-103　TA Ⅰc

观察从右心室发出的大血管是主动脉还是肺动脉。肺动脉为Ⅰ型，主动脉为Ⅱ型。

三血管切面（3VV）上关注肺动脉、升主动脉、上腔静脉的排列方式和大小。Ⅰ型时排列在一条直线上。Ⅱ型时排列不整齐，肺动脉在后，升主动脉在前。

3VV：3 vessel view

肺动脉狭窄的程度（a 型 /b 型 /c 型的鉴别）

（1）在 3VV 上比较肺动脉和升主动脉的大小。

c 型中，肺动脉＞升主动脉，但在 a 型和 b 型中，肺动脉＜升主动脉（图 3–104 至图 3–106）。

（2）肺动脉—动脉导管彩色多普勒。

a 型肺动脉血流依赖动脉导管，因此可见动脉导管到肺动脉的血流逆灌（图 3–104）。

主动脉缩窄 / 离断的评价

Ⅱ型中，主动脉从发育不良的右心室发出，因此，合并主动脉缩窄 / 离断的比例高（图 3–102）。

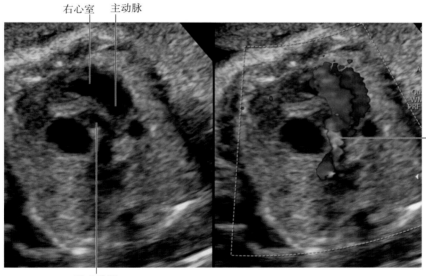

主动脉起自右心室，肺动脉起自左心室，肺动脉瓣闭锁，肺动脉干内血流依赖于动脉导管逆灌，诊断为 TA Ⅱ a 型

图 3–104　TA Ⅱ a

胎儿诊断各论

163

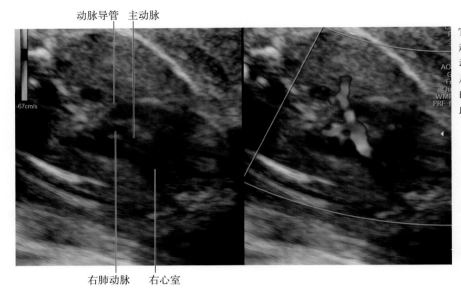

动脉导管　主动脉

-67cm/s

TA Ⅰb 型。肺动脉
起自右心室。尽管肺
动脉干比较细，但是
从肺动脉到动脉导管
的血流仍为前向，因
此诊断为 TA Ⅰb 型

右肺动脉　右心室

图 3-105　TA Ⅰb

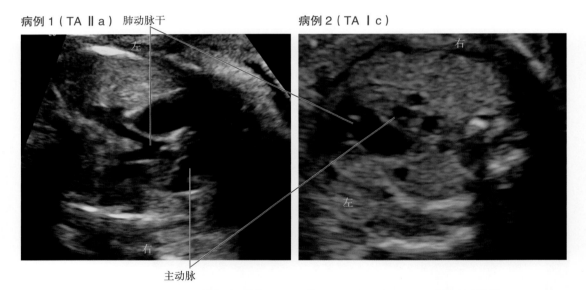

病例 1（TA Ⅱa）　肺动脉干

病例 2（TA Ⅰc）

主动脉

病例 1：肺动脉位于左后，主动脉位于右前，为Ⅱ型。肺动脉细窄，主动脉粗大，因此为 a 型，诊断为 TA Ⅱa 型
病例 2：肺动脉位于左前，主动脉位于右后，为Ⅰ型。肺动脉粗大，主动脉细窄，诊断为 TA Ⅰc 型

图 3-106　TA 大血管的比较

❱针对三尖瓣闭锁症的首次手术❰（麻生俊英）

三尖瓣闭锁症的类型决定了新生儿期首次手术的方法。对于肺血流量减少的Ⅰa型和Ⅱa型TA，BT分流手术可以确保肺血流量。Ⅰc型和Ⅱc型时，肺血流量增加会导致肺动脉高压，需要进行肺动脉环缩术。但是，由于主动脉瓣和主动脉瓣下狭窄，Ⅱc型可能需要行Damus-Kaye-Stansel手术（D-K-S手术）。此外，如果主动脉发育不良，可行Norwood手术。如果像Ⅰb型和Ⅱb型TA，存在中度的肺动脉瓣狭窄，则可以避免新生儿期手术，首次手术可以采用双向Glenn手术。

❱Fontan手术的成功和手术方式的变迁❰

三尖瓣闭锁最终需要行Fontan手术。1971年，Fontan进行了3例Fontan手术并进行了报道，均为三尖瓣闭锁病例，其中2例存活。当时的Fontan手术与现在的Fontan手术不同，上半身回流的血液通过上腔静脉与右肺动脉连接，缝闭房间隔缺损，下半身回流的血液通过右心房进入左肺。将右心房作为泵驱驶肺循环泵血功能，并在下腔静脉口以及右心房和肺动脉间缝入同种异体瓣。

Fontan手术的转折点

现在的Fontan手术是在Fontan报道的3例病例基础上发展起来的。随着手术经验的积累，Fontan手术经历了巨大的变迁，发展到现在的Fontan手术。其中有三个重要的转折点。第一个重要转折点是Fontan手术的同种移植瓣膜，由于对于Fontan本身并不是必要的，而且有不利影响，目前已不再使用。因此，虽然将右心房作为肺循环泵功能的概念仍然存在，但已经有所淡化。

第二个重要转折点也与右心房有关。de leval通过试验证明，在临床试验中右心房不仅不能起到泵的作用，就能量效率而言，反而会降低肺循环的能量效率并导致能量损失，并在同一篇论文中举例说明。在这篇论文中，作者不仅没有使用右心房作为泵，而且也没有将右心房作为通道使用。这就诞生了TCPC（Total Cavo-pulmonary Connection）手术（图3-107）。TCPC手术方法包括通过右心房内人工血管将下腔静脉（IVC）和肺动脉连接，使右心房的一部分作为内隧道（Lateral tunnel）。另一种是外管道（Extra-Cardiac Conduit）连接（图3-107b），通过人工血管在心脏外部将IVC和肺动脉连接。但目前统一应用外管道方法。

第三个重要转折点是Fontan分期手术的引入（图3-108）。在第一次新生儿手术后，进行双向Glenn手术，最后完成Fontan手术。在双向Glenn手术中，切断上腔静脉，并与肺动脉端侧吻合。这样就

165

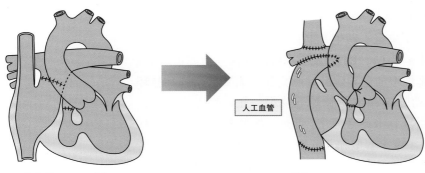

a：传统的 Fontan 手术

在传统的 Fontan 手术中，期望右心房
起到肺循环泵的作用

b：TCPC 手术

de Leval 报道了不仅不使用右心房作
为泵，而且不使用右心房作为通道的
Fontan 手术，因此诞生了 Total Cavo-
Pulmonary Connection（TCPC）手术

图 3-107　手术方式的变迁

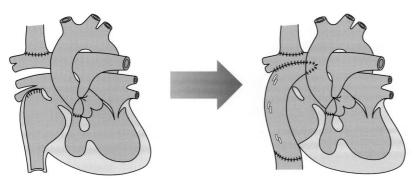

a：双向 Glenn 手术

b：TCPC 手术

在 Fontan 手术之前进行双向 Glenn 手术（a），然后进行 Fontan 手术（TCPC）（b）。通过
分期手术，Fontan 手术的成功率明显增加，结果明显改善

图 3-108　分期手术方法

使上半身的体静脉回流血液流入左、右肺。在此之前，BT 分流及肺
动脉干要切断，肺动脉血流仅通过上腔静脉回流，使肺血流量明显减少，
心室容量负荷减轻。另外，进入肺循环的上腔静脉血氧饱和度比 BT 分
流血液中的血氧饱和度要低得多，氧合效率高，可以使动脉血氧饱和
度维持在 80% 以上。因此，尽早进行双向 Glenn 手术可以减轻心室的
前负荷，维持心功能和房室瓣功能，并提高 Fontan 手术的成功率。

手术结果

　　与 20 年前相比，近 10 年间，日本每年的 Fontan 手术病例数明
显增加，每年可达 400 例左右（图 3-109）。另外，Fontan 手术的结
果明显改善，手术死亡率降低到 1%。

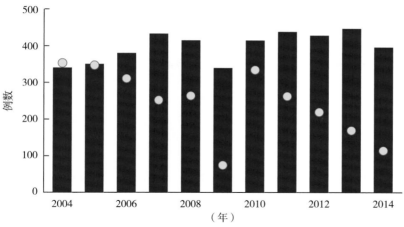

每年进行约 400 例的 Fontan 手术，住院死亡率逐年改善，2014 年为 1.0%（日本胸外科学会学术委员会报告）

图 3-109 日本 Fontan 手术的治疗效果

手术现状

　　最近的趋势是双向 Glenn 手术和 Fontan 手术的低龄化。笔者等在小儿出生后 3 个月进行双向 Glenn 手术，1 年后进行 Fontan 手术。特别是通过早期进行双向 Glenn 手术，可以缩短心室承受容量负荷增加的肺动脉环缩和 BT 分流的时间，有利于维持心功能和房室瓣功能并改善结果，这将有助于改善远期结果。

● 全腔静脉—肺动脉连接术（TCPC）转换 ●

　　在右心房作为循环通道的 Fontan 手术中，由于右心房扩大可引起心律失常、扩大的右心房内血栓形成等问题。因此，对于传统 Fontan 术后存在心律不齐和血栓形成等问题的病例可以实施向现代 TCPC 型 Fontan 手术的转换，即 TCPC 转换。目前，本单位已经对所有接受传统 Fontan 手术的病例进行了 TCPC 转换。

◖ 参考文献

[1] FONTAN F, BAUDET E. Surgical repair of tricuspid atresia[J]. Thorax, 1971, 26: 240–248.

[2] NANAUMI M, ASOU T, TAKEDA Y, et al. Total cavopulmonary connection via a thoracotomy[J]. Ann Thorac Surg, 2002, 74: 917–919.

[3] DE LEVAL MR, KILNER P, GEWILLIG M, et al. Total cavopulmonary connection: a logical alternative to atriopulmonary connection for complex Fontan operations. Experimental studies and early clinical experience[J]. J Thorac Cardiovasc Surg,1988, 96: 682–695.

[4] DE LEVAL MR, KILNER P, GEWILLIG M, et al. Total cavopulmonary connection[J]. J Thorac Cardiovasc Surg,1989, 97: 636.

[5] MASUDA M, OKUMURA M, DOKI Y. Thoracic and cardiovascular surgery in Japan during 2014[J]. Gen Thorac Cardiovasc Surg, 2016, 64: 665–697.

胎儿诊断各论

法洛四联症

川泷元良（东北大学妇产科／神奈川县儿童医疗中心围产期医疗部新生儿科）

形态

　　法洛（Fallot）四联症（TOF）由 4 个形态特征组成（图 3-110）：①室间隔缺损（VSD）；②右心室流出道狭窄；③主动脉骑跨；④右心室肥厚。

　　VSD 通常较大，多从膜周部延伸到流出道部分。右心室流出道狭窄的特征是肺动脉瓣下（漏斗部）狭窄，可合并肺动脉瓣狭窄、肺动脉干、左右肺动脉分支狭窄。主动脉增宽是 TOF 的主要特征，其下方正对较大的 VSD，因此主动脉横跨室间隔，称为主动脉骑跨。

　　但是，如果主动脉骑跨超过 50%，一半以上从右心室发出则称为法洛四联症型右心室双出口（DORV），并加以区分。胎儿期通常不表现为右心室肥厚，但出生后可迅速出现。

筛查

四腔心切面（4CV）

　　4CV 通常无异常发现。由于 VSD 主要位于流出道，因此在 4CV 上通常观察不到 VSD。心尖多偏向左侧，所以心轴可能有助于发现异常，筛查 TOF（图 3-111）。另外，右位主动脉弓时，降主动脉位于脊柱右侧前方（图 3-112）。

TOF：tetralogy of Fallot

VSD：ventricular septal defect

DORV：double outlet right ventricle

4CV：4 chamber view

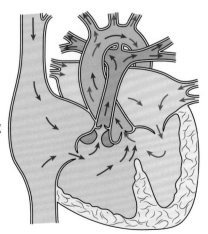

室间隔缺损（VSD）
主动脉骑跨＋主动脉增宽
右心室流出道狭窄

图 3-110　法洛四联症

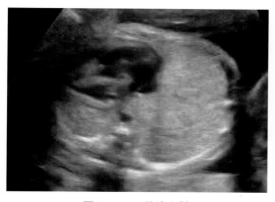

图 3-111 关注心轴

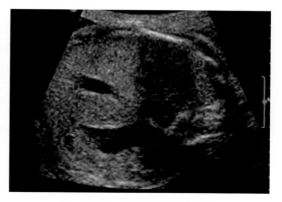

图 3-112 关注右位主动脉弓

五腔心切面（5CV）的观察

5CV 上可见主动脉瓣下的 VSD，主动脉增宽，并骑跨在室间隔上（图 3-113）。骑跨率在 50% 以下。在 action 1（图 3-114a）中显示 5CV，在此基础上旋转探头显示 action 2（图 3-114b）或 action 3（图 3-114c），可更清晰地显示主动脉骑跨（即将探头倾斜或旋转向胎儿足侧，主动脉骑跨会变得更清晰）。右位主动脉弓时，降主动脉位于脊柱右侧。

5CV：5 chamber view

三血管切面（3VV）的观察

3VV 上肺动脉内径比主动脉小。另外，主动脉位置比正常稍靠前（图 3-115）。典型的 TOF 是肺动脉瓣下（漏斗部）狭窄。另外，左肺动脉可能会很窄。右位主动脉弓时降主动脉位于脊柱右侧。

3VV：3 vessel view

三血管气管切面（3VTV）的观察

肺动脉狭窄程度越重，主动脉弓越粗，导管弓越细（图 3-116）。

3VTV：3 vessel trachea view

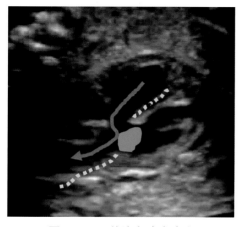

图 3-113 关注主动脉骑跨

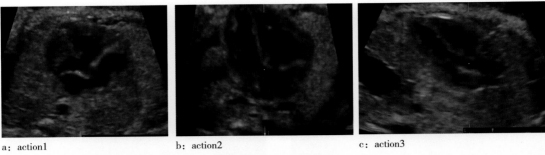

a：action1　　　　　　b：action2　　　　　　c：action3

图 3-114　5CV 的显示

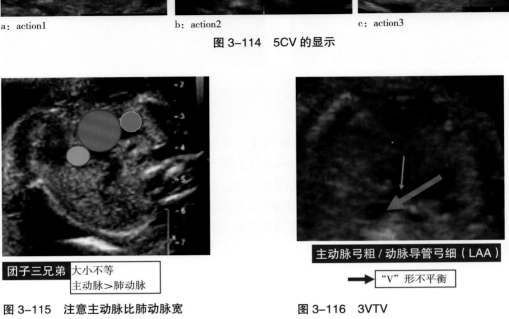

团子三兄弟　大小不等
　　　　　主动脉＞肺动脉

图 3-115　注意主动脉比肺动脉宽

主动脉弓粗／动脉导管弓细（LAA）

➡　"V" 形不平衡

图 3-116　3VTV

通常，动脉导管呈迂曲走行。重度肺动脉狭窄或肺动脉闭锁时，动脉导管血流逆灌，这种情况下，产后需要应用前列腺素 E_1（PGE_1）维持动脉导管开放。右位主动脉弓时，降主动脉位于气管右侧，右位主动脉弓的动脉导管位置与正常不同，因此很多情况下不能显示为"V"形。

❱ 详细检查 ❰

严重程度评价

TOF 的严重程度，即发绀的程度取决于肺动脉狭窄程度。重点是需要预测出生后是否需要通过应用 PGE_1 来维持动脉导管开放（动脉导管依赖）。动脉导管血流逆灌提示出生后需要使用 PGE_1 和 BT 分流。但是，右位主动脉弓时，识别动脉导管比较困难，这时可以根据肺动脉干大小和通过肺动脉瓣前向血流的宽度来进行预测。肺动脉干内径低于主动脉直径一半时，多为动脉导管依赖型。但是，当肺动脉瓣狭窄为狭窄的主要病变时，即使是动脉导管依赖型，肺动脉干也可能由于狭窄后扩张而增宽。另外，肺动脉瓣膜性闭锁时，肺动脉内的血流也可能被误认为通过肺动脉瓣的前向血流。

特殊类型的 TOF

TOF 伴肺动脉瓣缺如

由于肺动脉瓣缺如，大量的肺动脉瓣反流，右心室扩大。左、右肺动脉扩张呈瘤样压迫气管和支气管。严重的病例还会压迫食管导致羊水过多。大部分病例中动脉导管缺如。即便没有肺动脉瓣，在瓣膜位置也会残留发育不全的瓣膜痕迹，肺动脉瓣环变窄。狭窄程度越轻，反流程度越重，病情越严重。

合并体肺侧支动脉（MAPCA）的 TOF

肺动脉干和左、右肺动脉（中央 PA）重度发育不良时，可有从降主动脉至主动脉弓向肺野方向延伸的多个侧枝血管。

合并畸形

有 30% ～ 40% 的 TOF 可合并心外畸形、畸形综合征、染色体异常（图 3-117、图 3-118）。因此，胎儿诊断为 TOF 时，需要进行心外畸形筛查和染色体检测。

MAPCA：major aortopulmonary collateral artery

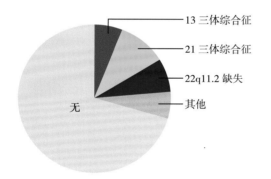

图 3-117　合并的染色体异常（1993 ～ 2009，*n*=68）

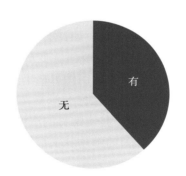

图 3-118　合并的心外畸形（1993 ～ 2009，*n*=68）

胎儿诊断各论

参考文献

[1] SINKOVSKAYA E, CHOUI R, KARL K. et al. Fetal cardiac axis and congenital heart defects in early gestation: a multicenter study[J]. Obstet Gynecol, 2015, 125：453–460.

[2] CHAOUI R, HELING KS, LOPEZ AS, et al. The thymic–thoracic ratio in fetal heart defects: a simple way to identify fetus at high risk for microdeletion 22q1[J]. Ultrasound Obstet Gynecol, 2011, 37: 397–403.

[3] PEPAS LP, SAVIS A, JONAS A, et al. An echocardiographic study of tetralogy of Fallot in the fetus and infant[J]. Cardiol Young, 2003, 13: 240–247.

[4] QUARTERMAIN MD, GLATZ AC, GOLDBERG DJ, et al. Pulmonary outflow obstruction in fetuses with complex congenital heart disease: predicting for neonatasl intervention[J]. Ultrasound Obstet Gynecol, 2013, 41:47–53.

[5] ESCRIBANO D, HERRAIZ I, GRANADOS M, et al. Tetralogy of fallot: prediction of outcpme in the midsecond trimester pregnancy[J]. Prenat Diagn, 2011, 31: 1126–1133.

) 内科管理 （（金　基成）

法洛（Fallot）四联症的出生后病程主要取决于右心室流出道的狭窄程度。如果狭窄严重，出生后通过右心室流出道的前向血流不能确保肺血流量，随着动脉导管的关闭，会出现严重的低氧血症。这时，需要通过静脉滴注前列腺素来维持动脉导管开放，并计划实施体肺动脉分流术（BT 分流术）。

中度狭窄时，肺血流量适中，无低氧血症或低氧血症程度较轻。这时，新生儿期一般无须干预治疗。

轻度狭窄时，不会发生低氧血症，反而会由于肺血流量过多，导致呼吸系统问题和喂养困难。这时，与室间隔缺损一样，需要进行以口服利尿剂和血管扩张药为主的抗心力衰竭治疗。

右心室流出道的狭窄程度并不总是恒定的，低氧血症可能由于哺乳、排便或感染而突然恶化（低氧发作，低氧血症）。需要注意的是，低氧发作可能在出生后几个月变得更为明显。对于低氧发作，可以口服 β 受体阻滞剂（如普萘洛尔）。另外，贫血也是低氧发作的诱因，因此有必要确认婴儿是否存在缺铁性贫血，尤其是母乳喂养的婴儿，必要时可给予治疗。如果内科管理难以控制，则计划实施体肺分流术。

在进行上述内科管理的同时，等待合适的月龄和体重进行开胸手术。

法洛四联症合并肺动脉瓣缺如，会有独特的病理状况。由于肺动脉干显著扩张，气管 / 支气管受压、变窄和软化，由此可导致呼吸功能受损为主要表现。最严重的病例可在出生后立刻发生呼吸衰竭。虽然可以进行包括肺动脉缝缩在内的修复，但术后由于气管 / 支气管软化，呼吸管理仍然很困难，是比常见的法洛四联症更为严重的情况。

法洛四联症术后，残留的肺动脉狭窄和肺动脉瓣反流为影响远期效果的因素。如果狭窄和反流较重，会对右心室造成负荷，远期随访会导致右心衰竭和心律失常，需要再次外科或导管介入治疗。如果这些问题可以解决，则患儿远期的生活质量和运动耐力良好。

) 手术 （（麻生俊英）

疾病概述

法洛四联症顾名思义是一种具有 4 个特征的先天性心脏病。这 4 个特征是由于一种异常，即漏斗部间隔（infundibular septum；conus septum）向前移位形成的。漏斗部间隔是法洛四联症发生过程中的一个重要的解剖学术语。如图 3-119 所示，漏斗部间隔位于肺动脉瓣下，主动脉瓣 Valsalva 窦附近。如果漏斗部间隔向位于前方的右心室方向移位，则与漏斗间隔相连接的主动脉也向前方移位，使主动脉骑跨在没有移位的室间隔部分的上方。漏斗部间隔和剩余的室间隔之间会出

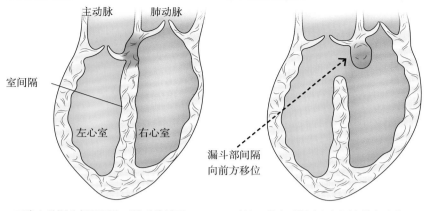

a：正常心脏

主动脉　　肺动脉

室间隔

左心室　　右心室

b：法洛四联症

漏斗部间隔
向前方移位

正常心脏漏斗部间隔位于肺动脉瓣下，
紧接主动脉窦并起到支撑作用

法洛四联症时漏斗部间隔向前方移位，
与剩余的室间隔部分之间形成较大的室
间隔缺损。另外，由于漏斗部间隔向前
移位，右心室流出道变窄（右心室流出
道狭窄）

图 3-119　漏斗部间隔的解剖

现较大的室间隔缺损。另外，漏斗部间隔的前移会造成右心室流出道
的狭窄。右心室流出道狭窄会导致右心室心肌肥厚而产生右心室肥
厚。这样，漏斗部间隔向前移位就产生了法洛四联症的 4 个特征。

外科治疗

外科治疗的概要和问题

外科治疗包括修补室间隔缺损和重建右心室流出道。其中，室间
隔缺损的修补与其他的室间隔缺损修补没有太大区别。重建右心室流
出道是法洛四联症治疗的关键，但关于右心室流出道重建的策略却发
生了心脏外科史上史无前例的巨大变迁。以往认为重建足够宽大的右
心室流出道很重要，但随着法洛四联症根治术后 10 年、20 年的随访
发现，伴随发生的肺动脉瓣关闭不全会导致心力衰竭。

右心室扩张可以导致室性心律失常和右心衰竭。原本存在的肺动
脉瓣发育不良会影响瓣膜本身的功能，即使使用带瓣的人工管道用
于右心室流出道重建，也存在耐久性不够、短期内功能丧失的问题。
而且，为了避免残余狭窄而对右心室流出道尽量扩大重建，这样会导
致肺动脉瓣反流，并且反流程度会逐渐加重。尽管右心室可以耐受一
段时间，短期内不会出现心律失常，但是根治术 10 年后，就会逐渐
出现症状。这时，必须置换人工瓣膜以治疗肺动脉瓣反流。

胎儿诊断各论

173

右心室流出道重建术的现状

　　由于上述历史背景，目前重建右心室流出道的方法是：切开融合的瓣膜交界以确保合适的瓣膜开口面积，保留肺动脉瓣环的完整性以降低肺动脉瓣关闭不全的程度，因此，防止瓣环扩张的瓣环保留术逐渐成为主流手术方式。但是，在不切开狭窄的肺动脉瓣环的情况下，通过肺动脉瓣环切除瓣膜下方的右心室流出道肌肉难度较大。因此，一般采用仅切开右心室流出道进行肌肉切除并加补片重建右心室流出道，但这样需要切开右心室及缝合补片，可能会导致右心室壁损伤和功能障碍。另外，由于保留了狭窄的肺动脉瓣环，术后会残留狭窄。为了避免这些情况，笔者等在狭窄的肺动脉瓣环上做小切口并加补片，为了防止远期肺动脉瓣环的扩张，在肺动脉瓣位置用缝线缝合形成人工瓣环（图 3-120）。法洛四联症根治术的历史告诉我们，只有对术后远期效果进行评价才能确定手术方式的价值。

a：右心室流出道肌肉切除

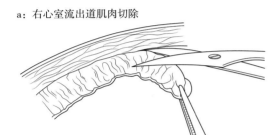

经三尖瓣和肺动脉进行右心室流出道肌肉切除。右心室壁具有疏松的内层肌肉和致密的外层肌肉，将内层肌肉切除

b：制作人工瓣环

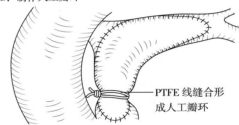

——PTFE 线缝合形成人工瓣环

修补室间隔缺损。测量右心室流出道直径，如果直径在正常直径的 −1mm 以下，则将右心室流出道切开扩大 2～3mm，在右心室流出道加自体心包补片，并在其近端用 10mm 长的 PTEE 线缝合形成人工瓣环，防止远端的瓣环扩张

图 3-120　笔者实施的法洛四联症根治术

● 参考文献

[1] KARL TR, SANO S, PORNVILIWAN S, et al. Tetralogy of Fallot: favorable outcome of nonneonatal transatrial, transpulmonary repair[J]. Ann Thorac Surg, 1992, 54: 903–907.

[2] ASOU T, RACHMAT J. Slicing technique of the RV outflow tract in transatrial– transpulmonary repair for tetralogy of Fallot[J]. J Cardiovasc Surg, 2001, 42: 639–642.

▶ 合并症的管理（胸腺发育不良）◀（白井加奈子）

　　22q11.2 缺失是一种综合征，是涉及多种临床症状和多个器官的疾病，包括心脏病（如法洛四联症），需要多学科治疗。如果在患有心脏畸形的胎儿中发现合并胸腺发育不良，则很可能会有与 22q11.2 缺失综合征相关的心脏疾病。产前发现合并胸腺发育不良对出生后合并症的管理方面非常有帮助。

　　胎儿的胸腺在妊娠第 15 周左右就可以观察到，我们可以通过胎儿超声检查观察胸腺，胸腺位于胸廓前上部，大血管的前方，其回声低于毗邻的肺组织。但是，胸腺的大小和形状个体差异很大，并且没有固定的测量方法，因此难以对其进行评估。下面我们总结了文献中提到的几种胸腺测量方法。

TT-ratio 测量方法

Chaoui 等测量位于大血管前方的胸腺厚度，除以从胸骨到脊柱前缘的距离，称为 TT 比（图 3-121），TT 比与妊娠周数和胎儿体重无关，可以用来诊断胸腺发育不良。对比 302 例正常胎儿和 20 例合并 22q11.2 缺失的先心病胎儿，以及 90 例不合并 22q11.2 缺失的先心病胎儿，发现正常胎儿的 TT 比随孕周没有变化，平均 TT 比恒定在 0.44。在先心病组，不合并 22q11.2 缺失的先心病组 TT 比与正常胎儿相比没有明显差异。合并 22q11.2 缺失的先心病组平均 TT 比为 0.25，显著低于正常胎儿和不合并染色体异常的先心病组。笔者等对 17 例合并 22q11.2 缺失的先心病胎儿进行研究，平均 TT 比为 0.28，与以往研究结果一致，示例见图 3-122。

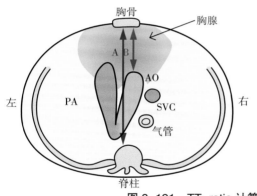

A：intrathoracic mediastinal diameter
（从胸骨到脊柱的距离）
B：thymic anteroposterior diameter
（胸腺的厚度）
TT-ratio = B/A

AO：主动脉
PA：肺动脉
SVC：上腔静脉
（3VTV）

图 3-121　TT-ratio 计算方法

正常胎儿

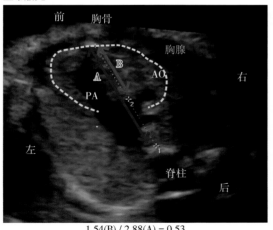

1.54(B) / 2.88(A) = 0.53

22q11.2 缺失综合征 主动脉离断 B 型

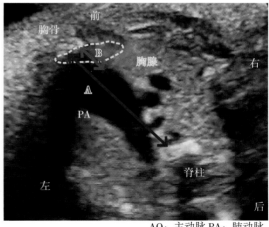

AO：主动脉 PA：肺动脉
1.3(B) / 7.3 (A) = 0.18

图 3-122　TT-ratio 计算示例

三血管切面（3VV）上测量方法

Cho 等报道了另一种测量方法，在 3VV 上，在垂直于胸骨和椎体连线的大血管前方，测量胸腺的最大横径（图 3-123）。他们研究了 352 例正常胎儿胸腺的最大横径与孕周之间的相关性，得到回归方程，胸腺直径（cm）= 0.15 × GA（孕周）-1.59（$r^2 = 0.86$，$P < 0.001$）。在妊娠 33 周时，胸腺横径（mm）和周数几乎相同。大于此数值的胸腺横径表示略大于此周数。在妊娠中期，胸腺横径值与腹围几乎相同。

胸腺位于胸廓的前上部，在很多病例中难以描绘，因此评价胸腺发育不全时要特别注意。特别是测量胸腺横径，我们也有很多病例很难测量，因此，有必要将几种测量方法相结合多方面评估胸腺的发育。

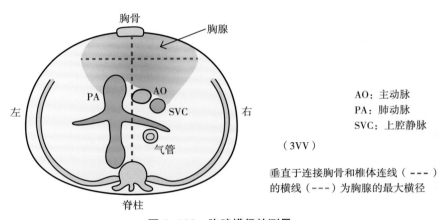

AO：主动脉
PA：肺动脉
SVC：上腔静脉

（3VV）

垂直于连接胸骨和椎体连线（- - -）
的横线（- - -）为胸腺的最大横径

图 3-123　胸腺横径的测量

● 参考文献

[1] CHAOUI R, HELING KS, SARUT LOPEZ A, et al. The thymic–thoracic ratio in fetal heart defects: a simple way to identify fetuses at high risk for microdeletion 22q11[J]. Ultrasound Obstet Gynecol, 2011, 37: 397–403.

[2] CHO JY, MIN JY, LEE YH, et al. Diameter of the normal fetal thymus on ultrasound[J]. Ultrasound Obstet Gynecol, 2007, 29: 634–638.

右心室双出口

川泷元良（东北大学妇产科/神奈川县儿童医疗中心围产期医疗部新生儿科）

》 右心室双出口（DORV）的概述 《

形态

　　主动脉和肺动脉均起自右心室称为右心室双出口（DORV）。当有动脉骑跨时，如果骑跨的动脉 50% 以上位于右心室，也包括在 DORV 中，这是用来定义 DORV 的 50% 法则（图 3-124）。胚胎发育早期，将来发育成流出道的圆锥动脉干与右心室相连，同时，圆锥动脉干在螺旋分为肺动脉和主动脉时向左侧移动，最终使左心室和主动脉相连，右心室和肺动脉相连，形成正常的流出道。如果圆锥动脉干向左侧移位不足，则肺动脉和主动脉都和右心室相连，造成 DORV（图 3-125）。圆锥动脉干向左侧移位不足，再加上圆锥动脉干分隔异常，就会形成室间隔缺损（VSD）型、法洛四联症（TOF）型、完全性大动脉转位（TGA）型等 DORV 的不同类型。

DORV：double outlet right ventricle

》 分型 《

　　DORV 包含的疾病种类非常广泛，包括单心室疾病。这里将 DORV 限定于存在双心室 "SDN" 的普通类型，但这仍然包含有非常广泛的疾病类型。

VSD：ventricular septal defect

　　根据症状 DORV 可以分为 3 种类型。由于肺血流量增加导致心力衰竭为主要症状的 VSD 型，由于肺血流量减少而引起发绀的 TOF 型，以及由于未氧合的血液进入全身循环导致发绀和肺血流量增加而引起心力衰竭为主要症状的 TGA 型。

TOF：tetralogy of Fallot

TGA：transposition of great arteries

大动脉骑跨超过 50% 时，可以诊断为 DORV

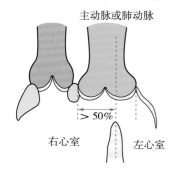

图 3-124　50% 法则

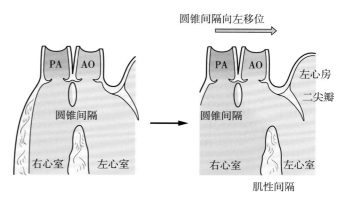

图 3-125　圆锥动脉干发育异常

胎儿诊断各论

在肺内经过氧合的血液流经左心室后的唯一出口是 VSD，血液的流动方向取决于 VSD 靠近哪条动脉。依据 VSD 与两大动脉的位置关系将 VSD 分为主动脉瓣下 VSD、肺动脉瓣下 VSD、双动脉瓣下 VSD 和远离主动脉和肺动脉瓣型 VSD 四类（图 3–126）。另外，肺动脉狭窄的程度决定了是否存在肺动脉高压和肺血流量。因此，近年来根据 VSD 的位置和有无肺动脉狭窄，又将 DORV 分为以下 4 种类型，在临床上被广泛应用。

VSD 型：VSD 位于主动脉瓣下（主动脉瓣下 VSD），或位于肺动脉和主动脉之间（双动脉瓣下），无肺动脉狭窄，血流动力学类似于 VSD。

TOF 型：VSD 位于主动脉瓣下（主动脉瓣下 VSD），伴有肺动脉狭窄，血流动力学类似于 TOF。

TGA 型：VSD 位于肺动脉瓣下（肺动脉瓣下 VSD），称为 TGA 型，其中，没有肺动脉狭窄时被称为 Tausig–Bing 畸形。

远离型 VSD：VSD 远离主动脉和肺动脉（远离型 VSD）。这种类型通常很难建立。由 VSD 到大血管的连接以建立双心室循环，常选择 Fontan 术。

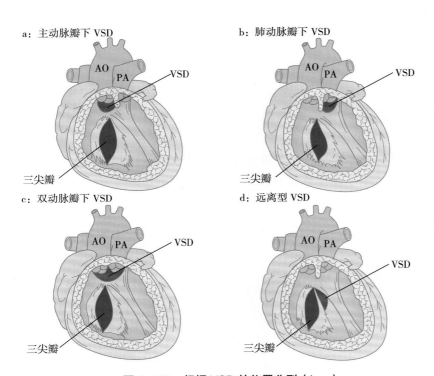

图 3–126　根据 VSD 的位置分型（Lev）

》筛查《

探头操作手法

五腔心切面（5CV）是筛查的关键切面。首先，从四腔心切面（4CV）向胎儿头侧稍微移动探头就可以显示 5CV（action 1），但是通过这种手法，显示的 5CV 比较短。因此，当显示 5CV 的时候，同时将探头向胎儿足侧（action 2）或逆时针旋转（action 3），就可以观察到较长的 5CV。心尖朝下的 5CV 常不能充分观察到流出道。此时，建议将探头向母体腹壁侧方移动，改变超声波的方向，使切面变为心尖朝向侧面的侧向 4CV，然后加上 action 3 的操作即可显示较好的 5CV。

5CV：5 chamber view

4CV：4 chamber view

5CV

DORV 时需要观察心室和动脉之间的连接。正常情况下，室间隔与主动脉前壁相连续。TOF 时，主动脉前壁向右心室移位（主动脉骑跨）。TGA+VSD 中的一部分病例肺动脉前壁向右心室侧移位（肺动脉骑跨）。当进一步移位时，主动脉或肺动脉的 50% 以上起自右心室，可诊断为 DORV（50% 法则）（图 3-127 至图 3-129）。

在 5CV 上，还可观察二尖瓣与主动脉瓣或肺动脉瓣之间是否存在肌肉组织（圆锥肌）。如果有圆锥肌，即没有纤维连续，这可以作为诊断 DORV 的参考（图 3-127）。

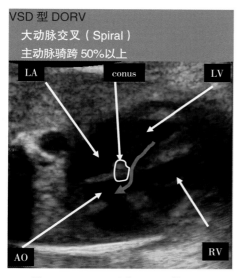

图 3-127　VSD 型 DORV 的 5CV

胎儿诊断各论

179

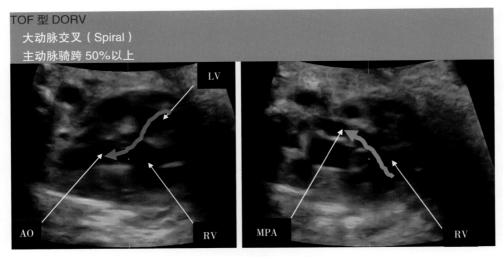

图 3-128　TOF 型 DORV 的 5CV

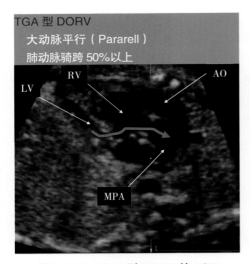

图 3-129　TGA 型 DORV 的 5CV

三血管切面（3VV）

在 3VV 上，可以同时观察主动脉和肺动脉，比较内径大小。如果主动脉内径明显小于肺动脉，则可能有主动脉瓣下狭窄、主动脉瓣狭窄、主动脉缩窄或主动脉弓离断。如果肺动脉内径小于主动脉，则可能有肺动脉瓣下狭窄、肺动脉瓣狭窄或外周肺动脉狭窄。

三血管气管切面（3VTV）

正常胎儿心脏中，主动脉弓和动脉导管弓呈"V"形汇合（"V"形征）。这两个弓的大小相同，颜色相同，血流方向相同。如果无法观察到"V"形征，可以考虑右位主动脉弓、TGA 型 DORV 或主动脉弓离断。如果一侧弓非常细，主动脉弓细则考虑主动脉缩窄；动脉

3VV : 3 vessel view

3VTV : 3 vessel trachea view

导管弓细则考虑肺动脉狭窄或闭锁。另外，两个弓血流方向相反时，则考虑半月瓣重度狭窄 / 闭锁。

右位主动脉弓（RAA）的筛查

研究发现，RAA 常合并心脏畸形。圆锥动脉干畸形中 20% ～ 40% 会合并 RAA。RAA 可以从 4CV、5CV、3VV 上降主动脉位于脊柱右前方来初步筛查。3VTV 上，主动脉弓位于气管右侧可以明确诊断 RAA（参见第 227 页的图 3–188、图 3–189，第 229 页的图 3–192）。

RAA：right aorlic arch

▶ 详细检查 ◀

VSD 的位置

需要用 5CV 来观察 VSD 和大动脉的位置关系。如果大动脉骑跨在室间隔上，需要观察骑跨的动脉是主动脉还是肺动脉。如果两条大动脉都完全起自右心室，需进行 action 2 或 action 3 操作，可以在一个切面上同时显示 VSD 和大动脉。另外，在此切面上应用彩色多普勒，可以观察通过 VSD 的血流进入哪条大动脉（图 3–130）。

主动脉瓣下 VSD（图 3–127）

如果主动脉骑跨在室间隔上，或者 VSD 和主动脉可以在同一切面上显示，并且彩色多普勒可以确认血流通过 VSD 后进入主动脉，则可以诊断为主动脉瓣下 VSD。

肺动脉瓣下 VSD（图 3–129）

如果肺动脉骑跨在室间隔上，或者 VSD 和肺动脉可以在同一切面上显示，并且彩色多普勒可以确认血流通过 VSD 后进入肺动脉，则可以诊断为肺动脉瓣下 VSD。

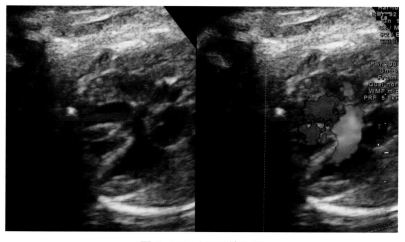

图 3–130　VSD 的位置

双动脉下 VSD

VSD 和主动脉可以在同一切面上显示，并且彩色多普勒可以确认血流通过 VSD 进入主动脉。

同时，VSD 和肺动脉也可以在同一切面上显示，并且彩色多普勒也可以确认血流通过 VSD 进入肺动脉，此时可以诊断为双动脉瓣下 VSD。

远离型 VSD（图 3-131）

当可以在 4CV 上显示膜周部流入道 VSD 时，此时 VSD 与大动脉之间的距离非常远。5CV 无法在同一切面上显示 VSD 和大动脉，这种情况诊断为远离型 VSD。

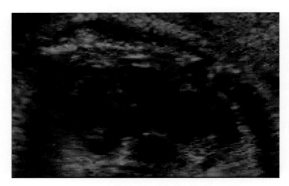

图 3-131　远离型 VSD

肺动脉狭窄的诊断

从 5CV 到 3VV 上观察肺动脉。当肺动脉瓣环径非常小（小于主动脉瓣环径的一半）时，可以诊断为肺动脉狭窄。但是，在肺动脉瓣狭窄时，由于肺动脉干可以有狭窄后扩张，易被误认为肺动脉粗大。因此，我们不仅要确认肺动脉的直径，还要确认肺动脉瓣的开放情况。

另外，由于可以同时存在肺动脉瓣下狭窄和左、右肺动脉分支狭窄，因此，需要仔细观察整个肺动脉。再就是，可以使用彩色多普勒观察肺动脉内是否有彩色血流，利用脉冲多普勒根据流速可以快速定量诊断肺动脉狭窄，根据 VSD 的位置和是否有肺动脉狭窄来进行分型。

主动脉瓣下、主动脉瓣、主动脉弓狭窄

需要准确评估是否存在主动脉瓣下、主动脉瓣、主动脉弓狭窄，因为这些情况下体循环血流量减少，出生后可能需要紧急救治。TGA 型 DORV 可合并主动脉缩窄（图 3-132）和主动脉弓离断，VSD 型和远离 VSD 型也可以合并。在合并重度主动脉缩窄和主动脉弓离断的病例中，可能同时合并主动脉瓣狭窄和主动脉瓣下狭窄。

房室瓣腱索异常连接

DORV 常合并房室瓣腱索连接异常。如果有腱索异常连接，可影响治疗策略，常不能直接修补 VSD，需要选择 Fontan 手术而不是双心室修复。当 VSD 较大或左右心室发育不均衡时，需要关注是否有房室瓣的腱索异常连接（图 3-133）。

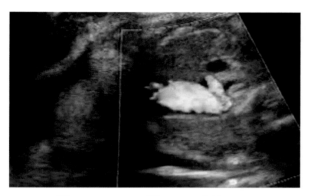

图 3-132　TGA 型 DORV 合并 COA

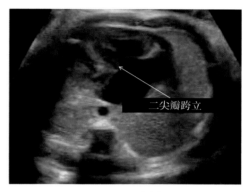

二尖瓣跨立

图 3-133　二尖瓣跨立

胎儿期诊断率的趋势

近年来，胎儿期诊断率逐年直线上升，2011 ～ 2013 年，胎儿期诊断率为 85%（参见第 308 页图 6-11），高于 TGA 的 50% 和 TOF 的 63%。

参考文献

[1] KIM N, FRIEDBERG MK, SILVERMAN NH. Diagnosis and prognosis of fetus with double outlet right ventricle[J]. Prenat Diagn, 2006, 26: 740–745.

[2] SILVERMAN NH, GLICHSTEIN JS, PRINTZ BF, et al. Prenatal diagnosis of conotranchal malformations: diagnostic accuracy, outcome, chromosome abnormalities[J]. Am J Perinatol, 2006, 23: 241–245.

[3] ZIDERE V, PUSHPARAJAH K, ALLAN LD, et al. Three-dimensional fetal echocardiography for prediction of postnatal surgical approach in double outlet right ventricle: a pilot study[J]. Ultrasound Obstet Gynecol, 2013, 42: 421–425.

[4] HARTGE DR, NIEMEYER L, AXT-FLIEDNER R, et al. Prenatal detection and postnatal management of double outlet right ventricle: (DORV) in 21 singleton pregnancies[J]. J Matern Fetal Neonatal Med, 2012, 25: 58–63.

[5] LAGOPOULOS ME, MANLHIOR C, MCCRIDLE BW, et al. Impact of prenatal diagnosis and anatomical subtype on outcome in double outlet right ventricle[J]. Am Heart J, 2010, 160: 692–700.

出生后的治疗（麻生俊英）

右心室双出口（DORV）从形态、临床症状、治疗策略上都涉及多种不同的解剖和病理情况，不能一概而论。DORV 的定义是两条大动脉都起源于右心室。大动脉的起源遵循 50% 法则，即两条大动脉都必须位于右心室或一条大动脉 50% 以上位于右心室，另一条大动脉完全起自右心室。

胎儿诊断各论

DORV：double outlet right Ventricle

手术分类

此处将按 DORV 的类型对手术方式进行分类。在 DORV 中可以进行的手术方式包括：①单独修补 VSD；②与法洛四联症手术相同；③ Rastelli 手术；④大动脉调转术；⑤ Fontan 手术（图 3-134）。

VSD：ventricular septal defect

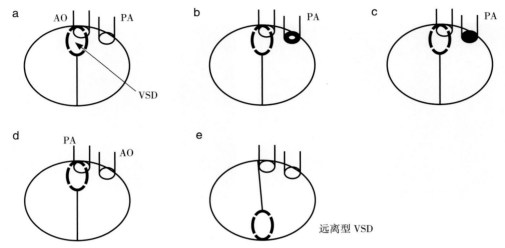

a：主动脉瓣下 VSD，仅需修补 VSD，或重建左心室流出道，可以进行双心室修复

b：除了上述情况外，还合并肺动脉狭窄，手术方式类似法洛四联症。与法洛四联症的不同之处在于，DORV 主动脉骑跨率更高

c：与 Rastelli 手术相同，需重建右心室流出道

d：肺动脉瓣下 VSD，需要进行大动脉调转术，如 Taussig-Bing 畸形

e：VSD 远离主动脉瓣和肺动脉瓣（远离型 VSD），虽然可以行心内隧道重建左心室流出道，但是隧道通常较长，远期容易有狭窄，因此常选择 Fontan 手术

图 3-134　基于 DORV 分型的手术方式

根据 DORV 的特征可以进行上述手术。如果 VSD 位于主动脉瓣下，则进行常规手术，修补 VSD 建立心内隧道将左心室隔到主动脉侧，心内隧道的建立是手术成功的关键。如果合并肺动脉狭窄，则手术方式类似于法洛四联症。如果能对现有右心室流出道扩大疏通则类似于法洛四联症手术，如果需要新建外管道，则与 Rastelli 手术相同。

如果 VSD 远离主动脉瓣，位于肺动脉瓣下，则适合进行大动脉调转术，如 Taussig-Bing 畸形。如果是远离主动脉瓣和肺动脉瓣的 VSD，虽然可以行心内隧道重建左心室流出道，但隧道通常较长，远期容易有狭窄，因此，通常选择 Fontan 手术。

单一流出道疾病
（永存动脉干和室间隔缺损合并肺动脉闭锁）

川泷元良（东北大学妇产科／神奈川县儿童医疗中心围产期医疗部新生儿科）

单一流出道疾病

永存动脉干（TA）和室间隔缺损合并肺动脉闭锁（VSD PA）是血流动力学完全不同的心脏畸形，但在形态上有很多相似之处，胎儿期容易误诊。因此，下面将一起进行讨论。

永存动脉干

疾病的概念（血流动力学）

胚胎学上，圆锥动脉干在分隔为肺动脉和主动脉的过程中，如果圆锥动脉干分隔不完全，则流出道就不能完全分隔，形成永存动脉干（图 3-135）。两个心室通过 VSD 相通，唯一出口就是血流通过动脉瓣进入动脉总干，然后肺循环和体循环马上分开。

由于肺动脉直接从高压的总动脉干发出，所以新生儿早期就会出现重度肺动脉高压，肺血流量增加并迅速导致心力衰竭。当动脉瓣发育异常时，可合并瓣膜狭窄和反流。严重的瓣膜狭窄或反流可导致胎儿期或新生儿期进行性心力衰竭。合并主动脉弓离断的 TA 类型，下半身的血液来自于动脉导管，如果出生后动脉导管关闭，则会发生休克。

TA：runcus arteriosus

VSD PA：ventricular septal defect with pulmonary atresia

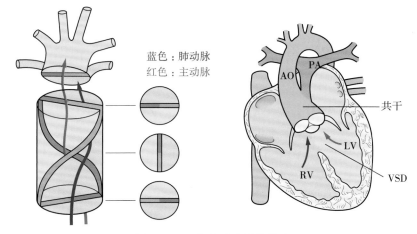

蓝色：肺动脉
红色：主动脉

共干

图 3-135　永存动脉干的发生

胚胎学上，当圆锥动脉干被分隔为肺动脉和主动脉时，如果圆锥动脉干分隔不完全，则流出道就不能完全分隔，形成永存动脉干

PA：肺动脉
AO：主动脉
RV：右心室
LV：左心室
VSD：室间隔缺损

胎儿诊断各论

185

四腔心切面（4CV）

4CV上通常没有明显的异常。心尖的指向较正常偏左（心轴左偏）虽然不是特异性表现，但对于筛查TA还是有一定提示作用（图3-136）。另外，在合并右位主动脉弓的病例中，腹主动脉位于脊柱右侧也有助于筛查。在合并重度动脉瓣狭窄的病例，可有进行性的双心室肥厚。

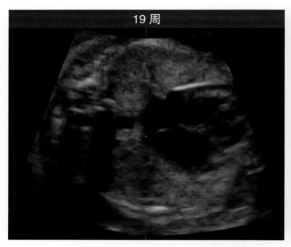
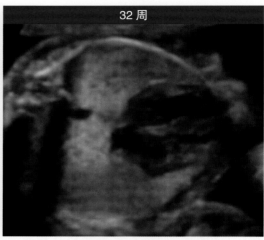

心尖的指向较正常偏左（心轴左偏）虽然不是特异性表现，但对于筛查TA还是有一定提示作用。另外，在合并右位主动脉弓的病例中，腹主动脉位于脊柱右侧也有助于筛查。在合并重度动脉瓣狭窄的病例，可有进行性的双心室肥厚

图3-136　TA的4CV

五腔心切面（5CV）

可见大的流出道VSD，单一大动脉骑跨。该切面可直接观察动脉瓣的形态（发育异常、瓣叶数目）。彩色多普勒和脉冲多普勒可观察动脉瓣的狭窄和反流情况（图3-137、图3-138）。

三血管切面（3VV）

正常的3VV切面上，肺动脉干、主动脉和上腔静脉呈线性排列，内径由大到小（"团子三兄弟"）。永存动脉干中观察不到这些现象（图3-139）。

三血管气管切面（3VTV）

不伴有主动脉弓离断的永存动脉干类型（A1～A3）通常没有动脉导管。伴有主动脉弓离断的永存动脉干类型（A4）则没有主动脉弓。因此，所有的永存动脉干病例，3VTV上都没有正常的"V"形结构。

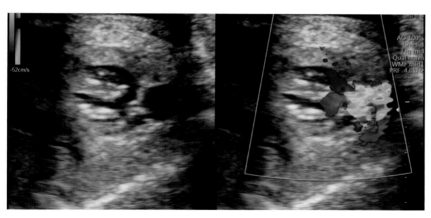

可见大的流出道 VSD，单一大动脉骑跨。该切面可直接观察动脉瓣的形态（发育不良、瓣叶数目）。彩色多普勒和脉冲多普勒可观察动脉瓣的狭窄和反流情况

图 3-137　TA 的 5CV ①

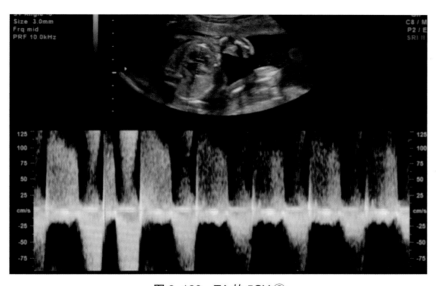

图 3-138　TA 的 5CV ②

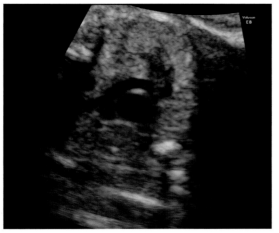

永存动脉干时没有"团子三兄弟"征象

图 3-139　TA 的 3VV

详细检查

　　对于永存动脉干患者，肺动脉干是否存在、左右肺动脉分支的形态以及是否合并主动脉弓离断与疾病转归和治疗策略关系密切。因此，依据上述考虑采用以下分型方法（A1～A4）（图 3-140）。

　　此外，动脉瓣的反流和狭窄程度与心力衰竭的进展速度、治疗方案以及预后都关系密切，因此需要准确评估。

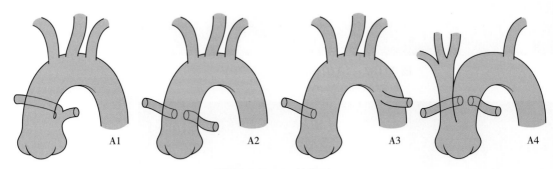

图 3-140　TA 的分型

室间隔缺损合并肺动脉闭锁

血流动力学

　　由于本病合并肺动脉闭锁，血液需要通过其他旁路流入肺部。通常有两种类型：动脉导管类型（VSD PA PDA）和体肺侧枝类型（从主动脉弓到降主动脉可有多条侧枝供应肺循环，VSD PA MAPCA）（图 3-141）。在 VSD PA PDA 类型中，肺血流量取决于

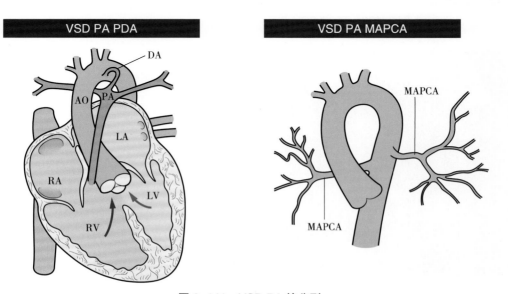

图 3-141　VSD PA 的分型

动脉导管的大小和形态，因此可以通过调节前列腺素 E₁（PGE₁）的剂量来适当控制肺血流量。

另外，在 VSD PA MAPCA 中，肺血流量决定于体肺侧支动脉（MAPCA）的大小和数目，而 PGE₁ 的剂量无法调节肺血流量，因此，这种情况下，一些病例可能难以控制肺血流量。

筛查
4CV
和永存动脉干一样，4CV 上通常没有明显的异常。心尖的指向较正常偏左（心轴左偏）对于筛查具有一定提示作用。另外，在合并右位主动脉弓的病例中，腹主动脉位于脊柱右侧也有助于筛查。
5CV
可见大的流出道 VSD，主动脉骑跨。
3VV
如果肺动脉干细小或不存在，则不能显示正常的"团子三兄弟"征象。VSD PA PDA 可显示左、右肺动脉，而 VSD PA MAPCA 时左、右肺动脉非常细小或完全不能显示（图 3-142）。
彩色多普勒
VSD PA PDA 病例可显示动脉导管，但 VSD PA MAPCA 不能显示动脉导管。如果能确认有来自于主动脉弓到肺动脉的逆向血流信号，则为 VSD PA PDA（图 3-143）。如果发现有降主动脉到两肺野的多个体肺侧枝（MAPCA），则为 VSD PA MAPCA。

PGE₁：
prostaglandin E₁

MAPCA：
major
aortopulmonary
collateral artery

胎儿诊断各论

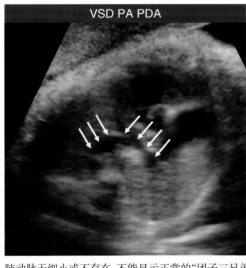
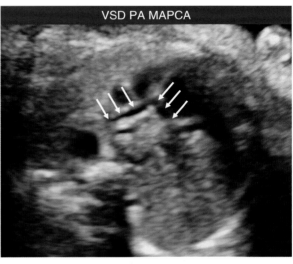

肺动脉干细小或不存在，不能显示正常的"团子三兄弟"征象。VSD PA PDA 可显示左右肺动脉，而 VSD PA MAPCA 时左、右肺动脉非常细小或完全不能显示

图 3-142　VSD PA 的 3VV

189

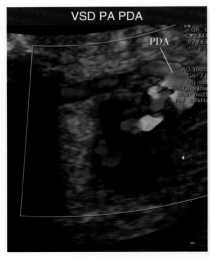
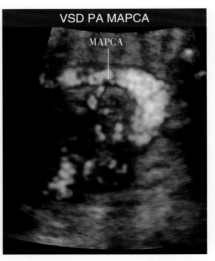

如果能确认有来自于主动脉弓到肺动脉的逆向血流信号，则为 VSD PA PDA。如果发现有降主动脉到两肺野的多个体肺侧枝（MAPCA），则为 VSD PA MAPCA

图 3-143　VSD PA 的彩色多普勒

详细检查

　　永存动脉干和 VSD PA 在胎儿超声心动图上有很多共同点。在血流动力学上，永存动脉干是肺血增加，而 VSD PA 基本上是肺血减少，治疗方案完全相反。因此，胎儿期需要正确区分这两种疾病，但有时鉴别困难。

　　最大的鉴别点在于，永存动脉干时肺动脉起自动脉总干，但在 VSD PA 中，肺动脉通过主动脉弓发出的动脉导管或降主动脉发出的 MAPCA 连接到外周肺动脉（表 3-11）。

表 3-11　永存动脉干、VSD PA MAPCA 和 VSD PA PDA 的鉴别

项目	永存动脉干	VSD PA MAPCA	VSD PA PDA
VSD	○	○	○
大动脉骑跨	○	○	○
心轴左偏	○	○	○
RAA	○	○	○
单一流出道	○	○	○
动脉导管	×（A4 除外）	×	○（逆向血流）
半月瓣狭窄 / 反流	○	×	×
RPA / LPA	粗	非常细或 ×	细
肺循环血供	升主动脉	降主动脉（MAPCA）	主动脉弓（经动脉导管）

永存动脉干和 VSD PA 在胎儿超声心动图上有很多共同点。最大的鉴别点在于，永存动脉干时肺动脉起自动脉总干，但在 VSD PA 中，肺动脉通过主动脉弓发出的动脉导管或降主动脉发出的 MAPCA 连接到外周肺动脉

其次的鉴别要点是 5CV 流出道切面。如果动脉瓣为 3 个以上瓣叶，彩色多普勒可见狭窄和反流，则可能为永存动脉干。尽管 VSD PA PDA 和 VSD PA MAPCA 都有 VSD PA 的共同点，但是它们的产后病程、治疗策略和预后方面都有很大差异，因此需要在胎儿期准确诊断并区分。

3VV 上要注意左、右肺动脉的大小。VSD PA PDA 时左、右肺动脉与肺部大小相符，而 VSD PA MAPCA 时左、右肺动脉非常细小或完全没有。如果 3VTV 上发现从主动脉弓上分支的动脉导管，则为 VSD PA。另外，如果在 4CV ～ 5CV ～ 3VV ～ 3VTV 上能够发现从降主动脉到两肺野的多条体肺侧枝，则为 VSD PA MAPCA。

参考文献

[1] MUHLER MR, RAKE A, SCHWABE M, et al. Truncus arteriosus communis in a midtrimester fetus: comparison of prenatal ultrasound and MRI with postmormortum MRI and autopsy[J]. Eur Radiol, 2004, 14: 2120–2124.

[2] SIVANANDAM S, GLICKSTEIN JS, PRINTZ BF, et al. Prenatal diagnosis of conotranchal malformations: diagnostic accuracy, outcome, chromosome abnormalities, and extracardiac anomalies[J]. Am J perinatol, 2006, 23: 241–245.

[3] SWANSON TM, SELAMET TIERNEY ES, TWORETZKY W, et al. Truncus arteriosus: diagnostic accuracy, outcome, and impact of prenatal diagnosis[J]. Pediatr Cardiaol, 2009, 30：256–261.

[4] VESEL S, ROLLINGS S, JONES A, et al. Prenal diagnosed pulmonary atresia with ventricular septal defect: echocardiaography, genetics, associated anomalies and outcome[J]. Heart, 2006, 92：1501–1505.

[5] VOLPE P, PALADINI D, MARASIN M, et al. Common arterial trunk in the fetus: characteristics, associations, and outcome in a multicenter series of 23 cases[J]. Heart, 2003, 89:1437–1441.

▌出生后的治疗（麻生俊英）

永存动脉干（TA）和室间隔缺损合并肺动脉闭锁（VSD PA）虽然在胎儿期是结构形态类似、需要进行鉴别诊断的心脏畸形，但是出生后的症状和疾病表现有很大不同。在 TA 中，由于肺血流量增加可导致心力衰竭。而 VSD PA 的肺血流量依赖于动脉导管，因此出生后需要应用前列腺素，以及体肺分流术。另外，两者的外科治疗策略和手术方式也不同。TA 需要早期进行根治手术（Rastelli 手术）或分期手术，即首先行肺动脉环缩术，待心力衰竭好转后再行 Rastelli 手术。

体肺侧支动脉（MAPCA）

PAVSD 的治疗策略要根据是否存在明显的体肺侧支动脉（MAPCA）而不同。如果没有 MAPCA，则进行体肺分流术［Blalock- Taussig（BT）分流术］，1 年后进行 Rastelli 手术。MAPCA 的形态千差万别，不能一概而论。一般在合并 MAPCA 的情况下，要进行肺动脉单源化手术（单源化）以确保尽可能汇聚更多的肺动脉循环区域，进行 Rastelli 手术。

TA : truncus arteriosus

VSD PA : ventricular septal defect with pulmonary atresia

胎儿诊断各论

MAPCA : major aortopulmonary collateral artery

Rastelli 手术（图 3-144）

Rastelli 手术是在心室内建立从左心室到主动脉的血流通道，在心外建立从右心室到肺动脉的血流通道。在心内，要根据室间隔缺损（VSD）的位置来重建左心室流出道，但有时很难操作。如果 VSD 远离主动脉，或流入道室缺，或远离大动脉的肌部缺损（远离型 VSD），则重建的从左心室到主动脉的左心室流出道就会很长，要跨过三尖瓣或二尖瓣的瓣下组织，可能会压迫心内隧道或导致隧道弯曲。这时，我们需要放弃进行双心室修复，转而进行 Fontan 手术。

在 PA/VSD 中合并 MAPCA 的病例中，如何聚集更多的肺动脉供血区域是 Rastelli 手术成功的关键。如果肺动脉供血面积小，术后会出现肺动脉高压。通常 Rastelli 手术后的肺动脉压为左心室压的 50%，这也是术后需要关注的问题之一。

Rastelli 手术的另一个问题是用于右心室流出道的带瓣管道。随着患儿的成长，管道尺寸不匹配及耐久性问题会出现，远期可出现管道狭窄和瓣膜关闭不全。欧洲和美国使用的是同种异体移植物，但在日本很少应用，主要是使用由 PTFE 材料的人造血管制造的带瓣人工管道。与同种异体移植物相比，处理方式有所不同。最近在日本已经可以使用牛颈静脉带瓣外管道，成为 Rastelli 手术尤其是婴儿患者的福音。另外，永存动脉干多合并动脉瓣形态异常，如四叶瓣或五叶瓣，可有动脉瓣狭窄或关闭不全，因此，常需要进行动脉瓣三瓣化修复或置换人工瓣膜。

Rastelli 手术，随着患儿的成长导致的人工管道不匹配问题，则需要再次进行置换手术。通常首次手术时不管选用哪种人工管道，直径需要在 15mm 以下，大多数病例需要在 7 年内进行再次置换手术。另外，人工管道直径超过 15mm 时，大多数病例能维持 10 年。

VSD：ventricular septal defect

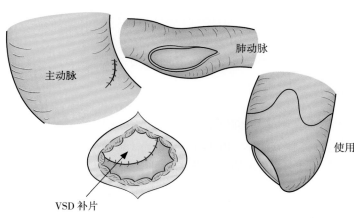

先将 VSD 修补，建立左心室到主动脉的心内隧道，然后，缝合从右心室流出道到肺动脉的带瓣人工管道。图示为使用牛颈静脉带瓣外管道

图 3-144　Rastelli 手术

完全性大动脉转位

川泷元良（东北大学妇产科／神奈川县儿童医疗中心围产期医疗部新生儿科）

▶ 血流动力学 ◀

完全性大动脉转位（TGA）出生后的血流动力学（图3-145）

　　正常心脏中，含氧量低的静脉血回流入右心房，从右心室进入肺动脉。经过肺循环后含氧量高的血液回流入左心房，从左心室进入主动脉。因此，含氧量高的血液供应全身。在完全性大动脉转位（TGA）中，含氧量低的静脉血回流入右心房，经右心室进入主动脉。经过肺循环含氧量高的血液回流入左心房，经左心室进入肺动脉。因此，含氧量低的血液进入体循环。由于卵圆孔和动脉导管的开放，可以进行少量的血液交换，维持最低限度的血氧饱和度，因此，卵圆孔和动脉导管是TGA患儿维持生命必须的生命通道。

TGA：transposition of the great arteries

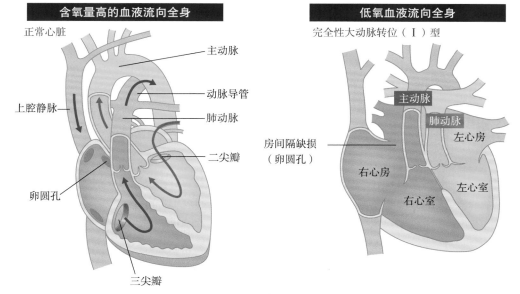

图3-145　TGA出生后的血流动力学

TGA胎儿期的血流动力学（图3-146）

　　低氧血液回流入右心房，经右心室进入主动脉。经胎盘氧合后的血液经脐静脉，通过卵圆孔进入左心房、左心室及肺动脉。小部分血液进入外周肺动脉，经肺部氧合后回流入左心房。

胎儿诊断各论

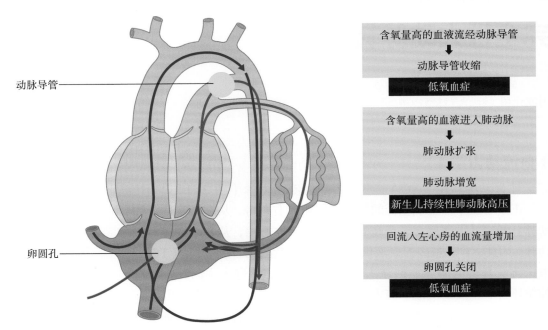

含氧量高的血液流经动脉导管

动脉导管收缩

低氧血症

含氧量高的血液进入肺动脉

肺动脉扩张

肺动脉增宽

新生儿持续性肺动脉高压

回流入左心房的血流量增加

卵圆孔关闭

低氧血症

动脉导管

卵圆孔

图 3-146　TGA 胎儿期的血流动力学

　　大部分血液通过动脉导管供应下半身。进入外周肺动脉的血液可使外周肺动脉扩张，回流入左心房的血流量增加，左心房压增加，结果使卵圆孔变窄。

▶ 筛查 ◀

　　TGA 有许多需要观察的内容，应用尽可能多的观察内容进行筛查是减少漏诊的关键。

五腔心切面（5CV）

　　圆锥动脉干畸形，如 TGA、法洛四联症（TOF）是由于圆锥动脉干发育异常导致的先天性心脏病。5CV 是观察心室与大动脉连接的横切面，在诊断圆锥动脉干畸形中非常重要。在 action 1 中，5CV 可以观察到的大动脉范围很小，因此可以快速筛查过。action 2 和 action 3 的操作可以更好地观察 5CV。通过 action 2 和 action 3，我们可以在同一个切面上同时观察到两条平行走形的大血管。

　　在正常心脏中，左心室发出的大动脉向右上方走行（主动脉），没有分叉。TGA 中，左心室发出的大动脉笔直向后走行（肺动脉），并立即分为左、右肺动脉分支（图 3-147）。

　　在正常心脏中，左心室发出的大动脉向右上方走行（主动脉），没有分叉。TGA 中，左心室发出的大动脉笔直向后走行（肺动脉），并立即分为左、右肺动脉分支。

5CV：5 chamber view

TOF：tetralogy of Fallot

正常 　　　　　　　　　　　　TGA

在正常心脏中，左心室发出的大动脉向右上方走行（主动脉），没有分叉。TGA 中，左心室发出的大动脉笔直向后走行（肺动脉），并立即分为左、右肺动脉分支

图 3-147　左心室流出道

三血管切面（3VV）

3VV：3 vessel view

　　在正常心脏中，右心室发出的大动脉（肺动脉干）向左侧走行，在胸骨后方、主动脉前方向左后方走行，与降主动脉相连。3VV 上，肺动脉干、主动脉和上腔静脉像"团子三兄弟"一样在一条直线上排列，肺动脉干发出左、右肺动脉分支。

　　TGA 中，右心室发出的大动脉（升主动脉）笔直地向后走行（图 3-148）。3VV 上，肺动脉干、主动脉和上腔静脉不在一条直线上（图 3-149）。

三血管气管切面（3VTV）

3VTV：3 vessel trachea view

　　正常心脏中，3VTV 上动脉导管弓和主动脉弓呈"V"形汇合，主动脉弓在后，并且较短。

　　TGA 中，从右心室发出的大动脉在脊柱前方向左弯曲，与降主动脉相连。3VTV 上观察不到动脉导管弓，只能观察到较长的主动脉弓（"I"形征）（图 3-150）。

胎儿诊断各论

正常 　　　　　　　　　　　　TGA

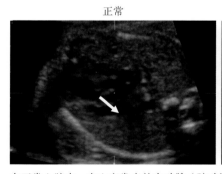 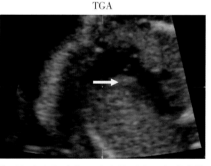

在正常心脏中，右心室发出的大动脉（肺动脉干）向左侧走行，在胸骨后方、主动脉前方向左后方走行，与降主动脉相连。TGA 中，右心室发出的大动脉（升主动脉）笔直向后走行

图 3-148　右心室流出道

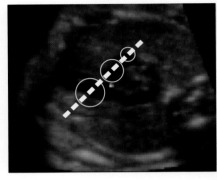
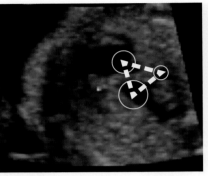

正常心脏中，肺动脉干、主动脉和上腔静脉像"团子三兄弟"一样在一条直线上排列。TGA 时，肺动脉干、主动脉和上腔静脉不在一条直线上

图 3-149　TGA 的 3VV

正常　　　　　　　　　　　　　　TGA

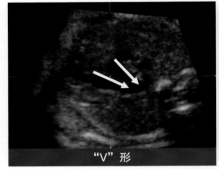
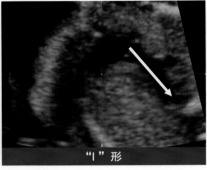

"V" 形　　　　　　　　　　　　　"I" 形

正常心脏中，动脉导管弓和主动脉弓呈"V"形汇合，主动脉弓在后，并且较短。TGA 中，观察不到动脉导管弓，只能观察到较长的主动脉弓（"I"形征）

图 3-150　TGA 的 3VTV

斜切面

由于 5CV 观察到的大动脉的范围很小，很容易一扫而过。成功地观察 5CV 需要尽量显示较长的大动脉，即将探头向胎儿足侧倾斜以显示斜断面，此切面上可以同时观察到两条大动脉平行走行（图 3-151）。

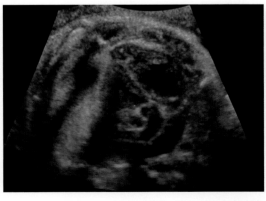

由于 5CV 观察到的大动脉的范围很小，很容易一扫而过。成功观察 5CV 需要尽量显示较长的大动脉，即将探头向胎儿足侧倾斜以显示斜断面，此切面上可以同时观察到两条大动脉平行走行

图 3-151　TGA 的斜切面

❱ 高危病例的评价 ❰

随着胎儿期诊断 TGA 病例的积累，发现 10% 以上的 TGA 病例出生后会很快出现病情急剧恶化。

急剧恶化的机制
动脉导管狭窄

来自胎盘的含氧量高的血液通过静脉导管、卵圆孔、左心房、左心室和肺动脉，进入动脉导管。动脉导管接受含氧量高的血液时会发生收缩。因此，几乎所有的 TGA 病例都有不同程度的动脉导管收缩，部分 TGA 胎儿动脉导管几乎完全关闭。

肺动脉的闭塞性病变

肺动脉接受含氧量高的血液时，可发生扩张。由于动脉导管收缩和肺动脉扩张，肺血流量增加，导致肺动脉壁增厚。出生后，再加上肺炎、胎粪吸入综合征等因素，容易在新生儿期引起新生儿持续性肺动脉高压（PPHN）。

PPHN：persistent pulmonary hypertension of newborn

卵圆孔狭窄

当肺血流量增加时，回流入左心房的血流量增加，左心房压上升。卵圆孔是胎儿期血液从右心房进入左心房的生理通道。当左心房压上升时，卵圆孔变窄，血流通过受限。

胎儿期的评价
卵圆孔狭窄

尽管很难准确地评估卵圆孔的狭窄程度，但二维超声显示卵圆瓣凸向左心房侧，几乎没有活动性，彩色多普勒检查没有发现通过卵圆孔的血流（图 3-152），被认为是卵圆孔狭窄最可靠的发现。通常，动脉导管和卵圆孔狭窄是有关联的，在动脉导管严重狭窄的病例中，多可见卵圆孔狭窄。

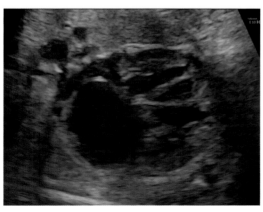

准确评估卵圆孔的狭窄程度有一定困难，但二维超声显示卵圆瓣凸向左心房侧，几乎没有活动性，彩色多普勒检查没有发现通过卵圆孔的血流，被认为是卵圆孔狭窄最可靠的发现

图 3-152　4CV（卵圆孔）

胎儿诊断各论

197

动脉导管狭窄

胎儿超声心动图可以准确地评估动脉导管狭窄。除了二维超声，彩色多普勒对评价动脉导管狭窄也很有帮助（图3-153）。

肺动脉的闭塞性病变

胎儿期不能通过超声来评价肺动脉闭塞性病变。因此，即便不存在卵圆孔狭窄、动脉导管狭窄的病例，也有发生病情急剧恶化的可能。

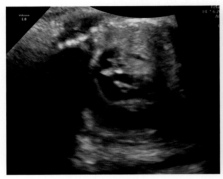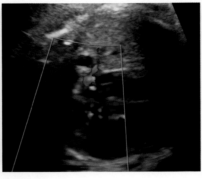

动脉导管走行迂曲，动脉导管内组织凸出形成隔板征。彩色多普勒可以更准确地评价动脉导管狭窄。由于动脉导管狭窄、迂曲走行，狭窄处血流速度增快，呈湍流

图 3-153　动脉导管

● 参考文献

[1] BLYTH M, HOWER D, GNANAPRAGASAM J, et al. The hiden mortality of transposition of great arteries and survival advantage provided by prenatasl diagnosis[J]. Br J Obstet Gynecol, 2008, 115: 1096–1100.

[2] BONNET D, COLTRI A, BUTERA G, et al. Detection of transposition of great arteries in fetuses reduces neonatal morbidity and mortality[J]. Circulation, 1999, 99: 916–918.

[3] VAN VELZEN CL, HAAK MC, REIJINDERS G, et al. Prenatal detection of transposition of great arteries in fetuses reduces morbidity and mortality[J]. Ultrasound Obstet Gynecol, 2015, 45: 320–325.

[4] ISHII Y, INAMURA N, KAWAZU Y, et al. I–shaped sign in the upper mediastinum: a novel potential marker for antenatal diagnosis of d–transposition of great arteries[J]. Ultrasound Obstet Gynecol, 2013, 41: 667–671.

[5] PALADINI D, VOLPE P, SGLAVO G, et al. Transposition of great arteries in the fecuses: assessment of the special relationship of the arterial trank by four dimensional echocardiography[J].Ultrasound Obstet Gynecol, 2008, 31: 271–276.

预后 （金 基成）

本病的自然预后不良，必须进行手术治疗。但仍有一部分患儿在出生后即出现严重发绀，未能进行手术而死亡，原因包括卵圆孔或动脉导管狭窄导致动静脉血混合不良以及新生儿窒息导致新生儿持续性肺动脉高压。因此，产前不仅要对该病进行准确诊断，还要对卵圆孔和动脉导管的大小进行评价以识别高危病例，适时终止妊娠并进行后续紧急治疗（卵圆孔扩大），以进一步提高患儿得到手术的机会。

手术方式已从既往的心房调转术发展到现在的动脉调转术，使TGA的近期和远期预后都得到了明显改善。目前很多医院的手术死亡率在5%以下。手术死亡的主要危险因素包括冠状动脉壁内走行等

冠脉走行异常。

远期死亡率很低，死亡原因包括冠状动脉狭窄、冠脉受压引起的心肌缺血、心律失常等。

手术后常遗留肺动脉狭窄，如果狭窄严重，可导致右心室压升高，需要通过心导管或手术扩张肺动脉。

尽管大多数病例没有精神运动发育异常，但近年来有报道认为，从胎儿期开始，由于脑缺氧可引起脑容积减小，其对于精神运动发育的影响还有待进一步研究。另外，由于大动脉调转术的历史还相对较短，手术的远期预后还有待于进一步观察。

● 参考文献

[1] BLYTH M, HOWE D, GNANAPRAGASAM J, et al. The hidden mortality of transposition of the great arteries and survival advantage provided by prenatal diagnosis[J]. BJOG, 2008, 115: 1096–1100.

[2] MAENO YV, KAMENIR SA, SINCLAIR B, et al. Prenatal features of ductus arteriosus constriction and restrictive foramen ovale in d–transposition of the great arteries[J]. Circulation, 1999, 99: 1209–1214.

[3] SOONGSWANG J, ADATIA I, NEWMAN C, et al. Mortality in potential arterial switch candidates with transposition of the great arteries[J]. J Am Coll Cardiol, 1998, 32: 753–757.

[4] ROOFTHOOFT MTR, BERGMAN KA, WATERBOLK TW, et al. Persistent pulmonary hypertension of the newborn with transposition of the great arteries[J]. Ann Thorac Surg, 2007, 83: 1446–1450.

[5] BONNET D, COLTRI A, BUTERA G, et al. Detection of transposition of the great arteries in fetuses reduces neonatal morbidity and mortality[J]. Circulation, 1999, 99: 916–918.

[6] VILLAFAÑE J, LANTIN–HERMOSO, MR, BHATT AB, et al. D–Transposition of the great arteries. The current era of the arterial switch operation[J]. J Am Coll Cardiol, 2014, 64: 498–511.

[7] ZENG S, ZHOU QC, ZHOU JW, et al. Volume of intracranial structures on three–dimensional ultrasound in fetuses with congenital heart disease[J]. Ultrasound Obstet Gynecol, 2015, 46: 174–181.

▶ 出生后的治疗 ◀ （麻生俊英）

完全性大动脉转位（TGA）占先心病的 7%～8%，出生后需要早期进行手术治疗。根据是否存在室间隔缺损（VSD）和肺动脉狭窄（PS）可将 TGA 分为 3 种类型。

TGA Ⅰ型

TGA Ⅰ型不合并 VSD 和 PS，一般出生后 14 天内进行动脉转位术（ASO）（图 3–154）。出生 14 天后，肺动脉压下降，与肺动脉相连的左心室后负荷降低，会导致左心室在动脉转位术后不足以承担体循环功能。如果由于早产和感染等原因需要在生后 14 天后再进行动脉转位术，适当的术后管理也可挽救生命。如果术后早期出现左心室功能不全，通过减少后负荷或极端情况下使用左心室辅助循环装置，术后 24～48 小时内左心室功能有望恢复。

另外，在动脉转位术前锻炼左心室以使左心室可以适应体循环。实施肺动脉环束术以增加左心室压力，如果氧饱和度下降则增加体肺分流术（BT 分流术）。如果 1 周后左心室心肌质量增加，则进行动脉转位术（快速两期 ASO）。

TGA :
transposition of
great arteries

VSD : ventricular
septal defect

PS : pulmonary
stenosis

ASO : arterial
switch operation

胎儿诊断各论

a：冠状动脉移植法（trap-door）

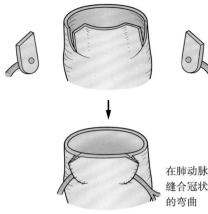

在肺动脉上切出"J"形，并缝合冠状动脉以减少冠状动脉的弯曲

b：Lecompte 法

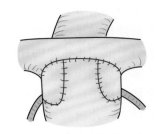

交换主动脉和肺动脉之间的前后关系，以减少肺动脉对冠状动脉的压迫或主动脉对肺动脉的压迫

图 3-154　动脉调转术

TGA Ⅱ型

TGA Ⅱ型合并 VSD，左心室压不会降低。因此，从左心室功能角度来看，可以在 2、3 个月时进行手术。但肺血流量增加，可能会导致心力衰竭和肺血管闭塞性病变的进一步发展，因此，需要 1 个月左右进行 VSD 修补和大动脉调转术。TGA 的特点是冠状动脉畸形种类繁多，而大动脉调转术的要点是成功进行冠状动脉移植而不引起心肌缺血。随着经验的积累，目前所有的 TGA 都可以成功进行大动脉调转术。

TGA Ⅲ型

对于 TGA Ⅲ型，根据 PS 的程度可先进行 BT 分流手术，择期进一步行根治术。根治手术一般选择 Rastelli 手术。在日本，同种异体移植物供体较少，因此，可以应用带瓣的 PTFE 人工管道重建右心室流出道。最近，有应用牛颈静脉带瓣外管道重建右心室流出道，选择范围有所扩大。TGA Ⅲ型 Rastelli 术后可有右心室流出道狭窄，左心室流出道从后方的左心室曲折走向主动脉，这往往在术后会引起左心室流出道狭窄。为了解决该问题，可以选择 Nikaido 手术作为根治性手术，即主动脉根部移位和重建左、右心室流出道。将左心室流出道与主动脉直接相连，从而减少左心室流出道狭窄。冠状动脉完全游离并进行冠脉移植。

● 参考文献

[1] ASOU T, KARL TR, PAWADE A, et al. Arterial switch: Translocation of the intramural coronary artery[J]. Ann Thorac Surg, 1994, 57: 461– 465.

[2] Committee for Scientific Affairs, The Japanese Association for Thoracic Surgery, MASUDA M, KUWANO H, et al. Thoracic and cardiovascular surgery in Japan during 2013; Annual report by The Japanese Association for Thoracic Surgery[J]. Gen Thorac Cardiovasc Surg, 2015, 63: 670–701.

主动脉缩窄

川泷元良（东北大学妇产科／神奈川县儿童医疗中心围产期医疗部新生儿科）

疾病的概念（血流动力学）

主动脉分为升主动脉、主动脉弓、峡部和降主动脉（图3-155）。正常情况下，峡部是主动脉最窄的部分。出生后动脉导管关闭，如果峡部狭窄无法保持下半身的血流供应时称为先天性主动脉缩窄（COA）。COA在活产新生儿中的发生率约为0.04%，占先天性心脏病（CHD）的5%～7%，约15%合并染色体异常，以22 q11.2缺失为主，男性多见。

从主动脉弓到峡部完全离断的先天性心脏病称为主动脉弓离断（IAA）。主动脉弓离断分为3型：主动脉峡部的离断为A型，左颈总动脉和左锁骨下动脉之间离断为B型，无名动脉和左颈总动脉之间离断为C型（图3-156）。C型非常罕见，A型和B型常见。B型通常与染色体异常有关，尤其是22q11.2缺失综合征。

COA：coarctation of aorta

CHD：congenital heart disease

IAA：interruption of aortic arch

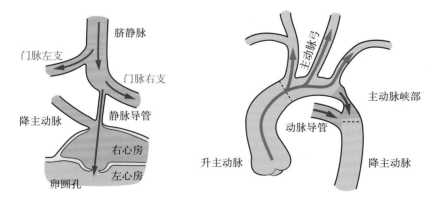

COA形成的首要原因是流入左心室的血流量减少，造成左心室流向主动脉的血流减少，继而通过主动脉峡部的血流量减少，造成COA（血流理论）。进入左心室的血液是从脐静脉经过静脉导管，通过卵圆孔再进入左心房，因此，进入左心系统的血流量受到静脉导管和卵圆孔的控制

图3-155　主动脉缩窄的血流动力学

胎儿诊断各论

COA 形成的原因目前有两种理论。第一种是血流理论，认为流入左心室的血流量减少，造成左心室流向主动脉的血流量减少，继而通过主动脉峡部的血流量减少，造成 COA。进入左心室的血液是从脐静脉经过静脉导管，通过卵圆孔再进入左心房，因此，进入左心系统的血流量受到静脉导管和卵圆孔的控制。第二种是导管组织理论，认为动脉导管组织进入主动脉峡部，当动脉导管关闭时主动脉峡部也变窄形成 COA（图 3-157）。COA 是这两个原因综合作用的结果。

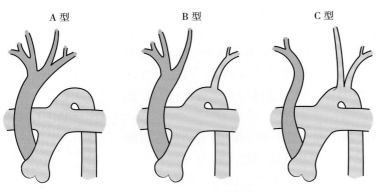

A 型　　　　　B 型　　　　　C 型

从主动脉弓到峡部完全离断的先天性心脏病称为主动脉弓离断（IAA）。主动脉弓离断分为 3 型：主动脉峡部的离断为 A 型，左颈总动脉和左锁骨下动脉之间离断为 B 型，无名动脉和左颈总动脉之间离断为 C 型

图 3-156　主动脉弓离断的分型

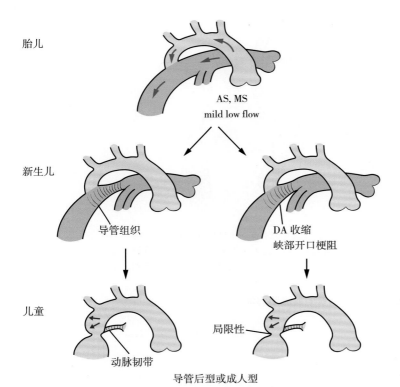

胎儿

AS, MS
mild low flow

新生儿

导管组织

DA 收缩
峡部开口梗阻

儿童

局限性

动脉韧带

导管后型或成人型

COA 形成的第二种理论是导管组织理论，认为动脉导管组织进入主动脉峡部，当动脉导管关闭时主动脉峡部也变窄形成 COA

图 3-157　动脉导管组织理论

不伴有其他心血管畸形的 COA 称为简单型 COA，合并其他畸形的 COA 称为复杂型 COA。简单型 COA 和复杂型 COA 的临床症状差异很大。出生后随着动脉导管的关闭，源自动脉导管的血流消失，下半身血流量减少程度取决于主动脉峡部缩窄程度。简单型 COA 时，为了维持下半身血流量，左心室压升高，结果上半身血压升高，因此，很难导致休克发生。复杂型 COA 由于心室间存在大量分流，左心室压无法增加。由左心室排出的大部分血液经由心室间交通流向右心室和肺动脉，导致肺血流量增加，迅速发生心力衰竭。同时，由于下半身缺血，最终导致发生动脉导管性休克（ductal shock）（表 3-12）。

简单型 COA 和复杂型 COA 发生率相似。但是，简单型 COA 在胎儿期和新生儿期，由于高血压引起的临床症状并不明显，因此常发现较晚。新生儿高血压大多数是由简单型 COA 引起的。也有一些病例是在年龄较大的儿童和学龄前才发现，这种诊断的延迟甚至可导致严重高血压等心血管并发症。

表 3-12　复杂型 COA 与简单型 COA 的区别

项目	复杂型 COA	简单型 COA
心室不平衡	无	有
胎儿期诊断	假阴性高	假阴性高
休克 / 心力衰竭	有	无
高血压	无	有

注　简单型 COA 和复杂型 COA 的临床症状差异很大。出生后随着动脉导管的关闭，源自动脉导管的血流消失，下半身血流量减少程度取决于主动脉峡部的缩窄程度。简单型 COA 时，为了维持下半身血流量，左心室压升高，结果上半身血压升高，因此，很难导致休克发生。复杂型 COA 由于心室间存在大量分流，左心室压无法增加。由左心室排出的大部分血液经由心室间交通流向右心室和肺动脉，导致肺血流量增加，迅速发生心力衰竭。同时，由于下半身缺血，最终导致发生动脉导管性休克（ductal shock）。

筛查

四腔心切面（4CV）

简单型 COA 中，左、右心室发育不平衡是不可避免的，是 COA 筛查的要点。比较二尖瓣环直径和三尖瓣环直径或比较左心室横径和右心室横径是评价心室不平衡的简单指标。左心室发育较小时，需要与真正的左心发育不良（HLHS）区分，简单型 COA 的左心室长径在正常范围内，心尖由左心室和右心室共同构成。另外，简单型 COA 左心室壁及心内膜没有回声增强，收缩功能正常，可以进行鉴别（图 3-158）。

复杂型 COA 和 IAA 时，由于存在大的室间隔缺损，左、右心室通常保持平衡。但在进行胎儿超声心动图检查时，仅通过四腔心切面，VSD 常被漏诊，这时，彩色多普勒超声观察到心室间交通的彩色血

胎儿诊断各论

203

流信号，对于产前筛查很有帮助。通常 VSD 的室水平分流以右向左占优势，而复杂型 COA 中为左向右分流占优势，这对于产前筛查也是有帮助的（图 3-159）。

五腔心切面（5CV）

VSD+COA 和 IAA 时，合并的 VSD 大多数位于左心室流出道，因此 5CV 上的观察很重要。主动脉前壁向后移位（后对位不良）可以使左心室的血液更容易通过 VSD 进入右心室，从血流理论上也强烈提示 COA 的存在，因此被称为 COA 型 VSD（图 3-159）。

5CV：5 chamber view

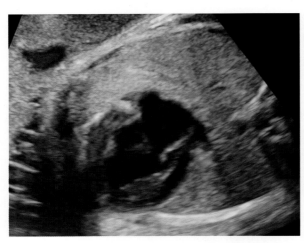

简单型 COA 中，左、右心室发育不平衡是不可避免的，是 COA 筛查的要点。比较二尖瓣环直径和三尖瓣环直径或比较左心室横径和右心室横径是评价心室不平衡的简单指标。左心室发育较小时，需要与真正的左心发育不良（HLHS）区分，简单型 COA 的左心室长径在正常范围内，心尖由左心室和右心室共同构成。另外，简单型 COA 左心室壁及心内膜没有回声增强，收缩功能正常，可以进行鉴别

图 3-158　简单型 COA 的 4CV

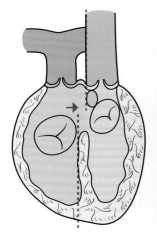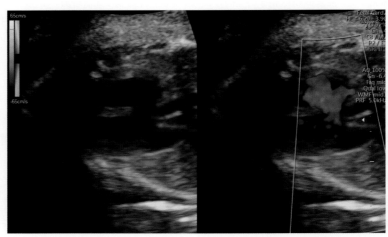

VSD+COA 和 IAA 时，合并的 VSD 大多数位于左心室流出道，因此 5CV 上的观察很重要。主动脉前壁向后移位（后对位不良）可以使左心室的血液更容易通过 VSD 进入右心室，从血流理论上也强烈提示 COA 的存在，因此被称为 COA 型 VSD

图 3-159　COA 的 5CV

约 2/3 的 COA 合并主动脉瓣二叶畸形，在胎儿期观察主动脉瓣二叶畸形相对比较困难，但某些病例可以在五腔心切面上观察到。

当合并主动脉瓣狭窄时，升主动脉可扩张（狭窄后扩张），可在二维超声上观察到。彩色多普勒和脉冲多普勒可依据通过主动脉瓣口的高速血流和湍流频谱作出诊断。

三血管切面（3VV）

3VV：3 vessel view

3VV 上，COA 时主肺动脉明显增宽，升主动脉变细，这种大动脉比例失衡可以用来筛查是否存在 COA（图 3-160）。但是，存在主动脉瓣狭窄引起的狭窄后扩张时，升主动脉可正常或增宽，可能观察不到大动脉比例失衡。

IAA 与复杂型 COA 相比，主肺动脉内径更宽，升主动脉更细，大动脉发育不平衡更严重，是筛查时的鉴别要点。

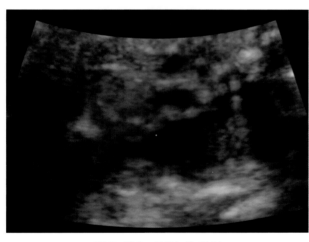

3VV 上，COA 时主肺动脉明显增宽，升主动脉变细，这种大动脉比例失衡可以用来筛查是否存在 COA。IAA 与复杂型 COA 相比，主肺动脉内径更宽，升主动脉更细，大动脉发育不平衡更严重，是筛查时的鉴别要点

图 3-160　COA 的 3VV

三血管气管切面（3VTV）

3VTV：3 vessel trachea view

3VTV 的观察对于筛查主动脉弓至峡部的病变如 COA 和 IAA 至关重要。近年来，在胎儿筛查中增加了 3VTV，可以提高 COA 和 IAA 的产前诊断率，并降低产后动脉导管性休克。

如果主动脉弓至峡部整体内径比较细，则容易筛查 COA。但如果狭窄仅局限于峡部，则筛查比较困难。有必要在 3VTV 上观察主动脉弓与动脉导管弓的交汇处。如果在两者交汇的地方，主动脉峡部内径明显小于动脉导管内径（峡部 / 动脉导管 < 0.78），或者未观察到主动脉弓与动脉导管的交汇，则高度怀疑 COA 和 IAA（图 3-161）。

IAA 的特征是主动脉峡部（主动脉弓后半部分）消失（图 3-162）。

由于通过左心室泵入主动脉的血流量减少，而其中绝大部分血液

胎儿诊断各论

需要供应头部，只有少量残存血流通过主动脉弓，降主动脉的血液主要来自右心室和动脉导管。在 COA 中，经常会观察到来自动脉导管的血流在主动脉峡部有逆灌的现象（图 3-161）。但是，在正常胎儿中，妊娠晚期观察到主动脉峡部逆灌血流信号的情况并不少见，因此，主动脉峡部血流逆灌可以作为筛查 COA 的参考依据，但仅仅提示通过左心室的血流量减少或脑血流量相对增多，不能依此来确诊 COA。

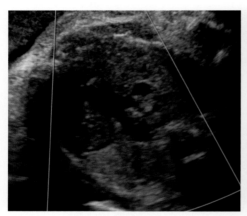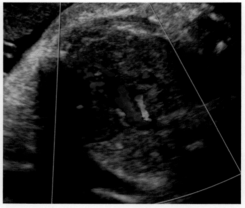

如果主动脉弓至峡部整体内径比较细，则容易筛查 COA。但如果狭窄仅局限于峡部，则筛查比较困难，有必要在 3VTV 上观察主动脉弓与动脉导管弓的交汇处。由于通过左心室泵入主动脉的血流量减少，且绝大部分血液需供应头部，只有残余少量血流通过主动脉弓，降主动脉的血液主要来右心室和动脉导管。在 COA 中，时常会观察到来自动脉导管的血流在主动脉峡部有逆灌的现象

图 3-161　COA 的 3VTV

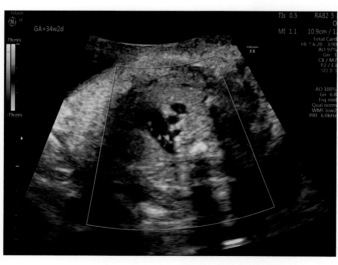

IAA 的特征是主动脉峡部（主动脉弓的后半部分）消失

图 3-162　IAA 的 3VTV

主动脉弓的长轴切面

正常情况下，动脉导管弓长轴呈曲棍球棒形状，主动脉弓长轴呈糖果棒形状。但是，由于主动脉弓长轴切面对操作技术要求比较高，而且由于胎位不同，有时很难获取，因此不适合用在 COA 和 IAA 的筛查中。

另外，也有可能将粗大的动脉导管弓误认为主动脉弓，或者将主动脉弓和动脉导管弓重叠的图像误认为正常的主动脉弓。因此，在筛查时，若应用主动脉弓长轴切面，需要分别显示动脉导管弓和主动脉弓，再比较其大小。不应单凭主动脉弓长轴进行判断，需结合 3VTV进行综合判断（表 3-13）

表 3-13 3VTV 和矢状切面的比较

切面	优势	劣势	作用
3VTV	可以同时观察动脉导管弓	无法观察主动脉弓全程	筛查
矢状面	可以观察主动脉弓全程	不能同时观察动脉导管弓	详细检查

▶ 详细检查 ◀

永存左上腔静脉（PLSVC）

左心房后壁增宽的冠状静脉窦可以使通过二尖瓣的血流量减少，理论上可以导致 COA。虽然确实存在合并 PLSVC 的简单型 COA 病例，但是由于单纯的 PLSVC 很少能通过筛查检出，因此尚无充分的证据证明该理论。

VSD

单纯的 VSD 在出生后并不需要早期治疗，因此产前筛查的意义并不大。但是，在 VSD 合并 COA 的复杂型 COA 和 IAA 时，从预防出生后发生动脉导管性休克的角度来看，产前筛查就非常重要。我经历过产前被诊断为单纯的 VSD，出生后 COA 诊断延迟，从而导致了动脉导管性休克的病例。

如前所述，发现主动脉前壁向后移位的后对位不良型 VSD 十分重要，因为它强烈提示 COA 和 IAA 的存在（图 3-159）。但是，任何类型的 VSD 都有合并 COA 和 IAA 的可能。因此，胎儿期发现的所有 VSD，均应考虑到可能会合并 COA 和 IAA，必须仔细观察主动脉峡部。反之，在怀疑 COA 的病例中，特别是左、右心室比例轻度失衡的病例，有必要仔细观察是否存在 VSD。

PLSVC：
persistent
left suprior vena
cava

胎儿诊断各论

207

左心室流出道狭窄（主动脉瓣下狭窄，主动脉瓣狭窄），主动脉弓发育不良

严重的左心室流出道狭窄或主动脉弓发育不良对出生后的治疗策略有很大影响。因此，有必要使用彩色多普勒和脉冲多普勒仔细评估主动脉瓣下及主动脉瓣的形态、狭窄程度。如果诊断为左心室流出道狭窄，则应向家属交代有可能需要进行 Norwood 手术以及可能不能进行双心室修复。

主动脉弓长轴切面

在详细检查中，需要观察整个主动脉弓，因此必须观察主动脉弓长轴切面。但是，除了 TGA 外，不可能同时显示主动脉弓长轴和动脉导管弓长轴，因此必须同时结合 3VTV，3VTV 上可以同时观察主动脉弓和动脉导管弓。

下面①～④条可以提示存在 COA（图 3-163、图 3-164）：①有向主动脉管腔内突出的隔状回声（shelf）；②主动脉弓呈"3"字形弯曲走行；③左颈总动脉与左锁骨下动脉之间的距离增大；④主动脉峡部和降主动脉的内径差异大（caliber change）。

即使以上表现全部出现，诊断简单型 COA 和轻型复杂型 COA 的假阳性率也很高。

下面①～③条提示存在 IAA（图 3-165）：①主动脉弓和降主动脉未连接；②主动脉弓向头部陡直走行，而没有向下弯曲走行；③主动脉弓上可见呈叉状向头部走行的 2 条或 3 条血管。

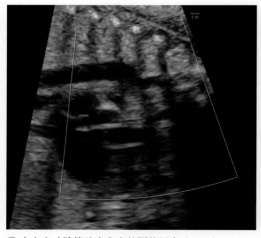
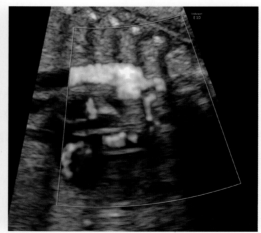

① 有向主动脉管腔内突出的隔状回声（shelf）
② 主动脉弓呈"3"字形弯曲走行
③ 左颈总动脉与左锁骨下动脉之间的距离增大
④ 主动脉峡部和降主动脉的内径差异大

图 3-163　COA 的矢状面①

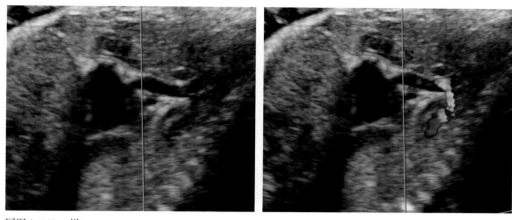

同图 3-163 一样

图 3-164　COA 的矢状面②

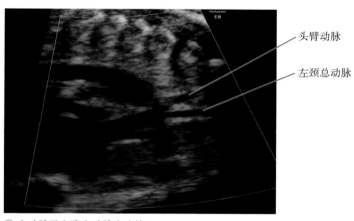

①主动脉弓和降主动脉未连接
②主动脉弓向头部陡直走行，而没有向下弯曲走行
③主动脉弓上可见呈叉状向头部走行的 2 条或 3 条血管

图 3-165　IAA 的矢状面

　　A 型和 B 型 IAA 可以在主动脉弓长轴切面上进行鉴别。如果升主动脉向头部分出 3 支血管诊断为 A 型，如果分出 2 支血管诊断为 B 型。另外，如果没有从动脉导管弓至降主动脉向头部走行的血管则诊断为 A 型，如果有一条从动脉导管弓至降主动脉向头部走行的血管时诊断为 B 型（图 3-166、图 3-167）。

◗出生后立即进行全身检查和下肢血氧饱和度测定◖

　　下半身的血液主要来自动脉导管，因此，如果只有下半身发绀，并且上半身和下半身之间存在明显色差，需要注意 COA。另外，在常规测量血氧饱和度（SpO_2）时，如果下肢 SpO_2 略低，也需要考虑 COA 可能。这样，在产前胎儿筛查遗漏的病例可以在出生后立即发现。

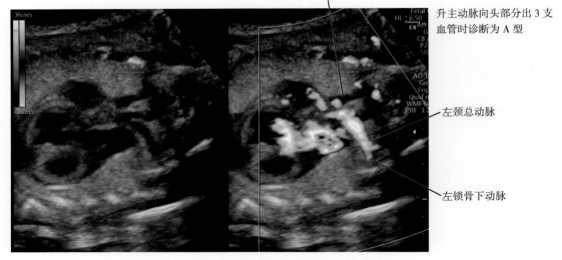

头臂动脉

升主动脉向头部分出 3 支血管时诊断为 A 型

左颈总动脉

左锁骨下动脉

图 3-166　IAA（A 型）的矢状面

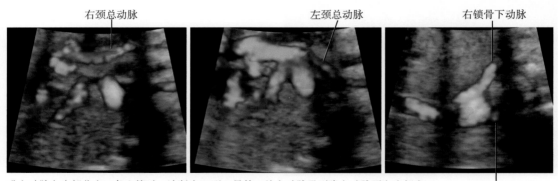

右颈总动脉　　　　　　　　　　左颈总动脉　　　　　　　　　　右锁骨下动脉

左锁骨下动脉

升主动脉向头部分出 2 条血管时，诊断为 B 型。另外，从主动脉弓到降主动脉再向头部走行的分支有一条血管时，诊断为 B 型

图 3-167　IAA（B 型）的矢状面

● 参考文献

[1] PASQUINI L, MELLANDER M, SEALE A, et al. Z–scores of the fetal aortic isthmus and duct: an aid to assessing arch hypoplasia[J]. Ultrasound Obstet Gynecol, 2007, 29: 628–633.

[2] BRONSHTEIN M, ZIMMER FZ, BLAZER S. A characteristic cluster of fetal sonographic markers that are predicrtive of fetal Turner syndrome in early pregnancy[J]. Am J Obstet Gynecol, 2003, 188: 1016–1020.

[3] MOLINA FS, NICOLAIDES KH, CARVALHO JH. Two– and three–dimensinal imaging of coactation shelf in the fuman fetus[J]. Heart, 2008, 94: 584.

[4] PASQUINI L, FICHERA A, TAN T, et al. Left superior caval vein:a powerful indicator of fetal coactation[J]. Heart, 2005, 91: 539–540.

[5] PALADINI D, VOLPE P, RUSSO MG, et al. Aortic coactation: prognostic indicators of survival in the fuetus[J]. Heart, 2004, 90: 1348–1349.

❱ 内科管理、治疗 ❰（金　基成）

　　主动脉弓离断时，动脉导管一旦关闭必然会发生动脉导管性休克的危急状况。另外，主动脉缩窄时，出生后随着左心室射血量的增加，主动脉峡部可变粗，或者由于分布在主动脉峡部的动脉导管组织收缩可使峡部变细，因此，不仅是胎儿期，即使是出生后立刻判断有意义的主动脉缩窄也会有困难。

因此，在主动脉弓离断或严重主动脉缩窄的情况下，应在出生后立即应用前列腺素，以避免动脉导管性休克。中度以下的主动脉缩窄，可以不立即应用前列腺素而随诊观察。如果随着动脉导管的关闭，主动脉缩窄加重，则应立即开始治疗。我们中心 63 例不伴有心内畸形的左心室发育较小的病例中，出生后 18 例（29%）出现异常。最常见的异常是唐氏综合征等全身疾病，8 例（13%）为需要治疗的单纯性主动脉缩窄。因此，胎儿期发现的左心室发育较小的病例，出生后有必要鉴别是否为单纯性主动脉缩窄。另外，单纯性主动脉缩窄可能在出生 1 个月后才会表现出来，因此出生后不能排除单纯性主动脉缩窄的病例，最好在出生后继续随访 1 ~ 3 个月。

不合并心内畸形的单纯性主动脉缩窄，除手术外，还可以选择导管治疗（球囊扩张术）。与外科手术相比，导管治疗创伤小，但是，远期再狭窄和形成动脉瘤的风险比外科手术要高，因此在术后需定期随访。

▶ 出生后的治疗 ◀ （麻生俊英）

主动脉弓缩窄 / 离断（Co/Ao，IAA）是新生儿期需要治疗的先天性心脏病。约 40% 的病例为孤立性，60% 合并其他心内畸形。合并的心内畸形最常见的是室间隔缺损（VSD），也可合并大动脉转位、右心室双出口和各种类型的单心室。此时下半身的血供依赖动脉导管。

如果胎儿期未诊断，则出生后可发现有肺血流量增多的心力衰竭症状或者与动脉导管闭合相关的腹部脏器缺血症状（动脉导管性休克）。但是，如果胎儿期作出诊断，在出生后早期应用前列腺素，就不会出现动脉导管性休克。对于伴肺血流量增加的心力衰竭症状，可应用低氧治疗和提高二氧化碳水平进行管理。在胎儿期即被诊断的病例中，出生后在血流动力学稳定的基础上可以有计划地开始治疗。

外科治疗

外科治疗可分为一期修复术和分期修复术，双心室病例一般选择一期修复术，但如果存在感染或其他原因可导致术中体外循环风险增高，存在单心室疾病时选择分期修复术。主动脉弓重建方法包括端端吻合和锁骨下动脉补片方法（图 3-168、图 3-169）。

IAA：interrupted aortic arch

VSD：ventricular septal defect

胎儿诊断各论

211

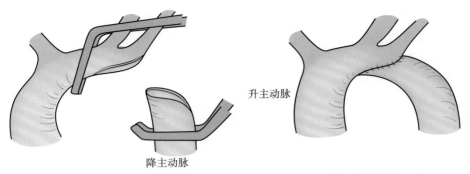

升主动脉

降主动脉

在主动脉弓腹侧切开，从降主动脉尽可能地切除动脉导管组织，并在降主动脉背侧切口以扩大吻合口，然后将主动脉弓和降主动脉两者端端吻合。对于一期根治术，在选择性脑灌注、体外循环下进行正中切口。如果行分期修复术，则采用后侧方开胸切口（有时也采用正中切口）进行同样的端端吻合

图 3-168　端端吻合

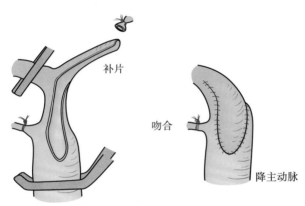

补片

吻合

降主动脉

采用后侧开胸，将主动脉弓远端及左锁骨下动脉充分游离，结扎动脉导管，阻断主动脉，切开左锁骨下动脉并将其用作补片以扩大缩窄部位并促进主动脉峡部的成长。如果有心内畸形，就要追加肺动脉环缩术

图 3-169　锁骨下动脉补片（subclavian flap）法

一期修复术

　　一期修复术，通过胸骨正中切口进行体外循环，在选择性脑灌注、体外循环下行端端吻合来重建主动脉弓。选择性脑灌注是指通过头臂动脉向右脑输送血液，并经由大脑动脉环（威利斯环）向左脑灌注的脑灌注方法。

　　虽然欧美有些外科医生喜欢应用超低体温循环停止的方法，但是日本开发的这种不停止脑血流灌注的新生儿主动脉弓重建术，可以安全重建主动脉弓并减少大脑合并症的发生，这种划时代的辅助手段受到了许多外科医生的青睐。

分期修复术

　　如果主动脉缩窄合并单心室疾病，要选择分期修复术，并在第二期行双向 Glenn 手术。多合并主动脉瓣下狭窄（SAS），可以在行Glenn 手术的同时进行 Damus–Kaye–Stansel（DKS）吻合术。

SAS：sub aortic stenosis

即使主动脉瓣下没有明显的压差，只要形态上有狭窄的改变，将来都有可能进展为 SAS，因此，要积极地进行 DKS 手术。最终在 1 岁时进行 Fontan 手术。尽管教科书中提及合并了主动脉缩窄的单心室疾病预后极差，但如果通过主动脉弓重建术和肺动脉环缩术以维持合适的肺血管床和心脏功能，尽量早期过渡到双向 Glenn 手术，并积极进行 DKS 吻合术以防止心肌肥厚，再加上细致的管理，其预后与其他的单心室疾病并无不同。

● 参考文献

[1] ASOU T, KADO H, IMOTO Y, et al. Selective cerebral perfusion technique during aortic arch repair in neonates[J]. Ann Thor ac Surg,1996, 61: 1546–1548.

[2] TAKEDA Y, ASOU T, YAMAMOTO N, et al. Arch reconstruction without circulatory arrest in neonates[J]. Asian Thorac Cardiovasc Ann, 2005, 13: 337– 340.

[3] ASOU T. Arch reconstruction without circulatory arrest: historical perspective and initial clinical results[J]. Pediatr Card Surg Ann Semi Thorac Cardiovasc Surg, 2002, 5: 89–94.

话题　（白井加奈子）

主动脉弓和动脉导管弓内径比值的比较

2007 ～ 2012 年，笔者所在医院有 43 例胎儿超声心动图怀疑单纯性主动脉缩窄且出生后证实的病例，以及 30 例正常胎儿（孕龄 22 ～ 36 周），对三血管气管切面的主动脉弓和动脉导管弓比值进行了计算。产前 43 例怀疑单纯性主动脉缩窄的病例中，7 例（16.3%）出生后 1 年内接受了主动脉缩窄修复术。产后治疗组的主动脉弓 / 动脉导管弓平均比值为 0.49 ± 0.13，非治疗组平均比值为 0.63 ± 0.14，正常组平均比值为 0.99 ± 0.16。与未治疗组 / 正常组比较，治疗组主动脉弓 / 动脉导管弓比值显著降低（$P < 0.05$）。图 3–170 为三血管气管切面测量方法，图 3–171 为治疗组病例的测量值。

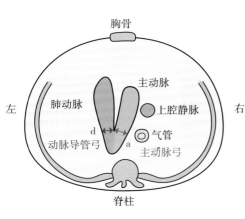

主动脉弓内径 / 动脉导管弓内径＝ a/d

图 3–170　测量方法

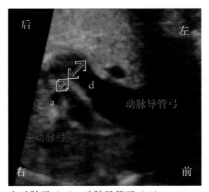

主动脉弓（a）/ 动脉导管弓（d）= 0.49

出生后 1 个月和 2 个月时分别进行了球囊血管成形术（balloon angioplasty，BAP），出生后 5 个月时实施了主动脉重建术

图 3–171　治疗组病例的测量

胎儿诊断各论

213

胎儿动脉导管提前收缩

川泷元良（东北大学妇产科／神奈川县儿童医疗中心围产期医疗部新生儿科）

▶ 动脉导管提前收缩（PCDA）◀

虽然动脉导管不是右心室的出口，但是右心室的大部分血液通过动脉导管进入下半身。因此，动脉导管也被认为是右心室的第二出口。因此，在胎儿期动脉导管关闭的动脉导管提前收缩（PCDA）与室间隔完整型肺动脉闭锁（PAIVS）有许多相似之处。

四腔心切面（4CV）

虽然没有观察到严重的右心室发育不良，但可观察到右心室收缩功能减低、右心室壁增厚、室壁回声增强。收缩末期右心室压升高，导致室间隔向左心室侧膨出（图3-172）。另外，舒张期彩色多普勒可见右心房到右心室的血流量减少，收缩期可见流速增高的三尖瓣反流（图3-173、图3-174），这些发现都与PAIVS非常相似。

PCDA：premature constriction of ductus arteriosus

PAIVS：pulmonary atresia/intact ventricular septum

4CV：4 chamber view

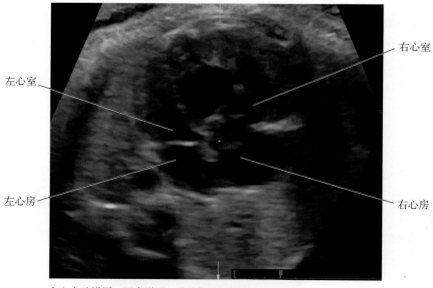

右心室

左心室

左心房

右心房

右心室壁增厚，回声增强，收缩期室间隔膨向左心室侧

图3-172　PCDA 的 4CV

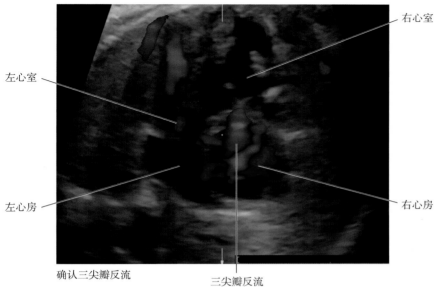

右心室

左心室

左心房

右心房

确认三尖瓣反流

三尖瓣反流

图 3-173　PCDA 的 4CV 彩色多普勒

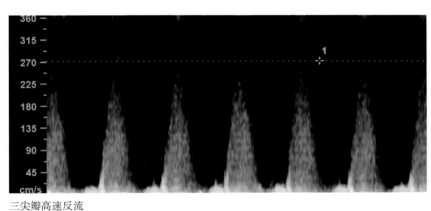

三尖瓣高速反流

图 3-174　PCDA 的 TR 脉冲多普勒

三血管切面（3VV）

　　肺动脉干瓣环径扩大（图 3-175）。肺动脉瓣开放幅度减低，速度标尺较高时可能观察不到通过肺动脉瓣口的前向血流，需要降低速度标尺，才可看到血流通过。

三血管气管切面（3VTV）

　　肺动脉干全程扩张。可见与降主动脉汇合的动脉导管管腔闭合或狭窄。彩色多普勒可以显示通过狭窄处的高速连续性血流信号（图 3-176）。脉冲多普勒可见舒张期血流加速（图 3-177）。动脉导管完全闭塞的病例，彩色多普勒示无血流通过。

3VV：3 vessel view

3VTV：3 vessel trachea view

215

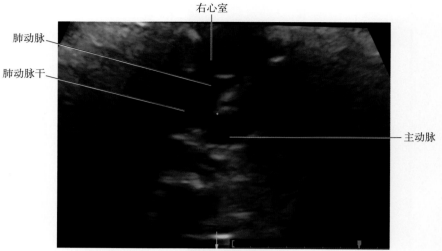

右心室

肺动脉

肺动脉干

主动脉

肺动脉干瓣环径扩大，肺动脉瓣开放幅度减低

图 3-175　右心室流出道

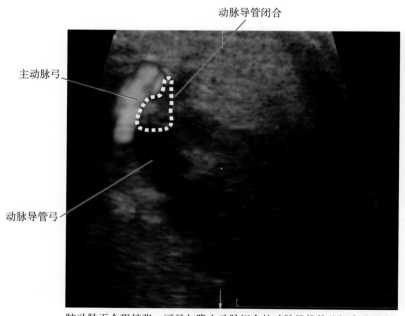

动脉导管闭合

主动脉弓

动脉导管弓

肺动脉干全程扩张。可见与降主动脉汇合的动脉导管管腔闭合或狭窄。
彩色多普勒可显示通过狭窄处的高速连续性血流信号

图 3-176　PCDA 的 3VTV 彩色多普勒

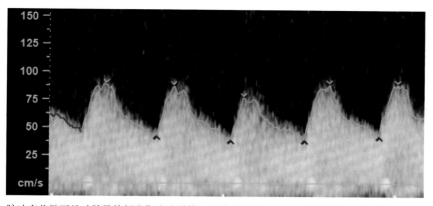

脉冲多普勒可见动脉导管舒张期流速增快，动脉导管完全闭合时观察不到血流信号

图 3-177　动脉导管脉冲多普勒

❱ 动脉导管提前收缩的内科管理 ❰（金　基成）

　　动脉导管提前收缩的胎儿出生后可能出现新生儿持续性肺动脉高压（PPHN）。大多数病例无须治疗或单纯给氧可自行恢复。但有些病例需要使用 NO 人工呼吸管理或强心药、扩血管药等集中治疗。

　　如果诊断为动脉导管提前收缩，一般建议早期分娩。我们医院的病例中，如果在妊娠 37 周之前诊断的动脉导管提前收缩，胎儿健康状况良好，我们会在多次超声检查监护下密切观察，6 例中有 2 例在宫内观察到动脉导管再次开放，这 6 例患者出生后均不需要集中治疗。对于诊断后的分娩策略，我们必须仔细权衡早期分娩的利弊。

PPHN：persistent pulmonary hypertension of newborn

胎儿卵圆孔早闭 / 血流受限（PCFO/PRFO）

本田　茜（广岛市立广岛市民医院综合围产期母子医疗中心新生儿科）

▶ 疾病的概念 ◀

　　胎儿卵圆孔早闭 / 血流受限（PCFO/PRFO）是指胎儿期卵圆孔闭合或严重狭窄，其病理生理学仍不清楚。虽然不少报道认为，其与左心发育不良综合征（HLHS）相关的左心系统狭窄性疾病或完全性大动脉转位（TGA）有关联，但随着胎儿超声心动图检查的进展，在产前发现了不合并心脏畸形的 PCFO/PRFO 的病例。这里仅讨论不合并其他心脏畸形的 PCFO/PRFO 病例。

HLHS：
hypoplastic left
heart syndrome

TGA：
transposition of
great arteries

　　如果胎儿期卵圆孔出现闭锁或狭窄，从右心房到左心房通过卵圆孔的血流量减少，进入左心室的血流量减少，可导致左心室发育不良。随着心房水平分流的减少，进入右心室的血流量增加，导致左右心室比例差异增大。卵圆孔闭锁 / 狭窄出现的时间和机制尚不明确，但大多数会在妊娠晚期（妊娠 30 ～ 36 周）通过胎儿超声心动图首次发现左右心室比例异常（图 3-178）。有些病例从发现异常到分娩期间可观察到左右心室比例差异急剧增加，也是本病的特点之一。

出生后

　　出生后，随着肺部开始呼吸，肺静脉回心血量增加，进入左心房的血流量增加，左心室前负荷增加。另外，随着新生儿与胎盘的分离，左心室后负荷也会增加。发育较小的左心室不能适应前负荷和后负荷的改变，可导致左心室舒张功能和收缩功能障碍（左心室流入血流量减少和左心室泵出量减少）和二尖瓣反流。随着左心房增大，左心房压升高，左心房的存储器功能（肺静脉回流，左心房增大）、管道功能（血液从肺静脉进入左心室）、收缩功能（左心房收缩，血液进入左心室）降低，可导致肺静脉回流障碍、肺淤血和继发性肺动脉高压。不过，这种左心房、左心室的适应性功能障碍是一过性的，其时间长短虽然存在个体差异，但最终都会恢复到正常，即可诊断为 PCFO/PRFO，同时除外了出生后可引起血流动力学异常的左心室发育不良。

症状

　　特点是出生后可立即出现发绀（下肢差异性发绀），出生后数小时可出现呼吸功能障碍（肺血管阻力下降的同时肺静脉回流增加，导致过度换气和呼吸抑制），这种情况越严重，症状越明显，出现时间越早。最严重的的情况下会出现重度肺淤血和肺出血。但是，即便在产前诊断的病例中，大多数新生儿出生后没有明显症状，或仅有轻度的过度换气，迅速恢复正常。目前，PCFO/PRFO 的总体发病率尚不清楚。新生儿出现原因不明的一过性过度换气或肺出血有可能是由

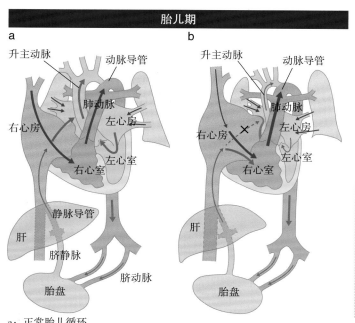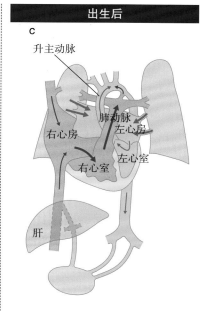

a：正常胎儿循环

约 70% 的脐静脉血通过静脉导管，经卵圆孔进入左心系统，占进入左心室血流量的大部分。血氧饱和度高的血液和血氧饱和度低的血液巧妙地经过下腔静脉瓣和卵圆孔瓣（第一房间隔）进行分配

b：PCFO/PRFO（胎儿）

由于胎儿期卵圆孔闭锁 / 狭窄，从右心房至左心房的心房间血流量减少，左心室流入的血流量减少，可导致左心室发育不良。大部分的脐静脉血进入右心室，右心系统血流量增加，从而导致左、右心比例失常

① 排除其他原因引起的左右心比例失常，排除心脏结构异常

② 左心房、左心室较小，升主动脉也较细，但左心室长径在正常范围内，未见左心室壁肥厚、回声增强或左心室收缩功能减低。有时可观察到主动脉峡部反向血流信号（左心室搏出量减少）

③ 右心房、右心室增大，肺动脉增宽（右心室搏出量增加）。没有观察到三尖瓣发育不良或严重的三尖瓣关闭不全

④ 房间隔有各种特征性发现（卵圆瓣活动过度、房间隔膨出瘤、巨大房间隔瘤等）

c：PCFO/PRFO（出生后）

出生后，随着肺部开始呼吸，肺静脉回心血量增加，进入左心房的血流量增加，左心室前负荷增加。另外，随着新生儿与胎盘的分离，左心室后负荷也会增加。发育较小的左心室不能适应前负荷和后负荷的改变，可导致左心室舒张功能障碍（左心室流入血流量减少）、收缩功能障碍（左心室泵出量减少）和二尖瓣反流。不过，这种功能障碍是一过性的，会随着时间的推移恢复正常

⑤ 左心房扩大，左心室压上升，使房间隔向右心房侧突出，如果狭窄的卵圆孔还未闭合，可以观察到心房间左向右的高速分流信号

⑥ 多数情况下可观察到二尖瓣反流

⑦ 左心室通常比较小，但随着肺静脉回心血流量增加，左心室可能会恢复正常。左心室发育中等或以上程度不良时，可有左心室收缩功能减低，左心室搏出量下降

⑧ 左心房压上升导致肺静脉回流受阻，可见肺静脉扩张、肺淤血、继发性肺动脉高压

图 3-178　疾病的概念（血流动力学）

于本病引起的。另外，当有早产、新生儿窒息、感染等因素时，新生儿症状可能比产前预测的更严重，需要注意。

筛查（图 3-179）

　　产前发现左右心室发育不平衡和房间隔的特征性表现可提示 PCFO/PRFO 的可能。左右心室发育不平衡且不伴有其他心脏畸形，这一特征与简单型主动脉缩窄（COA）非常相似，因此必须在出生后进行鉴别。病情严重时，胎儿期左心室血流量减少，右心室血流量增加，左、右心室比例差异增大。我们可以在四腔心切面（4CV）上测量三尖瓣环直径/二尖瓣环直径比值（TVD/MVD）或右心室横径/左心室横径比值来评价左右心室比例。正常胎儿 TVD/MVD 比值在整个妊娠期是恒定的，与孕周无关（平均值 ±2SD=1.11±0.18），因此 TVD/MVD > 1.2 可以作为筛查指标。和简单型 COA 一样，三血管切面（3VV）上显示主肺动脉扩张，升主动脉变窄，而三血管气管切面（3VTV）上显示主动脉峡部变细和峡部逆灌血流信号是左心室搏出量减少的结果。在妊娠晚期正常胎儿中也可以观察到主动脉峡部的逆灌血流信号，因此其特异性较低，但发现峡部逆灌血流信号，可以作为需要进行 PCFO/PRFO 筛查的原因。为了鉴别是否存在左心系统狭窄性疾病，需要对左心室长径、室壁厚度、回声、心室收缩功能是否下降进行评价，也需要注意是否有三尖瓣发育异常和三尖瓣反流。

　　观察房间隔最好是在超声束与房间隔垂直的 4CV 上。由于卵圆孔本身的直径大小和心房间的血流速度变化不能作为诊断 PCFO/RCFO 的指标，因此，下述的房间隔特征性表现有助于诊断：①卵圆孔瓣活动性消失，呈固定或平坦的房间隔（fixed or flat atrial

COA : coarctation of aorta

4CV : 4 chamber view

3VV : 3 vessel view

3VTV : 3 vessel trachea view

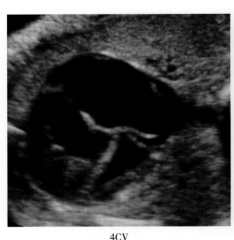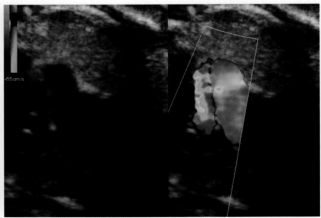

4CV　　　　　　　　　　　　　　　3VTV

4CV 上左右心室比例失常，不合并其他心脏畸形，3VV 和 3VTV 上所见与简单型 COA 非常相似，3VV 上显示主肺动脉扩张，升主动脉变窄，3VTV 上可观察到动脉导管的血流经由主动脉峡部逆灌，此时，观察房间隔的特征性表现有助于诊断

图 3-179　筛查

septum）；②卵圆孔瓣在左右心房间过度活动（hypermobile atrial septum）；③房间隔膨出瘤（atrial septal aneurysm），卵圆孔瓣向左心房侧呈瘤样膨出。

详细检查（图3-180、图3-181）

与观察卵圆孔直径和卵圆孔血流速度相比，观察房间隔的形态改变（直接征象）和左右心室比例失常（间接征象）更为重要。正常胎儿的卵圆孔直径随着孕周增加从3mm增加至6～7mm，因此有报道将4CV上卵圆孔直径＜3mm作为诊断卵圆孔狭窄的标准。但在呈瓣片样运动且向左心房侧瘤样膨出的房间隔，4CV上测量卵圆孔直径很困难。以4CV上卵圆孔为中心，将探头旋转90°，显示包括下腔静脉、静脉导管、房间隔、右心房和左心房的矢状面（图3-180b），这时可显示卵圆瓣的顶端，对于观察卵圆孔非常有用。但是，4CV和矢状面上测量的卵圆孔直径差异很大，不能通过卵圆孔直径来判断疾病的严重程度。正常胎儿卵圆孔的血流速度随着孕周的增加从10～15cm/s增加到50～100cm/s，妊娠晚期还受到胎儿成熟度的影响，血流量有时会发生变化，因此卵圆孔的血流速度也不能作为诊断标准。

在房间隔的特征性表现中（图3-181），卵圆孔瓣在左右心房间的过度活动（图3-181a）是PCFO/RPFO比较常见的表现，但对病变严重程度的预测价值不高。在正常情况下也可以观察到房间隔向左心房侧明

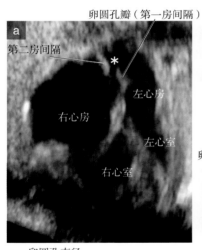
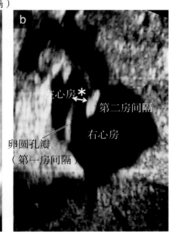
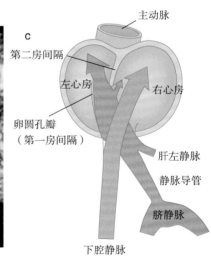

＊：卵圆孔直径

a：4CV

b：以卵圆孔为中心的矢状面

以4CV上卵圆孔为中心，将探头旋转90°，可显示出包括下腔静脉、静脉导管、房间隔、右心房和左心房的矢状面

将第一房间隔形成的卵圆瓣的尖端作为卵圆孔直径进行测量

c：矢状面上胎儿循环模式图

（引自 Kiserud T. Ultrasound assessment of the fetal foramen ovale[J]. Ultrasound Obstet Gynecol, 2001:120.）

图3-180 房间隔和血流动力学

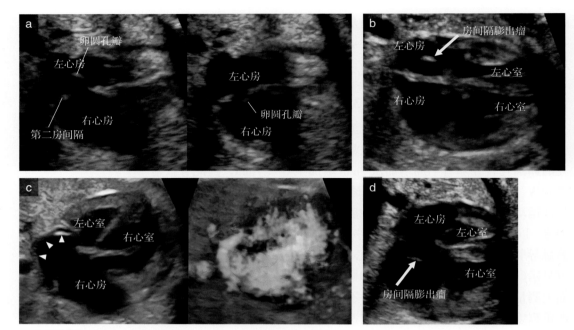

a：卵圆孔瓣过度活动：可见卵圆孔瓣在左、右心房之间来回甩动

b：房间隔膨出瘤：卵圆孔瓣向左心房侧膨出，呈双层结构

c：巨大房间隔膨出瘤：房间隔膨出瘤膨出程度和膨出内径都较大，占据大部分左心房。如果膨出瘤太大，与左心房壁重叠，容易漏诊。通过超声束的方向性，利用方向性能量多普勒可以使房间隔膨出瘤的观察变得更容易

d：向右心房侧膨出的房间隔膨出瘤：卵圆孔瓣消失，形成完整的房间隔膨出瘤，通常与正常方向相反，向右心房侧膨出。有报道，在重症 TGA 和 PCFO 病例中发现了向右心房侧膨出的房间隔膨出瘤

图 3-181　PCFO/PRFO 时房间隔的特征性表现

显膨出的房间隔膨出瘤（图 3-181b），因此，仅凭此征象诊断敏感性不高，但在心房舒张期膨出瘤最大时，其膨出程度以及膨出内径的大小与疾病的严重程度存在相关趋势，特别是出现几乎占据整个左心房的巨大房间隔膨出瘤是重症的特征（图 3-181c）。

　　瘤体巨大、瘤壁与左心房壁重叠，很容易漏诊房间隔膨出瘤，因此需要注意。通过有意调整超声束方向和利用方向性能量多普勒可以使房间隔膨出瘤的观察变得更容易。

　　TVD/MVD 在诊断和评估 PCFO/RPFO 的严重程度方面简单、实用，首次详细检查后存在 TVD/MVD 妊娠晚期迅速增大的可能，因此应注意定期评估。LVDd（左心室舒张末径）Z 值可以直接显示左心室变小的程度，但是计算比较复杂，应用不方便。笔者的中心研究发现（图 3-182），妊娠晚期 TVD/MVD > 1.5 时，新生儿出生后出现呼吸障碍的情况多见。特别是在 TVD/MVD > 1.8 时出生后需要进行干预治疗。在 TVD/MVD > 2.0 的重度左右心室比例失常的病例中，可发生严重的呼吸障碍和肺出血。

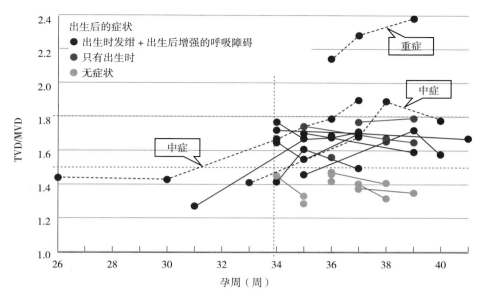

22例出生前被诊断为PCFO/PRFO中，从初次详细检查到出生前最后一次超声检查。通过筛查发现异常的孕周为33.5±2.9周，22例中有16例在4CV、3VV和3TVT上发现左右心比例失常的现象。出生后出现症状的病例产前左右心比例差异比无症状者要大，且差异越大，出生后症状越严重。无症状的病例在妊娠34周后左右心的比例差异没有继续增大

图3-182　TVD/MVD比值随孕周的变化和出生后的症状

﹚出生后的管理、治疗﹙

　　PCFO/RPFO的病理生理是左心房压升高导致肺淤血和继发性肺动脉高压，因此，出生后早期即使出现严重发绀，过度吸入高浓度氧气或一氧化氮（NO）、使用升压药物等治疗会因为肺血流量增加、后负荷增加而导致病情恶化。因此，可以使用利尿药、血管扩张药等降低前负荷和后负荷，或用PEEP减少肺淤血。由于轻型病例的症状通常不典型，因此，在发现不明原因的呼吸障碍和肺淤血时，应考虑到PCFO/RPFO的可能，并重点关注卵圆孔、左心房、左心功能的超声评价。

NO: nitric oxide

◖参考文献

[1] KISERUD T, RASMUSSEN S. Ultrasound assessment of the fetal foramen ovale[J]. Ultrasound Obstet Gynecol, 2001, 17：119–124.

[2] 古道一樹，山岸敬幸，白石公．心房・心室中隔の形成とその異常．先天性心疾患を理解するための臨床心臓発生学（山岸敬幸，白石公編）．東京：メジカルビュー社，2007：123–130.

[3] UZUN O, BABAOGLU K, AYHAN YI, et al. Diagnostic ultrasound features and outcome of restrictive foramen ovale in fetuses with structurally normal hearts[J]. Pediatr Cardiol, 2014，35：943–952.

[4] FEIT LR, COPEL JA, KLEINMAN CS. Foramen ovale size in the normal and abnormal human fetal heart：an indicator of transatrial flow physiology[J]. Ultrasound Obstet Gynecol, 1991, 1：313–319.

[5] PHILLIPOS EZ, ROBERTSON MA, STILL KD.The echocardiographic assessment of the human fetal foramen ovale[J]. J Am Soc Echocardiogr, 1994, 7：257–263.

胎儿诊断各论

右位主动脉弓和血管环

川泷元良（东北大学妇产科／神奈川县儿童医疗中心围产期医疗部新生儿科）

右位主动脉弓

主动脉弓的形成

　　脊索动物和鱼类的呼吸器官是位于鳃弓上的鳃裂。鳃弓上分布着从腹主动脉（主动脉囊）上发出的 6 对鳃弓动脉。水从嘴部进入，从鳃裂流出，在这个过程中，来自水中的氧气被鳃弓上的毛细血管吸收，并通过鳃弓动脉运送到全身。

　　人类的咽弓动脉是从脊索动物和鱼类的鳃弓动脉进化而来的。与脊索动物和鱼类的鳃弓动脉形态相似，但随着胚胎发育，从头到尾部按顺序发生退化，最终，在 6 对咽弓动脉中，第 1、第 2、第 5 对咽弓动脉退化消失，第 3、第 4、第 6 对咽弓动脉形成头颈部和上胸腔内的重要血管（图 3–183）。

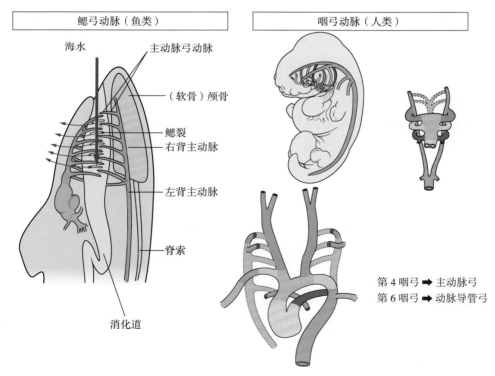

图 3–183　主动脉弓的形成

第 4 对和第 6 对咽弓动脉将来形成主动脉弓和动脉导管弓。最初为左、右各一，然后其中一条退化，只保留另外一条。如果第 4 对咽弓动脉的右侧退化，就发育成为左位主动脉弓，如果左侧退化，就发育成为右位主动脉弓。如果第 6 对咽弓动脉的右侧退化，就形成左侧动脉导管，如果左侧退化，就发育成为右侧动脉导管（图 3-184 至图 3-186）。

"V"形

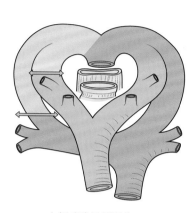
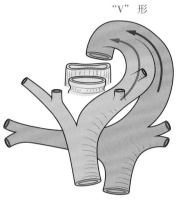
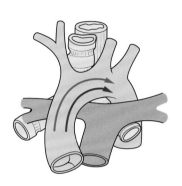

右侧动脉导管退化　　　　　左动脉导管　　　　　　　　不形成血管环
右侧主动脉弓退化　　　　　左主动脉弓

图 3-184　正常主动脉弓

RAA 血管环

"U"形

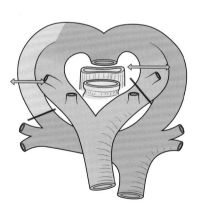
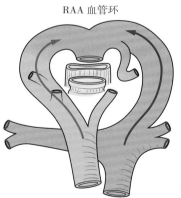
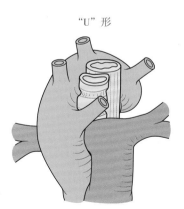

右侧动脉导管退化　　　　　左动脉导管
左侧主动脉弓退化　　　　　右主动脉弓
　　　　　　　　　　　　　左锁骨下动脉迷走

图 3-185　右位主动脉弓，左侧动脉导管，左锁骨下动脉迷走

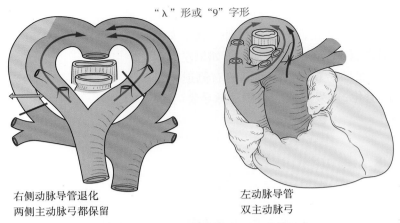

"λ"形或"9"字形

右侧动脉导管退化
两侧主动脉弓都保留

左动脉导管
双主动脉弓

图 3-186　双主动脉弓（DAA 血管环）

右位主动脉弓

　　动物根据物种的不同，决定了第 4 对咽弓动脉的哪一侧会退化消失。青蛙的两侧主动脉弓均存在，为双主动脉弓。鸟类的左侧主动脉弓退化形成右位主动脉弓。人类的右侧主动脉弓退化形成左位主动脉弓，而双主动脉弓（DAA）或右位主动脉弓（RAA）均为先天性异常（图 3-187）。

DAA：double aortic arch

RAA：right aortic arch

左位主动脉弓和右位主动脉弓的诊断方法

　　通常有以下 3 种方法。

通过主动脉弓第一个分支（头臂动脉）是向左还是向右来判断

　　如果头臂动脉向右上方走行，则为左位主动脉弓（LAA）。如果头臂动脉向左上方走行，则为右位主动脉弓（RAA）。该方法在

LAA：left aortic arch

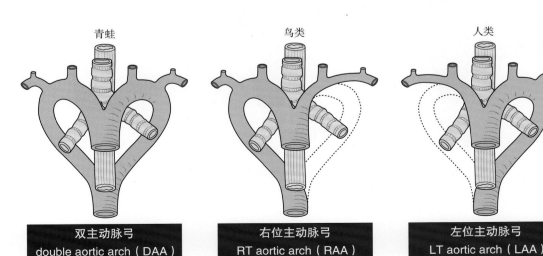

| 青蛙 | 鸟类 | 人类 |

双主动脉弓
double aortic arch（DAA）

右位主动脉弓
RT aortic arch（RAA）

左位主动脉弓
LT aortic arch（LAA）

图 3-187　主动脉弓的物种差异

出生后的超声心动图检查中常用（图3-188），为间接性诊断方法，准确性不高。

通过主动脉弓与气管的位置关系来判断

在三血管气管切面（**3VTV**）上通过观察主动脉弓和气管之间的位置关系来判断，这是最基本的诊断方法。如果主动脉弓从气管左侧通过，则诊断为左位主动脉弓；如果主动脉弓从气管右侧通过，则诊断为右位主动脉弓。在胎儿超声心动图中通常用这种方法（图3-189、图3-190）。胎儿超声心动图检查时，因为胸腔内和气管内没有气体的遮挡，与出生后的超声心动图相比，可以更简单、准确地观察主动脉弓。

3VTV：3 vessel trachea view

观察第一分支（头臂动脉）向左还是向右

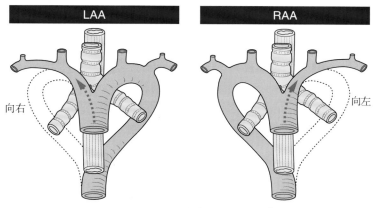

图 3-188　主动脉弓的诊断①

根据主动脉弓通过气管的哪一侧来诊断

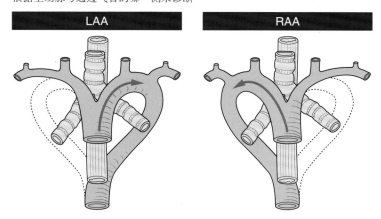

图 3-189　主动脉弓的诊断②

胎儿诊断各论

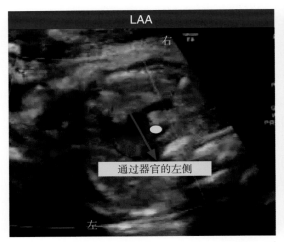
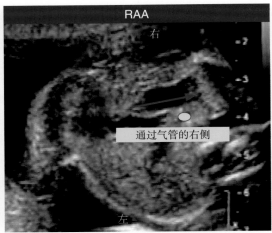

图 3-190　3VTV

通过四腔心切面（4CV）至三血管切面（3VV）胸部降主动脉的位置判断

在胸部 X 线片上，观察胸部降主动脉和脊柱的关系，左位主动脉弓时，胸部降主动脉在脊柱的左侧下行（图 3-191）。右位主动脉弓时，胸降主动脉在脊柱右侧下行。胎儿超声心动图也可以应用这种方法来观察。在 4CV 上，如果胸部降主动脉位于脊柱左侧，则为左位主动脉弓；如果位于右侧，则为右位主动脉弓。如果位于正中，不应立即作出判断，应将探头向头侧的断面移动，然后重复检查。应该根据主动脉弓与气管的位置关系进行主动脉弓位置的诊断，但是由于 4CV 至 5CV 使用非常简便，4CV 至 5CV 被认为是最佳的筛查方法（图 3-192、图 3-193）。

4CV : 4 chamber view

3VV : 3 vessel view

根据胸部降主动脉和脊柱的位置来诊断

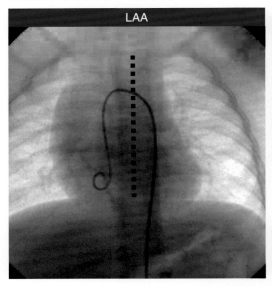
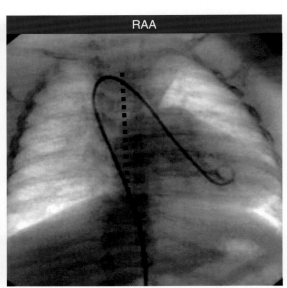

图 3-191　胸部 X 线检查判断 LAA 和 RAA

根据胸部降主动脉和脊柱的位置来诊断

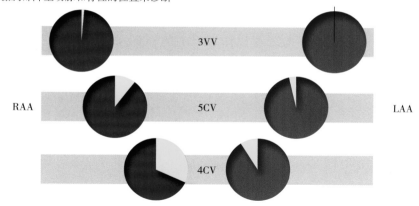

图 3-192　胸部降主动脉的位置

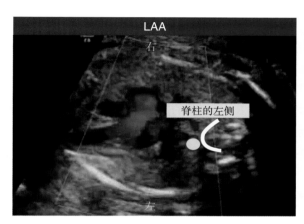
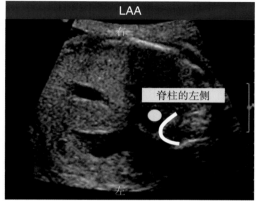

图 3-193　4CV ～ 5CV ～ 3VV

胎儿期筛查 RAA 的有效性

　　根据神奈川县儿童医疗中心的数据，每 8 例心血管畸形的患者中就有 1 例 RAA，而每 10 例 RAA 中有 8 例患有心血管畸形。因此，RAA 可能是心血管畸形的标志（表 3-14）。

　　另外，四腔心切面（4CV）上有明显异常的心脏畸形，如左心发育不良综合征、室间隔完整型肺动脉闭锁、房室隔缺损和埃布斯坦畸形等，几乎不合并 RAA。

表 3-14　RAA 和心脏畸形

主动脉弓类型	心脏畸形（＋）（ n = 759 ）	心脏畸形（－）（ n = 2798 ）
右位主动脉弓（ n = 121 ）	98	23
左位主动脉弓（ n = 3436 ）	661	2775

◄ 10 例 RAA 中 8 例有心脏畸形

心血管畸形中每 8 例中有 1 例有 RAA

但在 4CV 上没有明显异常的心脏畸形，如法洛四联症（TOF）、完全性大动脉转位（TGA）、右心室双出口（DORV）等圆锥动脉干畸形中 20%～40% 合并 RAA。因此，RAA 可以作为 4CV 的补充为简单筛查提供有效线索（图 3-194）。

TOF：tetralogy of Fallot

TGA：transposition of great arteries

DORV：double outlet right ventricles

染色体异常和 RAA

一般认为，13 三体综合征、18 三体综合征和 21 三体综合征通常合并严重的心脏畸形。但是，RAA 中合并三体综合征的概率较低，以 22q11.2 缺失最常见。另外，13 三体综合征、18 三体综合征、21 三体综合征中合并 RAA 的概率在 5% 以下（图 3-195、图 3-196）。

培训活动

以神奈川县的产科医生和检查技师为对象，进行了包括简单筛查 RAA 在内的胎儿筛查方法的培训活动，并验证培训对于产前胎儿心脏异常诊断病例数的影响。不包括 RAA 内容的培训活动明显增加了胎儿期诊断单心室疾病的病例数，但是合并 RAA 畸形病例的诊断数并未增加。包括 RAA 内容的培训活动明显增加了与 RAA 相关的圆锥动脉干畸形和血管环的病例诊断数。这提示 RAA 作为简单筛查胎儿心脏超声培训内容的有效性和实用性（图 3-197）。

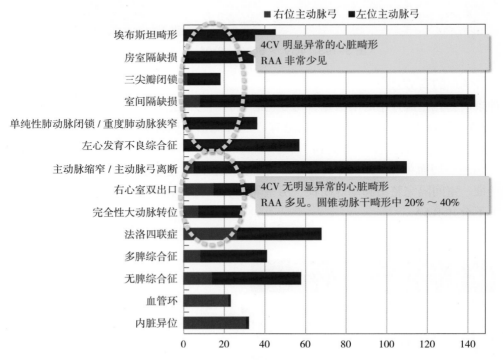

图 3-194 各种心血管畸形合并 RAA 的发生率

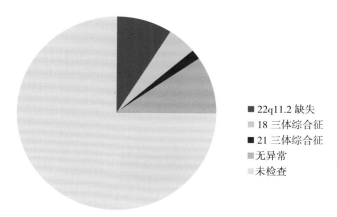

■ 22q11.2 缺失
■ 18 三体综合征
■ 21 三体综合征
■ 无异常
■ 未检查

图 3-195　与右位主动脉弓相关的染色体异常

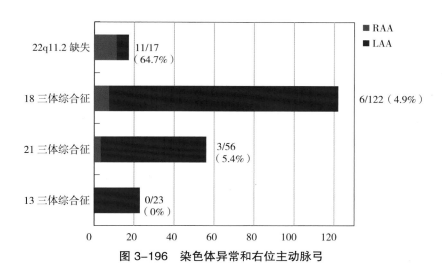

图 3-196　染色体异常和右位主动脉弓

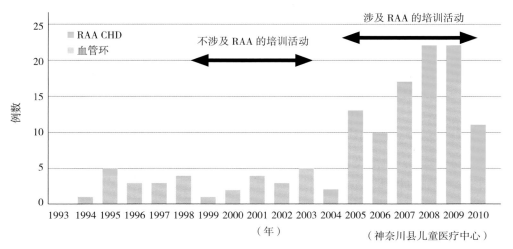

图 3-197　胎儿右位主动脉弓的诊断病例数

231

血管环

定义

血管环是血管围绕气管和食管的先天性主动脉弓畸形（图3-198）。出生后即使动脉导管关闭，也需作为血管环处理。

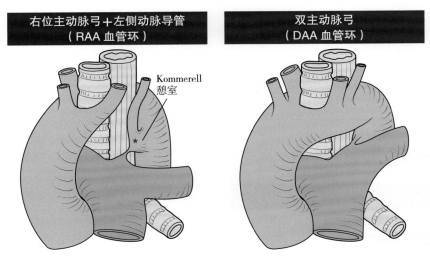

图3-198　RAA血管环和DAA血管环

发生

第4对咽弓动脉和第6对咽弓动脉将来形成主动脉弓和动脉导管弓。最初为左、右各一，然后其中一条退化，只保留另外一条。正常情况下，右侧第4咽弓动脉退化形成左位主动脉弓，右侧第6咽弓动脉退化形成左侧动脉导管。左位主动脉弓和左侧动脉导管之间不包绕气管和食管。

左侧第4咽弓动脉退化时形成右位主动脉弓，同时右侧第6咽弓动脉退化形成左侧动脉导管。此时由于右位主动脉弓和左侧动脉导管包绕气管和食管，形成血管环。右位主动脉弓通常伴有左锁骨下动脉迷走，动脉导管和左锁骨下动脉的起始部汇合，出生后动脉导管自然关闭，锁骨下动脉起始部可呈瘤样扩张，称为Komerrell憩室。

如果第4对咽弓动脉两侧都没有退化，就形成双主动脉弓（DAA），包绕气管和食管，形成血管环。

症状

气道症状

可以有喘鸣、发绀、咳嗽、反复肺炎、支气管炎、颈部后仰的奇特姿势、吞咽后无呼吸等。重症病例会在早期发生呼吸道症状。

最严重的病例可在出生后立刻出现严重的呼吸道症状，需要插管等复苏措施。在这种情况下，气管非常狭窄，通常无法用正常尺寸的气管插管，往往术后也需要长期呼吸管理，甚至死亡。另外，也有没有明显症状，作为哮喘长期治疗，偶然检查中发现的病例（表3-15）。

表 3-15　血管环的症状、发作时间和治疗经过

类型	胎儿期诊断	症状	发作时间	手术日	术式	残留	远期预后
RAA	+	发绀 / 插管	出生时	7 日	血管环切开 / 气管成形	气管狭窄	长期人工通气·死亡
RAA	+	发绀 / 喘鸣	出生时	13 日	血管环切开	无	存活出院
DAA	−	喘鸣	出生时	43 日	血管环切开 / 悬吊	气管狭窄	存活出院
DAA	−	发绀·喘鸣	出生时	43 日	血管环切开 / 气管成形	气管狭窄	存活出院
DAA	+	发绀·插管	出生时	54 日	血管环切开 / 外支架	气管狭窄	存活出院
DAA	−	喘鸣	1 个月	90 日	血管环切开	无	长期人工通气·死亡
DAA	−	喘鸣 / 哺乳困难	14 天	6 个月	血管环切开	无	存活出院
RAA	+	分泌物 / 窒息	8 个月	8 个月	血管环切开	无	存活出院
RAA	−	喘鸣	2 个月	15 个月	血管环切开	无	存活出院
RAA	−	喘鸣 / 咳嗽	12 个月	21 个月	血管环切开 / 气管成形	气管狭窄	存活出院

食管症状

可有吞咽障碍，食物卡在喉咙，窒息和误咽等。

诊断方法

出生前诊断

出生前气道内不含空气，因此，在胎儿超声心动图上可以容易观察到气管并进行筛查，近年来，在胎儿期诊断的病例迅速增加。

出生后诊断

出生后由于气管内含有空气，无法通过超声心动图观察气管，需要通过增强 CT 来诊断。

胎儿期诊断的重要性

重度气管狭窄的病例，出生后立刻就会出现严重的呼吸道症状。因此根据胎儿期超声心动图的信息，可为出生后即刻治疗做准备，另外，还可以给父母提供足够的信息。

胎儿超声心动图可以直接观察到气管，因此技术层面上在胎儿期进行血管环的筛查容易做到。

由血管环引起的呼吸道症状和食管症状是婴幼儿常见的非特异性的症状，即使有经验的儿科医生也往往需要花费很长时间才能正确诊断。另外，由于出生后超声心动图不能直接观察气管及气管后方的动脉，诊断血管环困难，因此需要进行增强 CT 检查。但由于出生后动脉导管关闭，增强 CT 无法显示动脉导管。另外，双主动脉弓时，可有一侧主动脉弓随着动脉导管的闭合出现狭窄或闭锁，形成主动脉弓狭窄或离断。出生后的增强 CT 上，无法观察到胎儿期所见的完整的血管环，因此即便是有经验的放射科医生有时也很难作出正确的诊断。

胎儿期血管环的诊断要点

4CV 至 3VV，降主动脉的位置

如果降主动脉位于脊柱右前侧，则需怀疑是否有 RAA。当 RAA 不伴有心内畸形时，多形成血管环（图 3-199）。降主动脉位于脊柱右前是进一步筛查血管环是否存在的线索。

3VV 上主动脉与肺动脉之间的间隙

正常情况下，两者之间没有间隙。RAA 血管环时，两者之间大多存在间隙（图 3-200）。

通过 3VTV，识别气管

在合并气管狭窄的病例中，由于位于主动脉弓背侧的气管很细，经常难以识别和观察。如果气管难以辨认，要考虑血管环的可能性。

降主动脉位于脊柱右前方

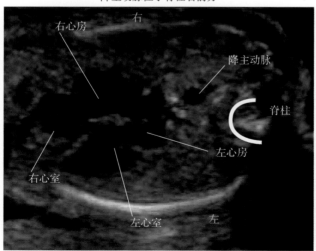

图 3-199 RAA 血管环的 4CV

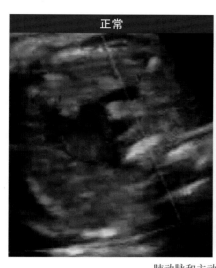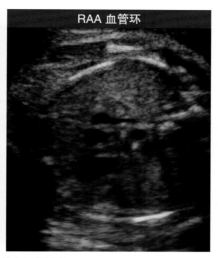

肺动脉和主动脉之间有间隙

图 3-200　RAA 血管环的 3VV

　　3VTV 上，主动脉弓和动脉导管弓呈锐角"V"形汇合（图 3-201）。但是在血管环中，主动脉弓和动脉导管弓之间呈钝角的"U"形（图 3-202）。

　　正常情况下，气管后方和脊柱之间没有动脉走行。如果 3VTV 上，彩色多普勒或频谱多普勒发现气管后方和脊柱之间有动脉走行时，要考虑血管环或锁骨下动脉迷走。右位主动脉弓时为"U"形，双主动脉弓时为"λ"形或"9"字形（图 3-203）。

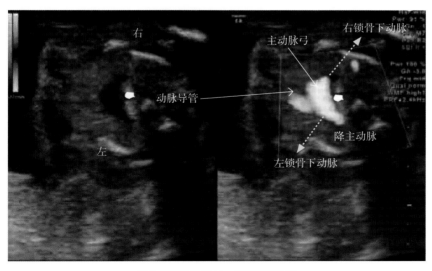

彩色多普勒显示左、右锁骨下动脉

图 3-201　正常的 3VTV

气管后方有动脉走行

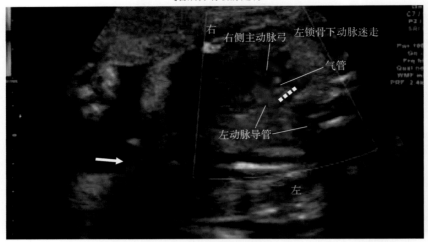

气管周围可见动脉包绕（血管环）

图 3-202　RAA 血管环的 3VTV

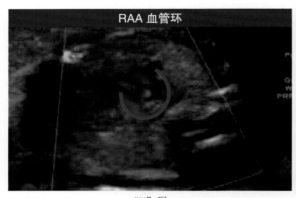
"U" 形

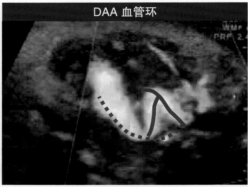
"λ" 形或 "9" 字形

图 3-203　DAA 和 RAA 的鉴别：血管环的形状

▶ 详细检查的要点 ◀

合并心内、心外畸形的诊断

大多数的血管环不合并心内畸形，只有少数合并心内畸形。另外，血管环可能会合并染色体异常和心外畸形，因此，诊断是否合并心内畸形和心外畸形就非常重要。

双主动脉弓和右位主动脉弓的鉴别

血管环大部分为右位主动脉弓和双主动脉弓。根据神奈川县儿童医疗中心的统计，双主动脉弓占胎儿期诊断的血管环的 15%（10/67）。大多数右位主动脉弓出生后没有症状，但双主动脉弓由于血管环比较紧，并发气管狭窄的发生率比较高，因此出生后诊断的血管环中

71% 为双主动脉弓。

为了在产前识别伴随气管狭窄的高风险血管环，对右位主动脉弓和双主动脉弓进行鉴别是非常重要的。

鉴别双主动脉弓和右位主动脉弓的要点有以下 3 点。

血管环的形状

右位主动脉弓时，主动脉弓在气管右侧向后走行，而动脉导管弓在气管左侧向后走行，形成"U"形。双主动脉弓时，右主动脉弓在气管右侧，左主动脉弓从气管前方向左侧走行，左侧动脉导管在气管左侧向后走行，呈"λ"形或"9"字形。另外，双主动脉弓时，气管的左侧是左主动脉弓和左动脉导管弓形成的双环（图 3-203）。

气管前面的血管

双主动脉弓时，从升主动脉分叉的动脉在气管前方走行（左主动脉弓），与左侧动脉导管汇合。右位主动脉弓时，从升主动脉分出的血管不在气管前方走行。但是，某些情况下，左颈总动脉的走行方向与左主动脉弓相似，因此很难进行鉴别（图 3-204）。

气管的位置

右位主动脉弓时，气管位于右位主动脉弓和左侧动脉导管弓中间。双主动脉弓时，气管更靠近右主动脉弓（图 3-205）。

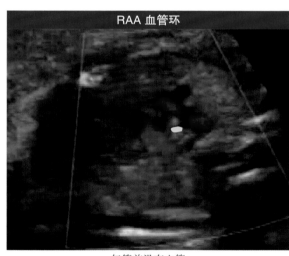
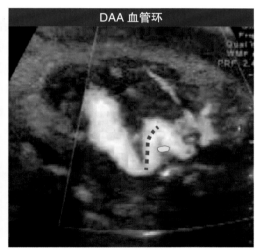

气管前没有血管　　　　　　　　　　气管前有血管

图 3-204　DAA 和 RAA 的鉴别：气管前面的血管

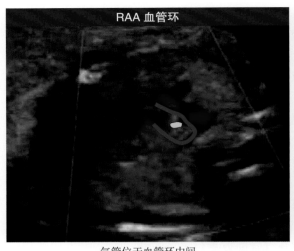
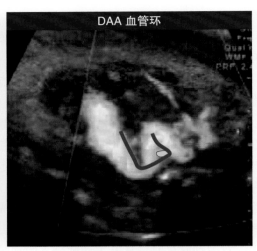

RAA 血管环　　　　　　　　　　　　DAA 血管环

气管位于血管环中间　　　　　　　气管位于血管环偏右后的位置

图 3-205　　DAA 和 RAA 的鉴别：气管的位置

◗气管狭窄的诊断和对策◖

在血管环病例，气管的狭窄程度决定了疾病的严重程度。在胎儿期能够诊断血管环的年代之前，出生后患儿都是由于有呼吸道狭窄症状，才接受 CT 检查而确诊，并且全部进行了手术。但是，胎儿期筛查诊断出的血管环病例出生后大多数没有症状，所以现在在胎儿期诊断血管环已经普及的情况下，对血管环的治疗方案也发生了很大的变化。大多数的机构中，对没有气道狭窄的病例采用观察的方法。

通过胎儿超声心动图，可以很容易地观察到血管环包绕的气管。如果被血管环包绕的气管部分比没有被血管环包绕的气管内径明显变窄，则多数在出生后会出现呼吸道症状。特别是当气管不能显示时，合并严重气管狭窄的风险很高（图 3-206）。

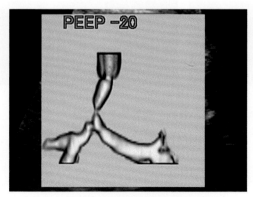

气管细，辨别困难 ➡ 合并最严重的气管狭窄

图 3-206　　气管狭窄

如果怀疑有气管狭窄，则出生后必须进行增强 CT 检查明确血管环的诊断、血管环的类型以及气管狭窄的程度。被血管环包绕的气管内径与上游气管的内径之比在 0.7 以下时，发生呼吸道症状的风险很高，建议进行手术。如果是双主动脉弓，由于造成气管狭窄的风险较高，必须要进行增强 CT 检查。没有气管狭窄的右位主动脉弓，如果出生后数天确认没有出现呼吸症状，则没有必要进行增强 CT 检查（神奈川县儿童医疗中心）。不伴有气管狭窄的血管环的远期预后目前尚未可知，需要继续进行随访。

食管狭窄

婴儿开始断奶后会出现呕吐等消化道症状，通过食管造影可以确认是否存在食管狭窄。但是尽管在食管造影时观察到了食管狭窄，大多数病例也没有食管症状，另外由于辐射问题，现在几乎不进行食管造影。

胎儿诊断病例的变化

神奈川县儿童医疗中心的数据显示，直到 2002 年，血管环在胎儿期一例也没有诊断（图 3-207、图 3-208）。2003 年以后胎儿期诊断的病例数迅速增加。据报道，低风险人群中血管环的发生率为 1/850。神奈川县每年有 80 000 人出生，则每年将有 100 例左右的血管环新生儿。血管环是一种非常常见的心血管畸形，今后在胎儿期得到诊断的病例会越来越多。

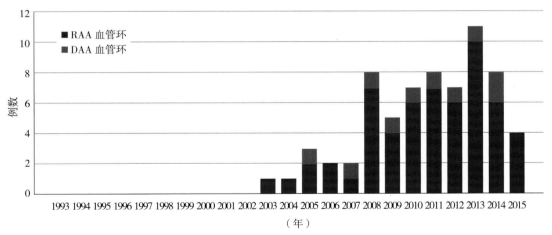

图 3-207　胎儿期诊断病例数的变化

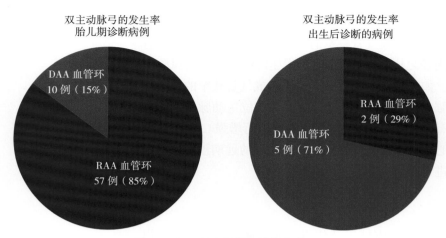

图 3-208 DAA 血管环的发生率

◗ 出生后的管理 ◖（金 基成）

随着胎儿期血管环诊断病例的增加，发现大多数出生后没有症状。但是，也有部分病例在出生后即刻出现明显的呼吸窘迫。胎儿超声心动图测量气管直径在一定程度上可以预测出生后病例的严重程度，但这并不完全准确。因此，在胎儿期诊断的病例，最好能在有处理新生儿疾病能力的医院分娩。

如果出生后出现严重的呼吸窘迫，应立即进行呼吸支持，并计划进行手术。如果没有呼吸系统症状，一般进行随访观察，但在症状出现比较晚的病例中，也有手术后残留气管软化、处理比较困难的病例。因此，对所有无症状的病例均进行观察随访是否妥当还有争议。对于胎儿超声或出生后增强 CT 确认有明显气管狭窄的病例，以及症状发生率高的双主动脉弓病例，可以考虑进行预防性手术，这已经在不同的中心进行了尝试和测试。

出生后的治疗 （麻生俊英）

　　血管环可分为主动脉弓或其分支异常和肺动脉起源异常。主动脉弓异常的代表性疾病是双主动脉弓。尽管有出生后就出现症状的病例，但大多数在两三个月内没有症状，之后出现吸气性喘鸣和频繁发作的肺炎。如果没有怀疑血管环，诊断就比较困难，经常延误诊断。出生后肺内充满空气，心脏超声无法观察气管，因此只有通过计算机断层扫描（CT）才能诊断血管环。但如果不怀疑血管环往往不会进行增强 CT 检查，就得不到及时诊断。因此，大多数病例在出生后被诊断为哮喘、支气管肺炎等，经过一段时间治疗后才被确诊，诊断常被延误。当手术时已经发生了气管、支气管软化和支气管炎等继发性病变，术后恢复时间常比较长。

双主动脉弓

　　双主动脉弓时，常在非体外循环条件下将比较细的主动脉弓切断（图 3-209），最常见的是左主动脉弓较细。在左后外侧开胸，将左主动脉弓末端从周围组织中分离，注意不要损伤喉返神经和乳糜管。切断动脉导管韧带，分离左颈总动脉和左锁骨下动脉，使其远离气管和食管。在左主动脉弓连接降主动脉之前的部分，即对应于 Kommerell 憩室的部分切断，并切除 Kommerell 憩室，从而形成平滑的降主动脉。

PA 吊带

　　左肺动脉起源于右肺动脉（PA 吊带）时，左肺动脉在气管后方走行，可产生气管压迫症状。在 PA 吊带中，在体外循环下，将左肺动脉从右肺动脉上分离下来，将左肺动脉从气管后方拉出，吻合至主肺动脉左侧（图 3-210）。

a：解剖

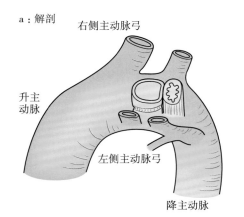

右侧主动脉弓

升主动脉

左侧主动脉弓

降主动脉

b：切断

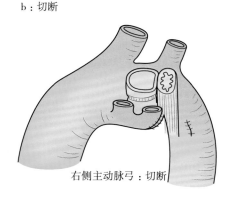

右侧主动脉弓：切断

通常在左后外侧开胸，切断较细的主动脉弓。将左主动脉弓在降主动脉汇合处切断，同时切断动脉韧带以完全解除气管、食管的压迫。如果左主动脉弓与降主动脉汇合处呈动脉瘤样扩张（Kommerell 憩室），也要切除

图 3-209　双主动脉弓切断术

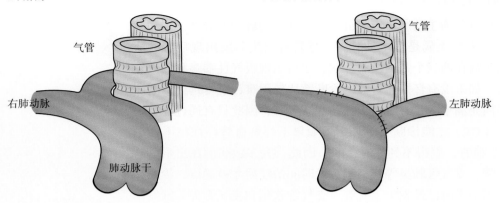

a：解剖

b：切断和再吻合术

气管

气管

右肺动脉

左肺动脉

肺动脉干

在体外循环下，将左肺动脉从右肺动脉上分离，并从气管后方拉出，与肺动脉干左侧吻合，使左肺动脉正常走行

图 3-210　PA 吊带

　　对于已经发生气管软化等继发性改变的患儿，手术治疗效果差，并且术后恢复时间长。为了提高手术治疗的效果，应在继发性改变出现前就进行手术治疗。但是，孤立性的血管环在症状出现前很难在出生时就得到诊断。只有胎儿超声心动图，才能在肺不含气的状态下，在症状出现前诊断 PA 吊带。因此，为了提高外科治疗效果，血管环的产前诊断必不可少。

完全性肺静脉异位引流

川泷元良（东北大学妇产科／神奈川县儿童医疗中心围产期医疗部新生儿科）

▶将胚胎发育知识应用于胎儿诊断◀

　　在正常的肺静脉发育中，支气管肺泡周围的肺血管被左心房后壁吸收，与左心房相连，使肺静脉和体静脉分开。如果这个吸收过程受阻，肺静脉未连接至左心房且未与体静脉分离的先天性异常称为完全性肺静脉异位引流（TAPVD）（图3-211、图3-212）。

TAPVD：total anomalous pulmonary venous drainage

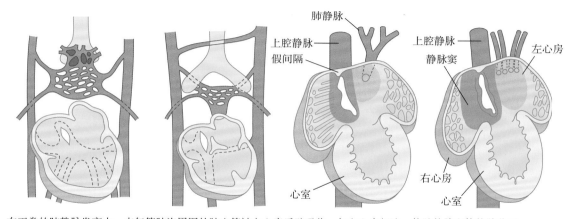

肺静脉
上腔静脉
假间隔
肺静脉
上腔静脉
静脉窦
左心房
心室
右心房
心室

在正常的肺静脉发育中，支气管肺泡周围的肺血管被左心房后壁吸收，与左心房相连，使肺静脉和体静脉分开

图 3-211　正常肺静脉的发生

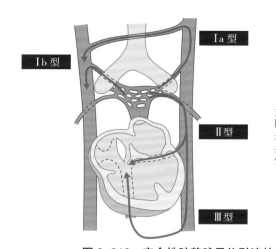

Ⅰa 型
Ⅰb 型
Ⅱ 型
Ⅲ 型

如果这个吸收过程受阻，肺静脉未连接至左心房且未与体静脉分离的先天性异常称为完全性肺静脉异位引流

图 3-212　完全性肺静脉异位引流的发生

胎儿诊断各论

将解剖知识应用于胎儿诊断

在正常心脏中，4条肺静脉分别从左心房后方回流到左心房。4条左、右肺静脉与左心房的汇合处有一定的距离（图3-213）。

TAPVD具有以下形态特征。①左、右肺静脉之间的距离比正常近。②在左心房后方形成一个与左心房隔开的共同静脉腔，心上型TAPVD中，共同静脉腔呈前后径较宽的横向走行，在心下型TAPVD中，共同静脉腔呈上下径较宽的横向走行。心上型TAPVD，4CV稍往上是最好的观察共同肺静脉腔的位置，而心下型TAPVD则在4CV稍往下则是最好的观察共同肺静脉腔的位置（图3-214、图3-215）。③共同肺静脉腔经垂直静脉回流入体静脉。

应用以上的胚胎发育、解剖知识，更容易理解TAPVD。

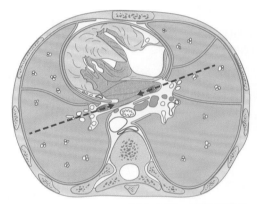

在正常心脏中，4条肺静脉分别从左心房后方回流到左心房。4条左、右肺静脉与左心房的汇合处有一定的距离

图 3-213　正常肺静脉

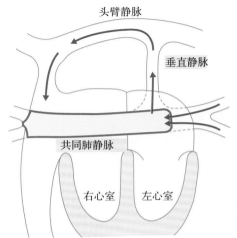

共同肺静脉呈前后径较宽的横向走行，共同肺静脉位于比4CV稍高的位置（接近5CV）

图 3-214　心上型 TAPVD

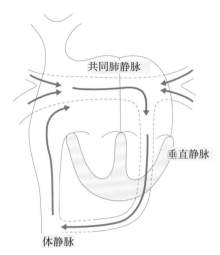

共同肺静脉

垂直静脉

共同肺静脉呈上下径较宽的横向走
行，共同肺静脉位于比 4CV 稍低
的位置

体静脉

图 3-215　心下型 TAPVD

▶ 对疾病的解释 ◀

尽管 TAPVD 发病率不高，但大多数患儿会在出生后 1 个月内发病，因此是新生儿期常见的严重心脏畸形。尤其是合并肺静脉狭窄的患者，出生后即刻出现严重的呼吸窘迫和低氧血症，需要紧急手术治疗。

合并其他心脏畸形的 TAPVD（尤其是合并右侧异构）在胎儿筛查时很容易得到诊断，但单纯的 TAPVD 产前筛查却十分困难。尽管其他严重心脏畸形在胎儿期的诊断率正在迅速提高，但只有单纯的 TAPVD 的产前诊断率依然很低，应该把它列入胎儿期诊断的疾病。由于伴有肺静脉狭窄的 TAPVD 必须在出生后立即进行开胸手术，因此，TAPVD 是胎儿期最有必要进行诊断的心脏畸形。

▶ 筛查 ◀

双心房和降主动脉之间的空间
降主动脉与左心房壁的距离

这是关注 TAPVD 时左心房和降主动脉分离的筛查方法，目前有两种方法可以测量左心房与降主动脉之间的距离。通常只需要在二维 4CV 上即可观察，因此适合于产前筛查。

方法 ①：LA 后空间指数（Post–LA space index）

4CV 上，将心脏十字交叉和降主动脉之间进行直线连接，然后在此直线上，将左心房与降主动脉之间的距离除以降主动脉的直径。正常情况下，比值小于 1，在 TAPVD 中比值大于 1。这种方法直观易懂，但是，在合并十字交叉消失的心脏畸形时无法测量（图 3-216）。

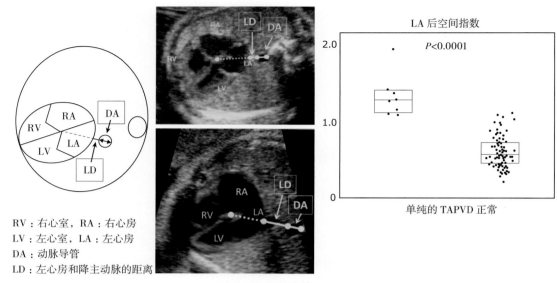

RV：右心室，RA：右心房
LV：左心室，LA：左心房
DA：动脉导管
LD：左心房和降主动脉的距离

图 3-216　超声横切面所见

方法②：最短距离

　　在 4CV 上测量左心房后壁和降主动脉之间的最短距离。正常情况下，左心房后壁与降主动脉之间的距离在 3.5mm 以下，与孕周无关。TAPVD 时距离在 5.0mm 以上。可以应用于单心房、单心室等十字交叉消失的心脏畸形。由于是在 4CV 上测量最短距离，测量变异相对较小（图 3-217）。

无回声区

　　二维超声观察两心房后方是否存在无回声区，如果发现有无回声区后进行以下操作。①在无回声区内应用低速彩色多普勒或方向性能量多普勒观察其内是否有血流信号。②如果超声无回声区内有血流

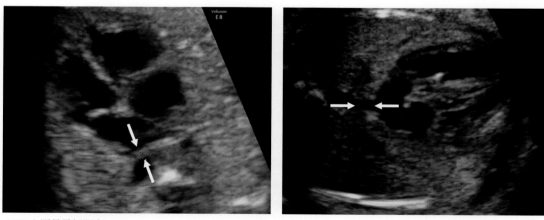

4 CV 上测量最短距离

图 3-217　降主动脉和左心房后壁的距离（ADL）

信号，则将横切面下移到腹部横切面或上移到 5CV 上，如果无回声区与大的静脉腔相连（共同肺静脉腔）则为 TAPVD（图 3-218、图 3-219）。

心房内的隔壁

通过以下两种方法观察。

方法一

二维超声上观察左心房后方是否有与左心房后壁平行的隔壁，当发现有隔壁时，利用低速彩色多普勒或双向能量多普勒观察隔壁后方是否有肺静脉汇聚。

方法二

使用低速彩色多普勒或双向能量多普勒和二维双幅同屏显示，可以同时观察左、右下肺静脉的切面，观察左、右下肺静脉汇入部分的前方是否有隔壁（图 3-220）。

垂直静脉和与垂直静脉相连的体静脉扩张

肺静脉汇入的体静脉扩张。心上型 TAPVD 时上腔静脉（SVC）

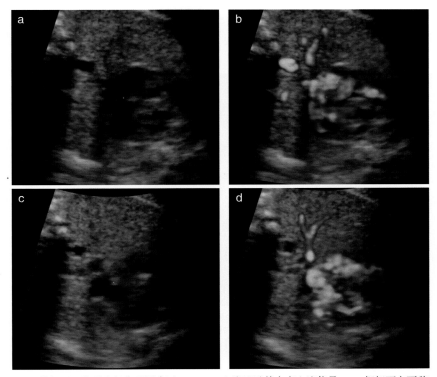

a：二维切面上发现有超声无回声区；b：HD 血流显示其内有血流信号；c：把切面向下移动，可见超声无回声区增大；d：可见肺静脉汇入超声无回声区内

图 3-218　超声无回声区（TAPVD Ⅲ型）

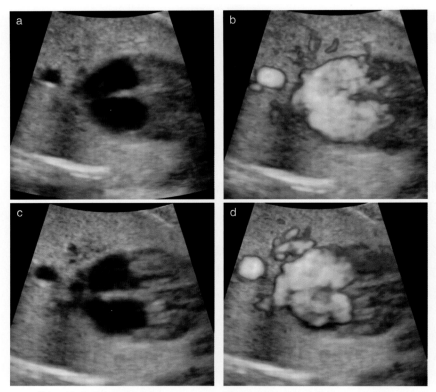

a：二维切面上发现有超声无回声区；b：HD 血流显示其内有血流信号；c：把切面向上移动，可见超声无回声区增大；d：可见肺静脉汇入超声无回声区内

图 3-219　超声无回声区（TAPVD Ⅰ a 型）

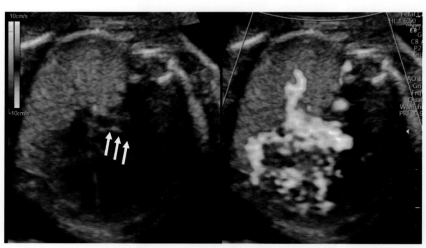

二维切面上显示左心房后壁有隔壁（→）。利用低速彩色多普勒和双向能量多普勒（HD血流）可确认两侧的肺静脉汇合于此。另外，通过低速彩色多普勒和双向能量多普勒（HD血流）可同时观察左、右下肺静脉。二维切面上，观察左、右下肺静脉汇合部位的前方是否有隔壁

图 3-220　隔壁（TAPVD Ⅰ a 型）

扩张，Ⅰa型无名静脉扩张（图3-221），Ⅱa型时冠状静脉窦扩张。心下型时，在腹部切面上可见除了降主动脉和下腔静脉外的第3条血管（图3-222）。

外周肺静脉血流量

正常心脏或没有肺静脉狭窄的情况下，外周肺静脉血流呈M型双峰。在有重度肺静脉狭窄的TAPVD中，外周肺静脉血流频谱呈单峰或波形平坦（图3-223）。

因此，通过外周肺静脉血流频谱的波形来判断是否存在合并肺静脉狭窄的高危TAPVD（图3-224）。

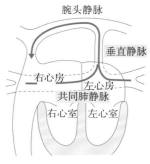

TAPVD Ⅰa型，垂直静脉汇入的无名静脉和上腔静脉扩张

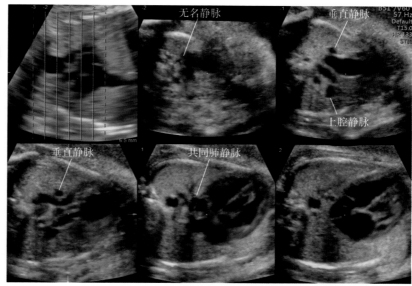

图3-221　TAPVD Ⅰa型

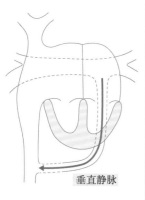

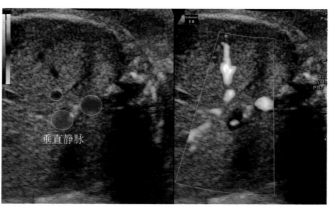

TAPVD Ⅲ型在腹部横切面上可见除了降主动脉（DAO）和下腔静脉（IVC）外的第3条血管（垂直静脉）

图3-222　TAPVD Ⅲ型

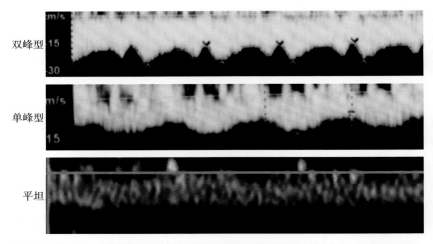

没有肺静脉狭窄时，外周肺静脉血流呈 M 型的双峰。重度肺静脉狭窄的 TAPVD 中，外周肺静脉血流频谱呈单峰或波形平坦

图 3-223　外周肺静脉的血流频谱波形

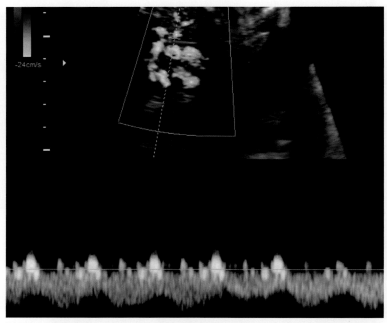

根据肺静脉的波形，可疑为伴有肺静脉狭窄的 TAPVD，经过详细检查，确认诊断为 TAPVD Ⅲ型 + 肺静脉狭窄

图 3-224　TAPVD Ⅲ型 + 肺静脉狭窄的肺静脉波形

详细检查

有无肺静脉狭窄以及狭窄程度是评估 TAPVD 严重程度的重要指标。另外，TAPVD 的类型和共同肺静脉的位置、形态也是选择手术方式所必须获取的信息。与出生后超声检查相比，胎儿超声检查的缺点包括探头需要通过孕妇腹壁、距离胎儿心脏较远、胎儿心脏比较小和胎儿肺血流量少等，但优点是胎儿肺内没有空气，使超声波的穿透性非常好。以往认为胎儿超声心动图的缺点远大于优点，TAPVD 很难通过胎儿超声心动图诊断。但随着超声设备以及操作技术的不断进步，很多缺点已经被克服，使得胎儿超声心动图在产前诊断心脏畸形的优点越来越受到重视。

肺静脉狭窄的评价
肺静脉狭窄的部位

合并肺静脉狭窄的 TAPVD 病例，狭窄部位的血流加速，形成湍流。通过彩色多普勒观察高速血流信号，不难发现狭窄的部位（图 3-225）。
外周肺静脉的多普勒波形

伴有肺静脉狭窄的 TAPVD，外周肺静脉血流频谱呈单峰或波形平坦（图 3-223）。

根据外周肺静脉的脉冲多普勒波形，可以评价肺静脉狭窄的程度。

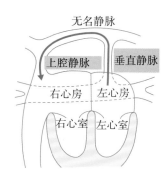

肺静脉狭窄的血流波形

TAPVD Ⅰa 型在垂直静脉和无名静脉汇合处发现高速湍流信号，脉冲多普勒为高速湍流信号

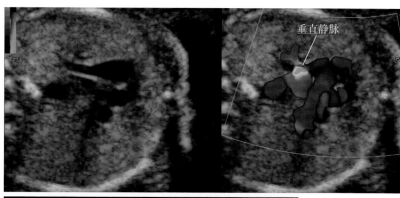

图 3-225　TAPVD Ⅰa 型

胎儿诊断各论

其他

如果观察到胎儿心脏小、胸腔积液、海绵状肺，需考虑合并重度肺静脉狭窄的可能性（图 3-226）。

分型诊断

通过胎儿超声心动图可以正确分型。

心上型

特征是在略高于 4CV 的切面上可观察到共同肺静脉呈横向走行。

TAPVD Ia 型

共同肺静脉腔向左侧（图 3-227），在肺动脉左侧（垂直静脉）向上走行。三血管切面（3VV）至三血管气管切面（3VTV）上可见上腔静脉扩张。3VTV 横切面上可见无名静脉扩张（图 3-221）。在垂直静脉汇入无名静脉处常有肺静脉狭窄（图 3-225）。

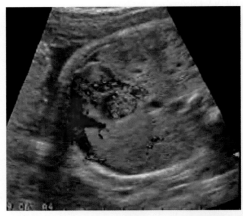

如果观察到心脏小、胸腔积液、海绵状肺，需考虑合并重度肺静脉狭窄

图 3-226　重度肺静脉狭窄的 4CV

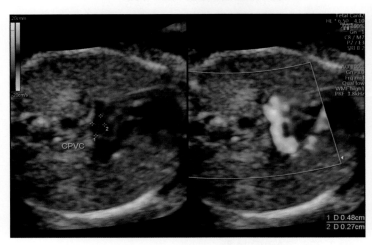

特点是在略高于 4CV 的切面上，共同肺静脉的血流横向向左侧走行

图 3-227　TAPVD Ia 型

TAPVD Ⅰb 型

共同肺静脉的血流向右侧走行，在心脏后方汇入上腔静脉（图3-228、图3-229）。3VV 至 3VTV 上可见上腔静脉扩张，无名静脉不扩张。肺静脉狭窄多位于垂直静脉与上腔静脉汇合处。

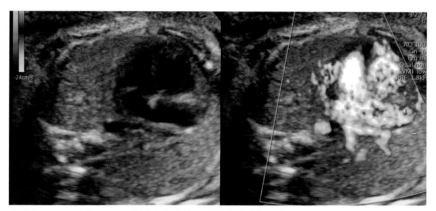

在略高于 4CV 的切面上，共同肺静脉的血流横向向右侧走行

图 3-228　TAPVD Ⅰb 型①

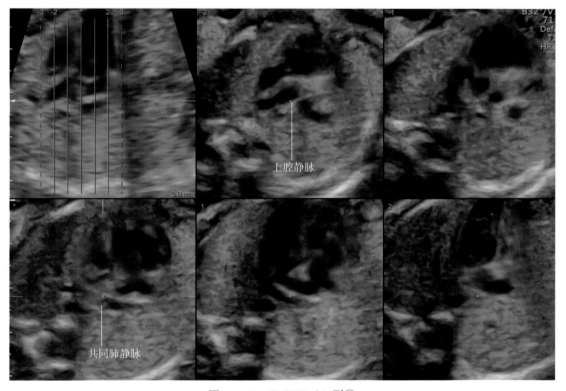

图 3-229　TAPVD Ⅰb 型②

心内型

4CV 上见冠状静脉窦增宽，共同肺静脉汇入冠状静脉窦。

心下型

特点是在 4CV 稍往下，垂直静脉与共同肺静脉纵向汇合。4 条肺静脉分别呈树枝状汇入垂直静脉（参见图 3-215）。垂直静脉穿过膈肌，进入肝脏，汇入门静脉。门静脉常轻度扩张。偶尔可见垂直静脉汇入下腔静脉。从矢状面上可以更好地观察垂直静脉的全程（图 3-230）。

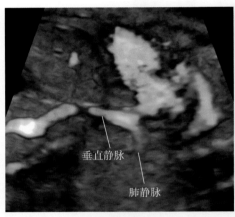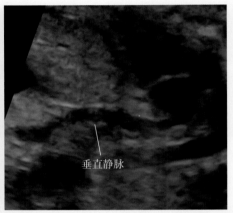

从矢状面上，可更好地观察垂直静脉的全程。4 条肺静脉分别呈树枝状汇入垂直静脉。垂直静脉穿过膈肌、进入肝脏，汇入门静脉

图 3-230 TAPVD Ⅲ 型

● 参考文献

[1] ALLAN LD, SHARLAND GK. The echocardiographic diagnosis of totally anomalous pulmonary venous connection in the fetus[J]. Heart, 2001, 85: 433–437.

[2] BERG C, KNUPPEL M, GEIPEL A, et al. Prenatal diagnosis of persistent left superior vena cava and its associated congenital anomalies[J]. Ultrasound Obstet Gynecol, 2006, 27: 274–280.

[3] SEALE AN, CARVALHO JS, GARINER HM, et al. Total anomalous pulmonary venous connection: impact of prenatal diagnosis[J]. Ultrasound Obstet Gynecol, 2012, 40: 310–318.

[4] BOOPATHY VIJAYARAGHAVAN S, RAO AR, Padmashree G, et al. Prenatal diagnosis of total anomalous pulmonary venous connection to the portal vein associated with right isomerism[J]. Ultrasound Obstet Gynecol, 2003, 21: 393–396.

[5] LAW KM, LEUNG KY, TNAG MH, et al. Prenatal two– and three–demensional sonographic diagnosis of total anomalous pulmonary venous connection[J]. Ultrasound Obstet Gynecol, 2007, 30: 788–789.

[6] KAWAZU Y, INAMURA N, SHIONO N, et al. "Post–LA space index as a potential novel marker for the prenatal diagnosis of isolated total anomalous pulmonary connention[J]. Ultrasound Obstet Gynecol, 2014, 44: 682–687.

● 出生后的管理 ●（金 基成）

完全性肺静脉异位引流是否合并肺静脉狭窄直接关系到出生后的病情严重程度以及是否需要紧急救治。因此，通过胎儿超声心动图评价肺静脉狭窄意义重大。

合并肺静脉狭窄

由于肺静脉血液回流严重受阻，出生后即发生由于肺淤血而导致的严重呼吸窘迫和低氧血症。最严重的情况，可在出生后就出现呼吸和循环衰竭。这时，需要在出生后数小时内紧急手术，因此可以在安排好手术措施后计划分娩。

有呼吸衰竭时需要人工呼吸机管理。如果过度给氧可导致肺血管阻力降低，肺血流量增加，反而会导致肺淤血情况进一步加重，因此应将吸氧量控制在必要的最低用量。在进行呼吸和循环管理的同时，有必要进行术前紧急形态学评价，但由于增强 CT 和心导管检查都有可能使病情恶化，因此，应该全力争取应用心脏超声检查进行形态评估。

不合并肺静脉狭窄

不合并肺静脉狭窄时，肺静脉回流不受影响，因此由于肺淤血而引起的呼吸窘迫和低氧血症并不明显。从肺静脉回流的大部分动脉血从右心房进入右心室和肺动脉，小部分通过房间隔缺损从右心房进入左心房、左心室和主动脉。因此，血流动力学类似大的房间隔缺损，肺血流量增加。

应该注意，过度地限制水摄入和利尿有可能会造成左心系统前负荷减少而导致左心泵功能不足。出生后虽然不需要紧急手术，但为了防止肺血管病变的进展，建议在新生儿期或婴儿早期进行手术治疗。

❱ 出生后的治疗 ❰（麻生俊英）

TAPVD 比较少见，发生率占先天性心脏病的 1% ～ 2%。通常有两种分类方法，一种是按 TAPVD 的回流途径分类，另一种是基于心室的形态分类。TAPVD 按回流途径可分为心上型、心内型、心下型和混合型 4 种类型。按心室形态可分为双心室型和单心室型。双心室型合并其他心脏畸形的发生率低，大多数为孤立性 TAPVD。单心室型多合并无脾综合征，病情严重，尤其是单心室型 TAPVD 合并肺静脉狭窄（PVO）的预后极差。

PVO：pulmonary venus obstruction

TAPVD 的修复手术

心外型的 TAPVD 修复可以根据扩大视野的要求采用侧路径、后路径和上路径的方法来修复（图 3-231），每种方法都各有优缺点，必须根据不同类型应用以获得良好的视野。心上型 TAPVD 多采用上路径方法，心下型 TAPVD 多采用后路径方法。单心室型 TAPVD 采用侧路径方法。无论采用哪种路径，目的都是使共同肺静脉干与左心房吻合通畅，不发生扭曲，并减少缝合区域。心内型 TAPVD，必须充分切除共同肺静脉干与左心房之间的壁，以使肺静脉血直接冲向二尖瓣。

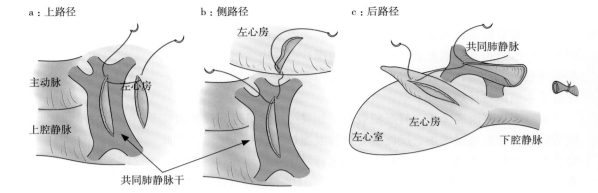

a：上路径	b：侧路径	c：后路径
在右肺动脉远端，从升主动脉和上腔静脉之间分离并暴露共同肺静脉干。切开邻近的左心房壁，和平行的共同肺静脉干开口进行吻合	在右心房后方，左心房和共同肺静脉干切开吻合，注意不要使吻合线扭曲	将低温纱布放在心尖部位，抬高心尖，暴露Ⅲ型的共同肺静脉干、左右两侧的肺静脉以及垂直静脉。注意吻合左心房和共同肺静脉干时不要扭曲

图 3-231　TAPVD 修复术

单心室畸形合并 TAPVD

　　与单心室畸形相关的 TAPVD 治疗效果极差。合并 PVO 时需要紧急手术，其并发症和死亡率要高于不合并 PVO 的病例。根据欧美主要医学中心的报道，TAPVD 伴无脾综合征的治疗效果不佳，5 年生存率一般约为 50%。由于单心室畸形合并 PVO 的手术效果极差，有术者尝试不使用体外循环、在狭窄肺静脉内放置支架以减轻 PVO 后，再通过外科手术控制肺血流量，使患儿能够度过新生儿期，再进行 TAPVD 修复术，有望改善患儿的预后。

孤立性的 TAPVD

　　双心室型的 TAPVD 胎儿期诊断率仍然很低。但是，如果合并 PVO，出生后需要尽早行开胸根治术。严重的 PVO 可以在出生后立即出现严重的症状，需要与同样导致低氧血症的新生儿呼吸窘迫综合征鉴别，这时会导致 TAPVD 的诊断被延误。但值得庆幸的是，孤立性 TAPVD 修复术的效果很好，10 年生存率达 90%，虽然术后部分患儿可复发 PVO，大约 90% 的病例术后 10 年 PVO 无复发。

缓慢性心律失常

村上　卓（茨城县儿童医院心血管内科）
堀米仁志（筑波大学医学医疗系儿科）

▶ 前言 ◀

　　窦性心动过缓和房室传导阻滞是胎儿期具有代表性的两个心动过缓。前者是先天性长 QT 间期综合征（LQTS）在胎儿期很重要的表现，另外关于报道其属于离子通道病（遗传性心律失常）的也在不断增加。后者常伴有先天性心脏病等器质性心脏疾病，如果心脏结构正常，大致可归为免疫原性（母体自身抗体关联）。由于长时间持续的心动过缓会成为胎儿水肿（心力衰竭）和子宫内胎儿死亡的原因，因此正确的诊断和适当的处理是很重要的。

LQTS：long QT syndrome

▶ 胎儿的正常心率 ◀

　　第 2 ～ 3 个月的正常胎心率（FHR）为 110 ～ 160 次 / 分。虽然是有规则的，但发现有 5 ～ 15 次 / 分的变动，心房和心室的收缩关系（AV 关系）为 1∶1。

FHR：fetal heart rate

妊娠周数与胎儿心率

　　正常胎儿的平均心率在妊娠 5 ～ 6 周为 110 次 / 分，妊娠 9 ～ 10 周最快为 170 次 / 分。之后妊娠 14 周时为 150 次 / 分，妊娠 20 周时为 140 次 / 分，到足月时为 130 次 / 分，随着妊娠周数的增加而缓慢降低。另外，Serra 等报道，有 5% 左右的正常胎儿心率妊娠 25 周为 135 次 / 分，妊娠 30 周为 125 次 / 分，妊娠 40 周为 120 次 / 分。

▶ 胎儿心动过缓的定义 ◀

　　胎儿心动过缓为持续 100 次 / 分以下（10 分钟以上）。美国妇产科学会（ACOG）将分娩时的胎儿心动过缓定义为 110 次 / 分以下，也适用于妊娠中。

ACOG：American College of Obstetricians and Gynecologists

▶ 胎儿心律失常的诊断方法 ◀

　　采用胎儿超声心动图、胎儿心电图（fECG）、胎儿心磁图（fMCG）来进行诊断。

fECG：fetal electrocardiography

fMCG：fetal magnetocardiography

胎儿超声心动图检查

通用的是 M 型超声心动图和多普勒超声心动图。

M 型超声心动图（图 3-232）

将 M 型取样线放置在四腔心切面（4CV）可以同时显示心房和心室收缩的位置上进行记录。对心房和心室的收缩关系（AV 关系）的评价是非常有用的。但是，很难确定收缩起点和最大收缩点，也不适用于正常的 AA 间隔、VV 间隔、AV 间隔 [心房收缩（A）和心室收缩（V）间隔] 的测量。

4CV：4 chamber view

多普勒超声心动图

对 AV 关系、AV 间隔、AA 间隔、VV 间隔的评价有效。

1. 上腔静脉—升主动脉（SVC-aAo）法（图 3-233）

把上腔静脉中逆行性波形的起点作为心房收缩的开始，把升主动脉内左心室流出波形的起点作为心室收缩的开始同时记录下来。

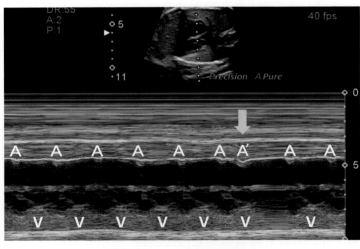

在伴有阻滞的室上性期外收缩的病例中，第 7 拍的 A'（→）是由于早期兴奋而引起的室上性期外收缩。因是在不应期发生的，所以没有记录到心室收缩

图 3-232　M 型超声心动图

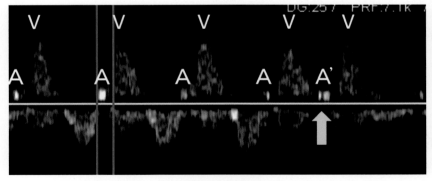

将上腔静脉中逆行性波形（A）的起点（—）作为心房收缩的开始，将主动脉的左心室流出波形（V）的起点（—）作为心室收缩的开始同时进行记录。第 5 拍的 A'（→）由于早期兴奋被诊断为室上性期外收缩

图 3-233　上腔静脉—升主动脉（SVC-aAo）法

2.左心室流入—流出道(left ventricular inflow–outflow)法(图 3–234)

在二尖瓣的左心室流入波形中，将 A 波的起点作为心房收缩的开始，将主动脉的左心室流出波形的起点作为心室收缩的开始同时进行记录。但是，在心动过速中，很难分辨左心室流入波形的 E 波和 A 波。

3.肺动脉—肺静脉（PA–PV）法（图 3–235）

其优点是不容易受到胎儿位置的影响，但通常肺静脉波形内的心房收缩波是顺行性或者是降低到基线，则很难确定。持续的心动过速等左心房压上升的话，心房收缩波会变成逆行，所以很有用。

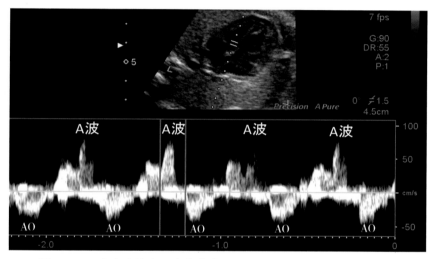

从二尖瓣的左心室流入波形中，将 A 波的开始（—）作为心房收缩的开始，将主动脉（AO）的左心室流出波形的开始点（—）作为心室收缩的开始进行评价

图 3–234　左心室流入—流出道（left ventricular inflow–outflow）法

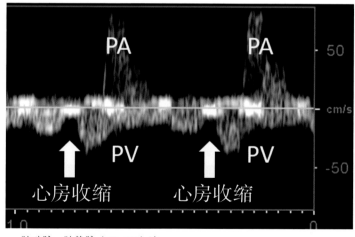

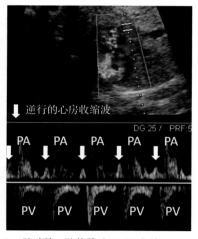

a：肺动脉—肺静脉（PA–PV）法
肺动脉和肺静脉并行，因此要同时记录肺动脉波形和肺静脉波形。通常情况下，肺静脉波形内的心房收缩波是顺行性的，或者是到基线为止的降低，所以很难鉴定

b：肺动脉—肺静脉（PA–PV）法
在伴随卵圆孔狭窄的左心发育不良综合征的病例中，由于左心房压上升，心房收缩波为逆行（➡）

图 3–235　肺动脉—肺静脉（PA–PV）法

组织多普勒成像（TDI）

通过记录和分析整个心脏局部壁运动和心肌速度，可以正确评价收缩的时机。今后这将成为评价心功能和诊断胎儿心律失常的有效方法。

母体腹壁诱导胎儿心电图（fECG）

虽然历史悠久，但由于母体心电图的影响和具有绝缘特性的胎脂的绝缘效果，存在不能得到充分的信号／噪声比的缺点。近年来，随着信号处理技术的进步，有望应用于胎儿心律失常的诊断。

胎儿心磁图（fMCG）

在磁屏蔽室内用使用超导量子干涉仪（SQUID）的超高灵敏度传感器记录心肌内流动的电流引起的心磁场。记录到的 PQRST 波形，可以根据心电图进行分析，包括先天性长 QT 间期综合征（LQTS）和先天性完全房室传导阻滞在内，在各种胎儿心律失常的诊断中都有有用的报道。因为需要特殊的装置，所以能够实施的部门也是有限的。

● 胎儿心动过缓的诊断基础（表 3-16）●

从以下 3 个方面进行评价。

心室收缩是否规整

测定 VV 间隔。

心动过缓的程度，胎儿心率不到 100 次／分

从正常胎儿心率的下限（相当于妊娠周数的 3%）开始，100 次／分之内也包含有可能是先天性长 QT 间期综合征和高度房室传导阻滞发展的 Ⅱ 度房室传导阻滞，因此需要注意。

心房收缩与心室收缩的关系，是 1：1 还是 > 1：1

评价 AV 关系，测定 AA 间隔、AV 间隔。

表 3-16　胎儿心动过缓的诊断要点

胎儿心动过缓	VV 间隔	心室率（次／分）	AV 关系	AA 间隔
窦性心动过缓	整	75 ～ 90	1：1	整
完全房室传导阻滞	整	35 ～ 80	分离	整
2：1 房室传导阻滞	整	65 ～ 75	>1：1（2：1）	整
伴有阻滞的室上性二联律	整	65 ～ 90	>1：1（2：1）	规则或不整
3：2 房室传导阻滞	不整	110	>1：1（3：2）	整
伴有阻滞的室上性三联律	不整	110	>1：1（3：2）	规则或不整

2:1 房室传导阻滞和伴有阻滞的室上性二联律的鉴别

根据 AA 间隔是否整齐、是否规则来鉴别。AA 间隔不规则的情况下很难鉴别，fMCG 对测定正确的 AA 间隔的是有用的。Sonesson 报道，利用多普勒超声心动图法测量等容收缩时间间隔（isovolumetric contraction time interval），伴有阻滞的室上性二联律其等容收缩时间间隔不到 –2SD，而 2：1 房室传导阻滞其等容收缩时间间隔在 +2SD 以上。

VV 间隔不规则的胎儿心动过缓

VV 间隔整齐的胎儿心动过缓比较少见，胎儿心率也多为正常下限。但是，由于免疫原性房室传导阻滞的 3：2 房室传导阻滞有可能是向完全房室传导阻滞发展的初期所见，因此有必要与伴有阻滞的室上期前收缩进行鉴别，慎重地进行病程观察。

▶ 胎儿心动过缓的原因 ◀

在妊娠 3 个月、6 个月的胎儿中经常能观察到 1 ～ 2 分钟以内的短暂窦性心动过缓。一般认为，最常见的原因是探头压迫脐带和胎儿引起的迷走神经刺激，不需要治疗预后良好。

长时间持续性的心动过缓可以从以下的①～③进行考虑。①窦性心动过缓，低心房或交界性心动过缓（sinus bradycardia, low atrial or junctional bradycardia）。②高度房室传导阻滞（high–degree atrioventricular block）。③伴有阻滞的室上性二联律（atrial bigeminy with blocked premature beats）。

窦性心动过缓，异位性节律（sinus, low atrial or junctional brady–cardia）

其原因可以考虑为是异位心房节律，窦房结功能不全，继发性离子通道病。

异位性心房节律（低位心房节律或接合部节律）（图 3–236）

较多并发内脏心房错位综合征（左侧相同）且预后不良。胎儿水肿、心功能障碍、早产、低室速是预后不良的原因。

窦房结功能不全

原因是免疫原性（SSA/Ro，SSB/La）和病毒性心肌炎引起的窦房性结炎症、纤维化。要进行母体自身抗体、弓形虫病、其他风疹巨细胞病毒疱疹（TORCH）和细小病毒方面的检查。

在 HCN4 和 SCN5A 基因变异等引起的离子通道病中，也发现了窦房结功能障碍。

TORCH：
toxoplasmosis
other rubella
cytomegalvirus
herpes

胎儿诊断各论

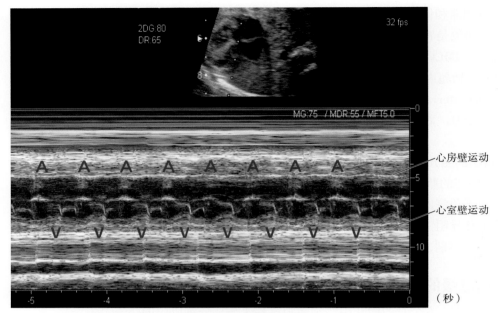

心房壁运动

心室壁运动

（秒）

a：M 型超声心动图法显示胎儿心率为 96 次 / 分，判断 AV 关系为 1：1

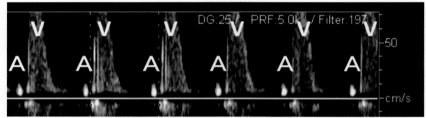

b：多普勒超声心动图的上腔静脉—升主动脉（SVC-aAo）法测得胎儿心率为 96 次 / 分，AV 关系为 1:1，VV 间隔规整（0.62 秒），AA 间隔规整（0.62 秒），测量得出 AV 间隔为 0.08 秒

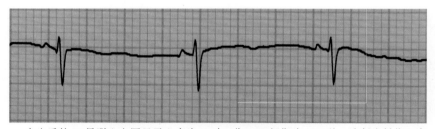

c：出生后的 12 导联心电图显示心率为 81 次 / 分，PQ 间期为 0.08 秒，诊断为低位心房节律

图 3-236　内脏异位综合征（左侧异构），低位心房节律的病例

离子通道病

　　以 LQTS 为代表的遗传性心律失常（离子通道病）是窦性心动过缓的原因。

有报道显示，与婴儿猝死综合征一样，从原因不明的胎儿死亡的10%中检测出LQTS相关基因变异。了解详细的家族史和父母的心电图检查，出生后的心电图检查都是很重要的。

对于测量胎儿的QTc fMCG和fECG也是非常有用的。利用fMCG对LQTS的诊断对QTc在490ms以上时灵敏度为89%，特异度为89%，QTc 620ms以上的所有病例都呈现尖端扭转型室性心动过速（torsades de pointes，TdP）。

可疑LQTS的重要征兆

1. 窦性心动过缓

与以往的FHR < 110次/分作为筛选标准相比，使用妊娠周数中标准心率的3个百分点以下时LQTS的检出率更高。

2. 功能性的2∶1房室传导阻滞（图3-237）

由于QT明显延长（心室再极化过程），2次中有1次的心房收缩进入心室不应期，无法传导。在伴随阻滞的房性期前收缩和AA间隔一定这一点上可以进行鉴别。

3. 间歇性的心室心动过速

在fMCG中可记录到TdP波形。

4. LQTS·猝死/SIDS家族史

胎儿·新生儿期呈现心室心动过速和房室传导阻滞的多为LQT2和LQT3。与LQT1相比，家族史较少（25%～40%），仅凭家族史有可能忽略不计。

继发性原因

原因是母体用药（β受体阻滞剂、镇静药等），母体的甲状腺功能下降，低氧和酸中毒对胎儿的影响，胎儿中枢神经系统异常等。

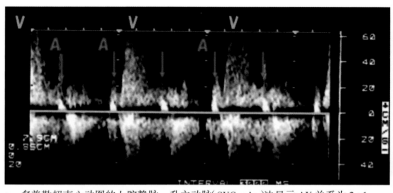

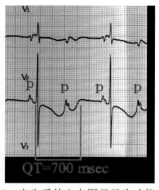

a：多普勒超声心动图的上腔静脉—升主动脉（SVC-aAo）法显示AV关系为2∶1。AA间隔固定，A波没有传导不是期前收缩

b：出生后的心电图显示为功能性的2∶1房室传导阻滞，QT间期延长

图3-237　胎儿长QT间期综合征中的功能性2∶1房室传导阻滞

重度至完全性房室传导阻滞（high degree or complete atrioventricular block）（图 3-238）

先天性完全性房室传导阻滞的 1/3 ～ 1/2 是伴随先天性心脏病的房室传导阻滞，没有心脏结构异常时多为免疫原性房室传导阻滞（isoimmune fetal atrioventricular block）。非免疫原性房室传导阻滞（nonimmune fetal atrioventricular block）约占 10%。

有报道，预后不良的原因有心脏结构异常，胎儿期并发病（不满 20 周）、胎儿水肿、心内膜纤维弹性症、心功能障碍、早产（32 周以下），心率不足 55 次 / 分，心室率的反应性下降等。

伴有先天性心脏病的房室传导阻滞

内脏心房异位综合征（左侧相同），矫正性大动脉转位的并发较多，新生儿生存率为 66%，总生存率为 48%，预后不良。

免疫原性房室传导阻滞（isoimmune fetal atrioventricular block）

母体自身抗体（48kd SSB/La，52kd SSA/Ro，60kd SSA/Ro）成为母体抗 SSA/SSB 抗体关联房室传导阻滞的原因，特别是与 52kd 抗 SSA/Ro 抗体有关。由于母体自身抗体是在妊娠 6 个月（second trimester）时向胎儿体内转移，因此妊娠 20 ～ 24 周的发病较多。

很多孕妇在诊断出胎儿房室传导阻滞时没有发生胶原病，因此即使母体没有症状，也要进行自身抗体的检测。

自身抗体的免疫反应引起的组织障碍成为刺激传导系统的炎症和纤维化，窦房结和心肌炎症的原因，15% ～ 20% 并发心内膜纤维弹性症和心功能障碍，5% ～ 10% 发现晚期会出现扩张型心肌病。

没有实施胎儿治疗时的死亡率为 18% ～ 43%，预后不良。

第一个孩子有完全性房室传导阻滞时，第二个孩子的发病率可增加 15% ～ 18%。

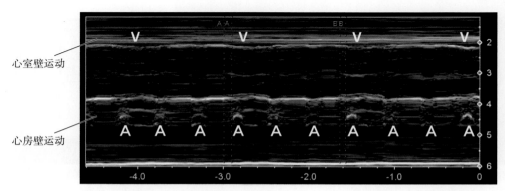

应用 M 型超声心动图法测得胎儿心率为 46 次 / 分，心房率为 142 次 / 分，AV 关系分离。VV 间隔和 AA 间隔是整齐的

图 3-238　完全性房室传导阻滞，胎儿水肿的病例

非免疫原性房室传导阻滞（nonimmune fetal atrioventricular block）

　　母体自身抗体阴性的完全性房室传导阻滞很少见，胎儿期和新生儿早期发病的病例后期预后良好。据报道，有 NKX2.5，HERG（LQT2），SCNA5A（LQT3，Brugada 综合征）的变异和 LQT8 几种类型。

伴有房室阻滞的室上性二联律（atrial bigeminy with blocked premature beats）（图 3-239）

　　预后良好，不需要治疗，但 10% 有可能会并发房性心动过速。虽然有时难以与完全性房室传导阻滞相鉴别，但由于预后不同，胎儿时期诊断很重要。

❱ 胎儿心动过缓的治疗 ❰

　　根据原因的不同，治疗的必要性也不同。

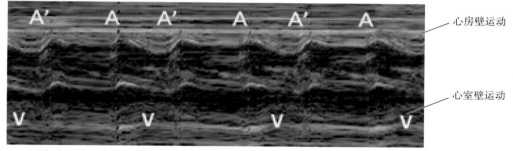

a：M 型超声心动图检查胎儿心率为 61 次 / 分，AV 关系为 2:1。 诊断 A′ 为在正常搏动上出现的室上性期外收缩

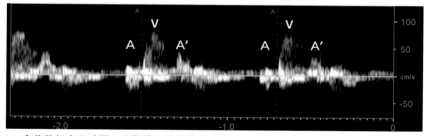

b：多普勒超声心动图上腔静脉—升主动脉（SVC—aAo）法显示胎儿心率 74 次 / 分，AV 关系为 2：1。诊断 A′ 为在正常搏动上出现的室上性期外收缩，心房收缩起点，心室收缩起点与 M 型超声心动图法比较更明确

图 3-239　伴随房室阻滞的室上性二联律病例

窦性心动过缓或伴随房室阻滞的室上性二联律

无须治疗。

先天性长 QT 间期综合征

不推荐对此类心动过缓的胎儿进行治疗。在并发 TdP 和心室心动过速的情况下，有时经母体使用抗心律失常药是有效的。注意母体电解质异常和导致 QT 时间延长的药物、麻醉药等对胎儿的影响。

免疫原性房室传导阻滞（母体抗 SSA/SSB 抗体关联的房室传导阻滞）

虽然没有研究证明对改善胎儿的预后有帮助，但由于严重的胎儿预后，考虑进行以下治疗。

β 受体激动剂

经母体使用替丁胺、甲苯胺、异戊二烯类药物。胎儿心率在 55 次 / 分以下时，可以期待 5 ～ 10 次 / 分的心率上升和心肌收缩能力的改善，但生命预后没有改善。

通过药物治疗母体的心率会上升到 100 ～ 120 次 / 分，虽然经常出现期外收缩，但考虑到胎儿心率也出现上升的效果，还是可以接受的。

类固醇

使用能良好通过胎盘的氟化类固醇（地塞米松、倍他米松）。

对完全性房室传导阻滞和心肌炎、心内膜纤维弹性症、晚期发病的扩张型心肌病的效果也值得期待，在很多医疗机构中，二度房室传导阻滞或完全性房室传导阻滞发病早期阶段，在呈现重度心功能障碍和胎儿水肿的病例中经常被使用。

Jaeggi 等在研究中发现，对于胎儿免疫原性房室传导阻滞，通过经母体使用地塞米松（4 ～ 8mg/d），1 年生存率从 46% 改善到 90%。但是也有报道称没有效果，根据美国心脏协会（AHA）的诊疗方案，建议治疗的等级分类 / 为 IIb/B。

关于长期使用类固醇的不良反应，有报道称羊水过少（20% 中发现地塞米松减量为 2mg/d），子宫内胎儿发育迟缓（推荐使用不超过 10 周）。对胎儿脑神经发育的影响也令人担忧，但没有一定的证据。

γ 球蛋白

有报道称，在有心内膜纤维弹性症和收缩不全的情况下，与类固醇并用，可以改善生存率。

出生后的治疗（早期分娩，心室起搏）

妊娠 35～37 周剖宫产（阴道分娩中胎儿心跳监测困难）和 NICU 的集中治疗（异丙酚，心室起搏，口服泼尼松龙，γ 球蛋白），但由于强心力衰竭症状和过度的早熟性也是预后不良因素，因此与宫内治疗的风险进行比较后再做决定。

胎儿发病病例中，出生后 1 年需要心室起搏的比率较高，也有报告称心室起搏后连续发生扩张型心肌病，需要慎重管理。

抗 SSA 抗体阳性妊娠的完全性房室传导阻滞预防治疗

从理论上讲，期待着在完全性房室传导阻滞发病前开始的类固醇治疗的预防效果，但是对所有的抗 SSA 抗体阳性孕妇进行类固醇治疗时，存在以下问题，因此不推荐使用。①抗 SSA 抗体在全部孕妇中只有 1%～2% 为阳性，在只有抗 SSA 抗体阳性的孕妇中有 1%～5% 才发生完全性房室传导阻滞。②即使进行频繁的孕妇体检，95% 以上的病例也会被诊断为完全性房室传导阻滞，因此认为完全房室传导阻滞在数天至 2 周内会迅速发展，很难确定预防治疗的开始时间。③PR 间期延长，因为不能预测完全房室传导阻滞的发生，所以没有特别的标志物。

● 参考文献

[1] American Congress of Obstetricians and Gynecologists（2009）American Congress of Obstetricians and Gynecologists Practice Bulletin No. 109. Intrapartum fetal heart rate monitoring: nomenclature, interpretation, and general management principles[J]. Obstetrics and Gynecology, 2009, 114: 192 - 202.

[2] HORNBERGER LK, SAHN DJ. Rhythm abnormalities of the fetus[J]. Heart, 2007, 93: 1294–300.

[3] SERRA V, BELLVER J, MOULDEN M, et al. Computerized analysis of normal fetal heart rate pattern throughout gestation[J]. Ultrasound Obstet Gynecol, 2009, 34: 74–79.

[4] MAENO Y, HIROSE A, KANBE T, et al. Fetal arrhythmia: prenatal diagnosis and perinatal management[J]. J Obstet Gynaecol Res, 2009, 35: 623–629.

[5] JAEGGI ET, NII M. Fetal brady–and tachyarrhythmias: new and accepted diagnostic and treatment methods[J]. Semin Fetal Neonatal Med, 2005, 10: 504–514.

[6] NII M, HAMILTON RM, FENWICK L, et al. Assessment of fetal atrioventricular time intervals by tissue Doppler and pulse Doppler echocardiography：normal values and correlation with fetal electrocardiography[J]. Heart, 2006, 92: 1831–1837.

[7] CARVALHO JS, PREFUMO F, CIARDELLI V, et al. Evaluation of fetal arrhythmias from simultaneous pulsed wave Doppler in pulmonary artery and vein[J]. Heart, 2007, 93: 1448–1453.

[8] LEUTHOLD A, WAKAI RT, MARTIN CB. Noninvasive in utero assessment of PR and QRS intervals from the fetal magnetocardiogram[J]. Early Hum Dev, 1999, 54: 235–243.

[9] CUNEO BF, STRASBURGER JF, YU S, et al. In utero diagnosis of long QT syndrome by magnetocardiography[J]. Circulation, 2013, 128: 2183–2191.

[10] WIGGINS DL, STRASBURGER JF, GOTTEINER NL, et al. Magnetophysiologic and echocardiographic comparison of blocked atrial bigeminy and 2：1 atrioventricular block in the fetus[J]. Heart Rhythm, 2013, 10: 1192–1198.

[11] HORIGOME H, IWASHITA H, YOSHINAGA M, et al. Magnetocardiographic demonstration of torsade de pointes in a fetus with congenital long QT syndrome[J]. J Cardiovasc Electrophysiol, 2008, 19: 334–335.

[12] ZHAO H, CUNEO BF, STRASBURGER JF, et al. Electrophysiological characteristics of fetal atrioventricular block[J]. J Am Coll Cardiol, 2008, 51: 77–84.

[13] WACKER–GUSSMANN A, STRASBURGER JF, CUNEO BF, et al. Diagnosis and treatment of fetal arrhythmia[J]. Am J Perinatol, 2014, 31: 617–628.

[14] CARVALHO JS. Primary bradycardia: keys and pitfalls in diagnosis[J]. Ultrasound Obstet Gynecol,

2014, 44: 125–130.

[15] JAEGGI ET, FRIEDBERG MK. Diagnosis and management of fetal bradyarrhythmias[J]. Pacing Clin Electrophysiol, 2008, 31（Suppl 1）: S50–S53.

[16] MITCHELL JL, CUNEO BF, ETHERIDGE SP, et al. Fetal heart rate predictors of long QT syndrome[J]. Circulation, 2012, 126: 2688–2695.

[17] SONESSON SE, ELIASSON H, CONNER P, et al. Doppler echocardiographic isovolumetric time intervals in diagnosis of fetal blocked atrial bigeminy and 2 : 1 atrioventricular block[J]. Ultrasound Obstet Gynecol, 2014, 44: 171–175.

[18] DONOFRIO MT, MOON-GRADY AJ, HORNBERGER LK, et al. Diagnosis and treatment of fetal cardiac disease: a scientific statement from the American Heart Association[J].Circulation, 2014, 129: 2183–2242.

[19] ESCOBAR-DIAZ MC, TWORETZKY W, FRIEDMAN K, et al. Perinatal outcome in fetuses with heterotaxy syndrome and atrioventricular block or bradycardia[J]. Pediatr Cardiol, 2014, 35: 906–913.

[20] HORIGOME H, NAGASHIMA M, SUMITOMO N, et al. Clinical characteristics and genetic background of congenital long-QT syndrome diagnosed in fetal, neonatal, and infantile life: a nationwide questionnaire survey in Japan[J]. Circ Arrhythm Electrophysiol, 2010, 3: 10–17.

[21] CUNEO BF, ETHERIDGE SP, HORIGOME H, et al. Arrhythmia phenotype during fetal life suggests long-QT syndrome genotype: risk stratification of perinatal long-QT syndrome[J]. Circ Arrhythm Electrophysiol, 2013, 6: 946–951.

[22] SCHMIDT KG, ULMER HE, SILVERMAN NH, et al. Perinatal outcome of fetal complete atrioventricular block: a multicenter experience[J]. J Am Coll Cardiol, 1991, 17: 1360–1366.

[23] MAENO Y, HIMENO W, SAITO A, et al. Clinical course of fetal congenital atrioventricular block in the Japanese population: a multicentre experience[J]. Heart, 2005, 91: 1075–1079.

[24] JAEGGI ET, HAMILTON RM, SILVERMAN ED, et al. Outcome of children with fetal, neonatal or childhood diagnosis of isolated congenital atrioventricular block. A single institution's experience of 30 years[J]. J Am Coll Cardiol, 2002, 39: 130–137.

[25] MIYOSHI T, MAENO Y, SAGO H, et al. Fetal bradyarrhythmia associated with congenital heart defects – nationwide survey in Japan[J]. Circ J, 2015, 79: 854–861.

[26] BUYON JP, HIEBERT R, COPEL J, et al. Autoimmune-associated congenital heart block: demographics, mortality, morbidity and recurrence rates obtained from a national neonatal lupus registry[J]. J Am Coll Cardiol, 1998, 31: 1658–1666.

[27] MIYOSHI T, MAENO Y, SAGO H, et al. Evaluation of transplacental treatment for fetal congenital bradyarrhythmia: nationwide survey in Japan[J]. Circ J, 2012, 76: 469–476.

[28] CUNEO BF, ZHAO H, STRASBURGER JF, et al. Atrial and ventricular rate response and patterns of heart rate acceleration during maternal-fetal terbutaline treatment of fetal complete heart block[J]. Am J Cardiol, 2007, 100: 661–665.

[29] JAEGGI ET, FOURON JC, SILVERMAN ED, et al. Transplacental fetal treatment improves the outcome of prenatally diagnosed complete atrioventricular block without structural heart disease[J]. Circulation, 2004, 110: 1542–1548.

[30] FRIEDMAN DM, KIM MY, COPEL JA, et al. Prospective evaluation of fetuses with autoimmune-associated congenital heart block followed in the PR Interval and Dexamethasone Evaluation(PRIDE) Study[J]. Am J Cardiol, 2009, 103: 1102–1106.

[31] ELIASSON H, SONESSON SE, SHARLAND G, et al. Isolated atrioventricular block in the fetus: a retrospective, multinational, multicenter study of 175 patients[J]. Circulation, 2011, 124: 1919–1926.

[32] HUTTER D, SILVERMAN ED, JAEGGI ET. The benefits of transplacental treatment of isolated congenital complete heart block associated with maternal anti-Ro/SSA antibodies: a review[J]. Scand J Immunol, 2010, 72: 235–241.

[33] TRUCCO SM, JAEGGI E, CUNEO B, et al. Use of intravenous gamma globulin and corticosteroids in the treatment of maternal autoantibody-mediated cardiomyopathy[J]. J Am Coll Cardiol, 2011, 57: 715–723.

[34] JAEGGI ET, SILVERMAN ED, LASKIN C, et al. Prolongation of the atrioventricular conduction in fetuses exposed to maternal anti-Ro/SSA and anti-La/SSB antibodies did not predict progressive heart block. A prospective observational study on the effects of maternal antibodies on 165 fetuses[J]. J Am Coll Cardiol, 2011, 57: 1487–1492.

快速性心律失常

前野泰树（久留米大学医学部儿科）

▶ 疾病的概述和诊断方法 ◀

　　胎儿快速性心律失常虽然发生频率低，但一旦发病就会从胎儿水肿发展到宫内死亡，是一种严重的疾病。但是宫内治疗有效的情况也很多，要求有正确的宫内诊断和准确的围产期管理。

　　胎儿快速性心律失常通常是通过超声波检查进行诊断的，但也要知道超声波诊断的特性和局限性。在诊断中，监测胎儿心率的信息也是很重要的。如果有条件的话可以考虑配合心磁图的检查。

　　在超声波检查胎儿心律失常诊断中，充分掌握胎儿心律失常技术是理所当然的，通过学习如下所示的心律失常诊断的特殊断面和多普勒采样技术，尽可能多地收集信息，作为判断证据用于诊断，对于正确的诊断是非常有帮助的。另外，同时进行评价有无胎儿心脏畸形、心功能及胎儿水肿等心力衰竭和胎儿的全身状态，作为准确的围产期管理的参考。

▶ 胎儿超声波诊断法评价胎儿心律失常的方法 ◀

　　用 M 型超声心动图或多普勒法同时描绘出心房收缩和心室收缩。M 型超声心动图由于取样线设定容易，即使在胎动较多或频率较低的心律失常时也容易记录，与呼吸样运动无关。多普勒法得到明确波形的取样部位有限，要准确记录需要一些技巧，由于少量的胎动等原因血流波形发生偏移，但如果能得到明确的波形，心房和心室的收缩开始点就会更加明确地判断，这对于心律失常的分类诊断是极其有用的信息。了解每种方法的优缺点，并在使用多种方法的同时进行准确诊断。

M 型超声心动图法

　　在四腔心切面（4CV）通过心房和心室两方面的位置设定取样线，同时记录双方的收缩（图 3–240）。根据机型的不同，可以任意设定取样线的角度，也可以同时设定 2 个取样线分别描绘出心房、心室运动的 M 型曲线，充分发挥超声设备功能进行正确的诊断。

　　其优点是，因为可以直接观察心脏的运动，所以没有像多普勒法那样根据心房、心室收缩的时机不同而产生的差异，容易解释。

4CV：4 chamber view

胎儿诊断各论

269

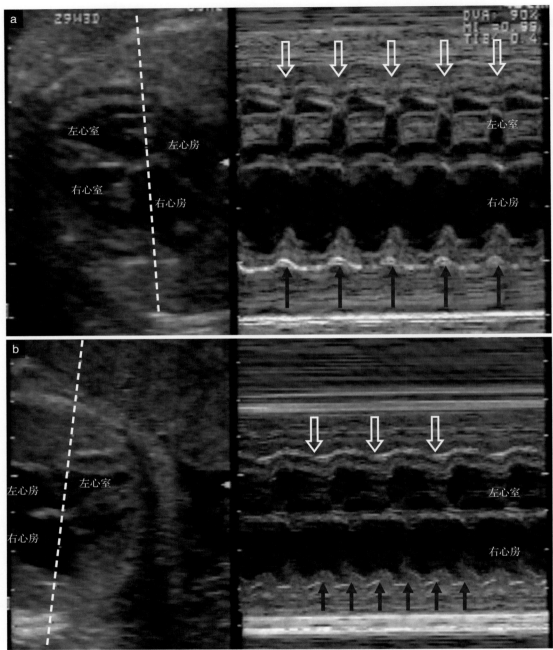

在 4CV 通过心房和心室两方面的位置设定取样线，同时记录心房和心室的收缩。此时，由于心室横向收缩，如图所示室间隔在画面上接近水平，这就是横向 4CV，特别容易评价心室的收缩。心房的收缩，如果记录在房室瓣附近，其他还有肺静脉流入部等心房内有压力差的部分，就容易进行评价

a：室上性心动过速：下面的为右心房的收缩（➡）与上面的左心室的收缩（⇨）呈 1：1 传导

b：心房颤动：下面的心房收缩（➡）2 次，上面的心室收缩（⇨）1 次，诊断为 2：1 房室传导的心房颤动

图 3-240　使用 M 型超声心动图法诊断胎儿心律失常

诊断 2 ：1 传导的房颤可以比多普勒更准确。但是有一个缺点，是收缩起点平缓无法测量房室传导时间等准确的时间。

多普勒法

通过同时描绘出心房和心室收缩引起的多普勒血流，诊断心律失常。对于具有 2 个可设置取样容积进行多普勒采样功能的机型，由于能够将各自的波形分开清晰地描绘出来，因此更容易作出正确的判断。实际记录的是心脏附近的上腔静脉和升主动脉的血流波形。由于在静脉血流波形中发现了由心房收缩引起的小逆流波，将该起点判断为心房收缩开始（A），将主动脉血流开始处判断为心室收缩开始（V）。

对于同时记录上腔静脉和升主动脉的血流波形（图 3-241），由于心房心室收缩时相的测量最接近心电图，认为借助同步的心电图是有用的，另外，实际的波形也最容易清晰地显示出来。但是，由于该方法需要熟练掌握，最好在正常病例中进行练习并掌握（图 3-242）。此外，肺动脉和肺静脉，或者主动脉弓和无名静脉的动静脉也是并列的（图 3-243），也可以得到同时血流的波形。两者都可以从胸廓的单纯横截面进行记录，因此即使是不习惯操作的技师也能比较容易地显示出来。

多普勒法的优点是，与 M 型超声心动图法相比，心房、心室收缩的起点更明确，能够正确测量时间。缺点是，不是直接观察扫查动作，所以需要对波形进行分析，但有时难以理解。在房颤中，由于有时会出现 1 ：1 传导错误的波形等陷阱，因此，只使用多普勒法就会造成误诊。必须结合 M 型超声心动图法进行判断。

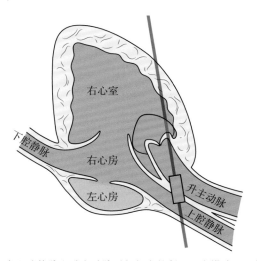
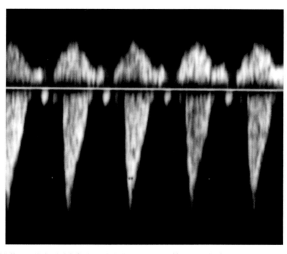

在上腔静脉和升主动脉平行行走的断面，在横跨两血管的位置设定取样容积，同时记录两血管的血流波形。上腔静脉血流波形开始轻微逆流的地方为心房收缩开始（A），升主动脉血流开始的地方为心室收缩开始（V）

图 3-241　上腔静脉和升主动脉的血流波形

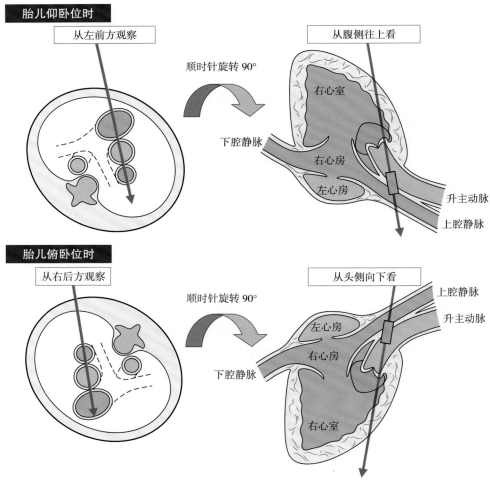

胎儿仰卧位时，首先在胸廓的横断面将超声波探头置于胎儿的左前方，将探头旋转90°。此时，如果将探头稍微置于心脏下方（腹部附近），就容易描绘出血流。胎儿俯卧位时，将超声波探头放置在胎儿的右后方（背侧），将探头旋转90°。探头容易显示出位于心脏上方（颈部附近）的血流

图 3-242　胎儿胸廓显示上腔静脉与升主动脉并行的矢状面法

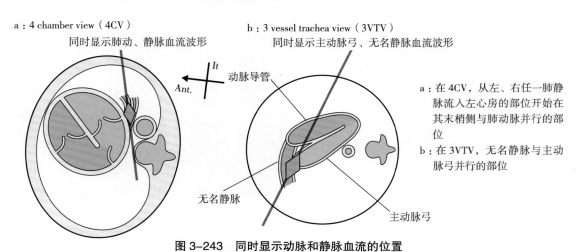

a：4 chamber view（4CV）
同时显示肺动、静脉血流波形

b：3 vessel trachea view（3VTV）
同时显示主动脉弓、无名静脉血流波形

a：在4CV，从左、右任一肺静脉流入左心房的部位开始在其末梢侧与肺动脉并行的部位

b：在3VTV，无名静脉与主动脉弓并行的部位

图 3-243　同时显示动脉和静脉血流的位置

❱ 胎儿心律失常时心功能不全的评价 ❰

　　快速性心律失常时，静脉导管和下腔静脉等静脉血流波形不能评价心功能不全。即使没有心功能不全，在三尖瓣关闭时，如果心房收缩，静脉也会出现较大的逆流波，因此不能作为评价心功能不全的指标使用。

　　在心功能不全的评价中，要评价有无心脏进行性扩大，以及评价主动脉、肺动脉的多普勒血流波形和心输出量。也可以参考二尖瓣关闭不全、三尖瓣关闭不全有无增强。另外，还评价对胎儿水肿的观察结果。

❱ 胎儿快速性心律失常的分类和诊断 ❰

　　心室率在 200 次 / 分以上，或者 180 次 / 分以上，如果有阵发性的上升即使没有正常的心率细微变动，也可以诊断为快速性心律失常。根据心房收缩和心室收缩的关联进行分类，1 : 1 时诊断为室上性心动过速，2 : 1 时诊断为心房颤动，分离时诊断为室上性心动过速。

室上性心动过速

　　心房和心室的收缩在 1 : 1 时可以诊断为室上性心动过速（图 3-240），占快速性心律失常的半数以上。也有很多较早的病例心室率为 250 次 / 分左右，持续性和间歇性的心动过速如果占全部的 50% 以上，就容易发展为胎儿水肿。多数是伴随沃—帕—怀综合征（WPW 综合征）的房室折返性心动过速（AVRT），其他还有异位房性心动过速（EAT）和房室结内折返性心动过速（AVNRT）等。在这些鉴别中，观察心室收缩（V）和下一个心房收缩（A）的时机，以区别 short VA 还是 long VA 为参考，从 V 到 A 的时间（VA 时间）比其后从 A 到 V 的时间短（VA < AV）的是 short VA（图 3-244），此时多为 WPW 综合征引起的 AVRT。相反的 long VA（VA > AV）中（图 3-244），多为 EAT 和 AVNRT。

　　胎心监测对诊断也很有帮助，突然心动过速、又突然恢复正常心率的时候，或者基线的变动很少，几乎持续一定的心率时（图 3-245），这种的心动过速是 AVRT 和 AVNRT。相反，脉搏慢慢加快（warm-up）、慢慢下降（cool-down）时，或者像正常心跳时那样基线的变动明显的话，可以认为是 EAT。

心房颤动

　　心房和心室的传导用 M 型超声心动图法呈现 2 : 1 到 3 : 1 时，诊断为心房颤动（图 3-240）。由于多普勒法有时会出现 1 : 1 的诊断错误（图 3-246），因此必须用 M 型超声心动图法进行诊断。仅

WPW 综合征：
Wolf-Parkinson-White syndrome

AVRT：
atrioventricular reciprocating tachycardia

EAT：
ectopic atrial tachycardia

AVNRT：
atrio-ventricular nodal re-entrant tachycardia

胎儿诊断各论

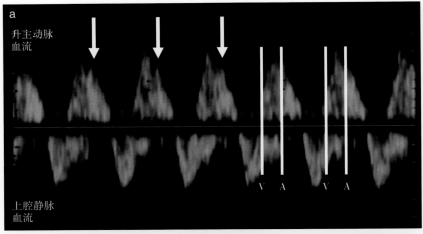

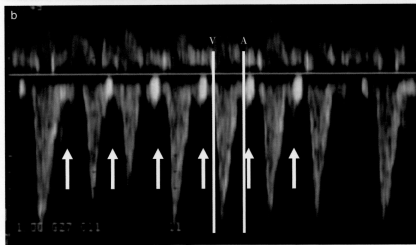

a：从主动脉的血流（Ⅴ）开始，上腔静脉的逆行性血流（A）的时间呈现短的 short VA 时间。另外，在这种情况下，上腔静脉的逆行性血流容易隐藏在主动脉顺行性血流的后半部分，参考微小的凹陷（➡）和亮度的变化，以及上腔静脉顺行性血流中的中断，确定 A 波的位置

b：从升主动脉血流（向下）（Ⅴ）开始到下一个上腔静脉逆流（➡）（A）开始的时间较长，可以诊断为 long VA 的心动过速

图 3-244　胎儿室上性心动过速时上腔静脉与升主动脉的血流波形

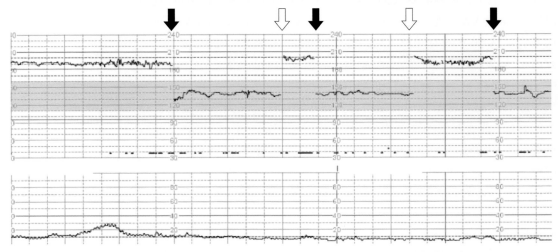

在 short VA 室上性心动过速的胎儿病例中，从心率 190 次 / 分的心动过速突然变成正常的心率 140 次 / 分（➡），又突然变成心动过速（⇨）

图 3-245　根据期前收缩机制进行胎儿快速性心律失常的胎心监测

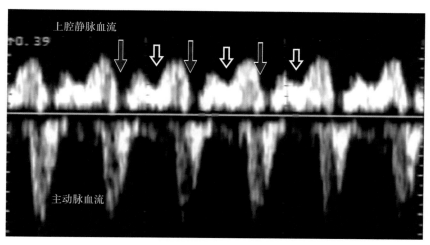

图 3-246　胎儿心房颤动的上腔静脉和升主动脉的血流波形

如果向上的上腔静脉的顺行性血流中断，将向下的逆流（➡）部分作为心房收缩，就会出现误认为是室上性心动过速的 short VA 的波形。但是，在向上的上腔静脉血流途中，还有一个心房收缩引起的减速（⇨），与室上性心动过速引起的波形不同

次于室上性心动过速，这两个占胎儿心动过速的大部分。心房搏动非常快，房室结节处于不应期，因此每 2 ～ 3 个搏动向心室传导 1 次，传导为 2：1 或 3：1。与室上性心动过速相比心室率为 220 次 / 分左右的情况较少，向胎儿水肿发展的恶化的程度也稍低。

室性心动过速

通常只有心室率上升，与心房率背离（图 3-247）。有时房室传导反向传导，心房搏动数也以 1：1 对应，此时很难与室上性心动过速进行鉴别。室性心动过速也是由长 QT 间期综合征引起的，需要严格的管理。

❱ 胎儿快速性心律失常的围产期管理 ❰

快速性心律失常的诊断，即使是新生儿的病例，在心电图上也经常经历诊断上的犹豫，困难地选择抗心律失常药物治疗。因此，对于胎儿期发病的病例，有必要更加慎重地应对，与专门的小儿心内科医生一起，在有经验的专门机构进行围产期管理是很重要的。关于快速性心律失常，有很多报道胎儿时期的治疗是有效的。即使是向胎儿水肿发展的病例，如果在胎内恢复正常窦性心律，水肿也会得到改善，也可以作为健康的正常预产期产儿出生。要注意不要轻易地作为妊娠结局选择出生后治疗，增加早产并发症的危险性。

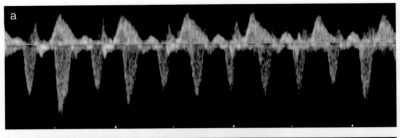

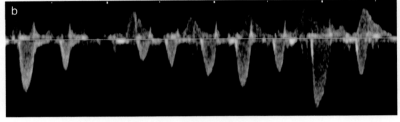

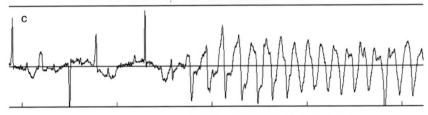

a：多普勒超声心动图中同
时显示上腔静脉和升主
动脉血流波形的室性心
动过速：上行血流为上
腔静脉的顺行性血流，
该波形与向下升主动脉
波形的时相背离，可诊
断为室性心动过速

b：同一病例同样的多普勒
超声心动图，从心室射
出的射血频谱的间隔变
得不规则，射出的血流
量有时非常少，有时也
很多，是不规则的室性
心动过速，因此判断为
TdP

c：同一病例的胎儿心磁图，
继 2：1 的心房心室传
导之后，观察到了 TdP
的波形。出生后的基因
诊断中确诊为 LQT2

图 3-247　胎儿长 QT 间期综合征引起的室性心动过速和 TdP
（日本国立循环系统疾病中心产科　三好刚一）

🌑 参考文献

[1] JAEGGI ET, NII M. Fetal brady- and tachyarrhythmias: New and accepted diagnostic and treatment methods[J]. Seminars in fetal & neonatal medicine, 2005, 10: 504–514.

[2] 里見元義，川瀧元良，西畠信，ほか. 胎児心エコー検査ガイドライン [J]. 日本循環器学会誌，2006, 22: 591–613.

[3] 漢伸彦，前野泰樹. 先天性心疾患の周産期管理アップデート；胎児不整脈の診断と治療 [M]. 周産期医学，2002: 42.

[4] CARVALHO JS, PREFUMO F, CIARDELLI V, et al. Evaluation of fetal arrhythmias from simultaneous pulsed wave Doppler in pulmonary artery and vein[J]. Heart, 2007, 93: 1448–1453.

[5] KRAPP M, KOHL T, SIMPSON JM, et al. Review of diagnosis, treatment, and outcome of fetal atrial flutter compared with supraventricular tachycardia[J]. Heart, 2003, 89: 913–917.

[6] JAEGGI ET, CARVALHO JS, DE GROOT E, et al. Comparison of transplacental treatment of fetal supraventricular tachyarrhythmias with digoxin, flecainide, and sotalol: Results of a nonrandomized multicenter study[J]. Circulation, 2011, 124: 1747–1754.

[7] FOURON JC, FOURNIER A, PROULX F, et al. Management of fetal tachyarrhythmia based on superior vena cava / aorta Doppler flow recordings[J]. Heart, 2003, 89: 1211–1216.

[8] HORIGOME H, NAGASHIMA M, SUMITOMO N, et al. Clinical charateristics and genetic backgraound of congenital long-QT syndrome diagnosed in fetal, neonatal, and infantile life. A nationwide questionnaire survey in Japan[J]. Circ Arrhythm Electrophysiol, 2010, 3: 10–17.

胎儿心肌疾病（胎儿心肌病与胎儿心脏肿瘤）

泷闻净宏（长野县儿童医院心内科）

　　胎儿心肌疾病在胎儿心脏病中是很少遇到的疾病分类。其在结构上是正常的心脏，以胎儿水肿为例，如果不出现心力衰竭引起的某种症状，很多情况下通过胎儿超声心动图也无法诊断。这里以胎儿心肌病和胎儿心脏肿瘤为中心，对其在临床上被认为是重要的、应该知道的知识进行概述。

▶ 胎儿心肌病 ◀

　　胎儿心肌病虽然很少被发现，但却是胎儿死亡较多的预后非常不良的一组疾病。胎儿时期诊断的心肌病占心脏病的 6% ～ 11%，而新生儿时期诊断的心肌病减少到 2% ～ 3%，可以认为这是胎儿死亡较多的原因。也有报道称，胎儿时期诊断的扩张型心肌病在子宫内死亡或出生后 1 个月的心脏移植回避率为 58%，肥厚型心肌病在患有心外异常的综合征中非常高，包括原发性在内达到 35%，预后非常不好。关于胎儿心肌病的死亡风险，包括胎儿水肿，舒张功能障碍，中度以上的房室瓣关闭不全，心血管整体评分（cardiovascular profile score）低值等。

　　除去巨细胞病毒和细小病毒 B19 等心肌炎，扩张型心肌病有抗 SSA/Ro，抗 SSB/La 抗体相关性心肌病，遗传性心肌病，代谢性心肌病，特发性心肌病等。另外，在病理学特征上，还包括左心室致密化不良、心内膜纤维弹性症等（图 3-248）。

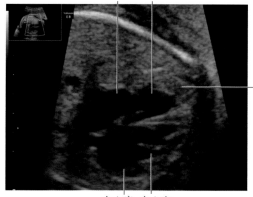

左心房　左心室

致密化不良

左心室心尖部可见厚肉柱样结构。出生后出现心功能不全的症状

右心房　右心室

图 3-248　左心室致密化不良

肥厚型心肌病也同样有遗传性、代谢性、特发性心肌病，代表性的继发性肥厚型心肌病有双胎输血综合征（TTTS）受血儿、母胎糖尿病。肥大的形态有隔膜、全周性、两心室等多种。

TTTS：twin-twin transfusion syndrome

扩张型心肌病

抗 SSA/Ro、抗 SSB/La 抗体相关性心肌病

现在考虑的抗 SSA SSB 抗体心肌病的发病机制是，抗 SSA/SSB 抗体与钙通道的亚基发生交叉反应，使 Ca 调节障碍引起的心肌细胞产生病态变化和凋亡，其凋亡在心肌细胞表面表达为 Ro52、Ro60、La 蛋白。最后，抗 SSA/SSB 抗体引起强烈损伤的炎症，房室结节和心肌细胞的靶组织障碍成为决定性因素。但是，抗 SSA 抗体阳性妊娠的房室传导阻滞等心脏并发症的发生概率很低，为 1% ～ 2%。认为 TNFα 和 TGFβ 的基因多态性，母体的年龄等其他还有未知的炎症因子。病理上多表现为心内膜纤维弹性症。治疗上，有报道称胎儿期的母体类固醇治疗有效果，但也必须考虑胎儿肾上腺功能障碍等不良反应。

遗传性、代谢性心肌病

染色体异常、收缩蛋白的遗传基因异常可以合并有血友病、X-linked 的 Barth 综合征等。在病理上，根据各种疾病显示左心室致密化障碍、心内膜纤维弹性症、钙化等。

肥厚型心肌病

遗传性、代谢性心肌病

具有代表性的有 α 地中海贫血、Noonan 综合征、Hurler 综合征、13 三体综合征等。这些胎儿诊断病例的预后大多非常不好。

母体糖尿病，TTTS 受血儿

作为继发性肥厚型心肌病之一的母体糖尿病，由于母体的高血糖引起胎儿高胰岛素血症，蛋白合成亢进，产生心肌细胞肥大。5% ～ 30% 并发隔膜非对称性肥厚。预后良好，通常在出生后 1 周左右就会改善。

TTTS 受血儿的肥厚型心肌病，是由容量负荷产生心肌肥厚、心力衰竭。生长因子（growth factor）和血管反应因子可能与肥大有关。预后不良，发生宫内死亡和出生后死亡的情况也很多。

❱ 胎儿心脏肿瘤 ❰

胎儿心脏肿瘤的发病率为胎儿心脏病的 0.11% ～ 0.14%。心脏原发肿瘤占大多数，其中绝大部分是横纹肌肉瘤，其次是畸形瘤、纤维瘤、血管瘤。胎儿心脏肿瘤的比例和预后见表 3-17。

表 3-17　胎儿心脏肿瘤的比例

胎儿心脏肿瘤	病例数（%）	生存数	生存率（%）
横纹肌瘤	57（64.1）	38	67
畸胎瘤	20（22.5）	13	65
纤维瘤	6（6.7）	3	50
血管瘤	6（6.7）	5	83
全部生存	89（100）	59	66

横纹肌瘤

心脏原发性良性肿瘤，在胎儿超声心动图中多表现为由心脏壁产生的肿瘤。另外，也有以心律失常为诱因而被发现的情况。发生于心室壁，超声心动图描绘为均匀的高回声的（high echogenic）肿瘤，多为多发。在病理上，被称为"蜘蛛细胞"（spider cell）（从明亮膨胀的细胞质中的小核开始，丝状结构物呈蜘蛛丝状的形态）出现明显增殖。经过随访观察的话，从 32 周左右开始慢慢缩小，所以多数可以进行随访观察（图 3-249）。一般认为其预后良好，但是可因左心室流出道狭窄，房室传导阻滞，快速性心律失常影响胎儿期及新生儿期的预后。因此，也有胎儿水肿和宫内胎儿死亡的情况。需要注意由于心室内血流障碍，也有的在新生儿期需要手术介入治疗。另外，也有并发 WPWS 的报道。是在结节性硬化症中 50% 并发的心脏肿瘤，如果发现横纹肌肉瘤，则以 80% ～ 90% 的概率被诊断为结节性硬化症。

WPWS：Wolf-Parkinson-White syndrome

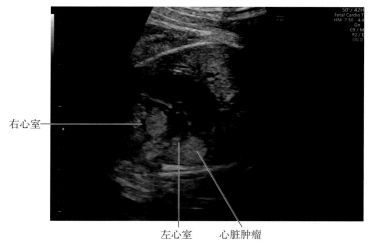

发现多发性高回声的肿瘤。逐渐自然缩小

图 3-249　心脏横纹肌瘤

胎儿诊断各论

畸胎瘤

心脏畸胎瘤是由心脏或心包产生的非常罕见的肿瘤。胎儿期大多是以心包积液和由此产生的心脏压塞等而被发现的。在超声和MRI中显示为，实性病变中混杂有囊性及钙化等不均一的肿瘤。

纤维瘤

纤维瘤是一种罕见的心脏原发良性肿瘤，多发生在婴儿到小儿期。通常用常规的胎儿超声检查进行诊断。多发生于室间隔，有时也发生于左、右心室的游离壁。肿瘤在心内的位置决定有无症状，有时也会出现左心室流出道狭窄（图3-250）。心律失常是由室间隔传导系统的障碍引起的房室传导阻滞和心室心动过速。在与综合征的关联上，可以并发贝—维（Beckwith-Wiedemann）综合征和戈林（Gorlin）综合征。

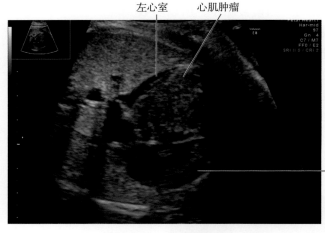

左心室　心肌肿瘤

几乎占据整个左心室的有回声的稍微不均匀的肿瘤。出生后进行了去除左心室部分肿瘤的手术，恢复了二心室的循环

右心室

图3-250　心脏纤维瘤

● 参考文献

[1] MONGIOVÌ M, FESSLOVA V, FAZIO G, et al. Diagnosis and prognosis of fetal cardiomyopathies: a review[J]. Current Pharmaceutical Design, 2010, 16: 2929－2934.

[2] WEBER R, KANTOR P, CHITAYAT D, et al. Spectrum and outcome of primary cardiomyopathies diagnosed during fetal life[J]. JACC Heart Fail, 2014, 2: 403–411.

[3] PEDRA SR(1), SMALLHORN JF, RYAN G, et al. Fetal cardiomyopathies: pathogenic mechanisms, hemodynamic findings, and clinical outcome[J]. Circulation, 2002, 106: 585–591.

[4] FESSLOVA V, MONGIOVÌ M, PIPITONE S, et al. Features and outcomes in utero and after birth of fetuses with myocardial disease[J]. Int J Pediatr, 2010;2010:628451. doi:10.1155/2010/628451.

[5] 白石公：母体由来の抗SSA抗SSB抗体による心筋細胞障害のメカニズムについて[J]. Pediatric Cardiology and Cardiac Surgery, 2008, 24: 124–128.

[6] 市橋光. 抗SS-A抗体陽性母体児に生じる先天性完全房室ブロックの発生機序[J]. Pediatric Cardiology and Cardiac Surgery，2016, 32: 29–30.

[7] 日本循環器学会（土居義典（班長）). 肥大型心筋症の診療に関するガイドライン. 2012.

[8] ISAACS H Jr. Fetal and neonatal cardiac tumors[J]. Pediatr Cardiol, 2004, 25: 252–273.

IV　胎儿心脏功能

胎儿心脏功能评价方法

泷闻净宏（长野县儿童医院心内科）

在评价胎儿心脏功能时，有必要对胎儿心脏的几个特性进行充分的理解。那就是与成人心肌不同的胎儿心肌的特性，出生后的循环和胎儿循环的差异，胎儿心力衰竭带来的胎儿水肿的病情等。无论哪一个因素都有密切的关联，其特征是胎儿心功能下降导致胎儿心力衰竭的病情恶化。

实际的心功能评价，考虑到分辨率、时间分辨率、简便性等因素，目前还没有比超声波检查更好的方法。在方法上，从超声心动图中使用的心功能评价法到胎儿特有的心功能评价法，有必要充分理解并使用各自的方法及其界限。

胎儿心肌的特性

胎儿心肌对前负荷和后负荷的储能低，容易引起心功能下降。心肌纤维自身产生的张力（收缩力）低是其主要原因之一。胎儿心肌的张力首先取决于心肌细胞是否具有将多少 Ca^{2+} 吸收或汲取到细胞质中的细胞内 Ca^{2+} 调整能力（Ca^{2+} 处理能力），其次，每个单位截面积有多少心肌纤维，以及具有何种类型和功能的收缩蛋白等。 在胎儿心肌中，由于 T 管、肌小胞体等的发育不成熟，赖氨酸受体、受磷蛋白等功能低，L 型 Ca 通道为胎儿类型，钠钙交换系统主要作用于 Ca^{2+} 细胞内流入等原因，Ca^{2+} 处理能力较低。 由此，细胞内的 Ca^{2+} 浓度也降低，因此收缩力减弱（图 4-1）。 另外，心肌纤维的密度也比成人心肌低，因此单位截面积的发生张力也降低（图 4-2）。而且，作为收缩蛋白构成要素的 Ca^{2+} 储存蛋白即肌集钙蛋白的性质也不同，这是导致产生的收缩力减弱的原因。 可以认为，这种心肌本身的特征会导致对各种负荷的储能下降。

人群	钠钙交换系统（NCX）	L型钙通道	Ryanodine 受体（RyR）	受磷蛋白（PLB）	肌浆细胞钙 ATP 酶（SERCA）
胎儿	↑↑↑	F 型	↑	↑	↑
新生儿	↑↑	L 型	↑↑	↑↑	↑↑
成人	↑	L 型	↑↑↑	↑↑↑	↑↑↑

人类　　　　　　　　　T 型钙通道

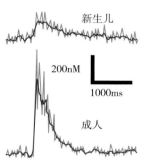

显示了与人体心肌细胞内 Ca²⁺ 浓度调整相关的通道和蛋白的发育阶段的变化。胎儿的 NCX 交换系统的作用比成人大，L 型钙通道是 F 型。RyR、PLB、SERCA 还需发展，功能也不成熟。因此，新生儿和胎儿的 T 型钙通道较低

图 4-1　从胎儿到成人心肌细胞的 Ca²⁺ 处理和 Ca²⁺ 调节系统

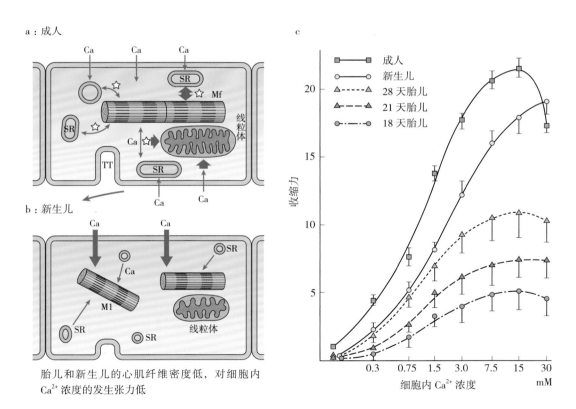

a：成人

b：新生儿

胎儿和新生儿的心肌纤维密度低，对细胞内 Ca²⁺ 浓度的发生张力低

c

在未成熟心肌中，细胞内心肌纤维的密度比成人心肌低，因此，在相同细胞内 Ca²⁺ 浓度下，单位截面积的发生张力也降低

图 4-2　超未成熟心肌和成熟心肌的细胞内结构及收缩力

⟩ 胎儿循环的特征 ⟨

在胎儿循环中，氧气不是由肺提供，而是由胎盘提供，利用两心室使胎盘的回流血向全身供应。为了通过这两个心室实现顺畅的并列循环，作为心外的短路，动脉导管和静脉导管是必须的，作为心内的短路，卵圆孔也是必须的。反过来说，如果有这些短路，即使存在右心室系，左心室性的任一功能下降的低形成、狭窄、闭合等，只要有至少1个健康的心室，循环就可以成立。出生后，需要在体循环和肺循环不混合的情况下，通过并列的两个心室进行循环，如果有一个心室的低形成和严重的流出道狭窄等，就会残留并列循环，因此，如果肺循环的血流增加，就会给心脏施加容量负荷，或者短路关闭，导致体循环和肺循环下降，从而产生急剧的休克和缺氧。

另外，胎儿循环在两心室中每小时排出大量的血液[400～500mL/（min·kg）]，但由于存在高心跳和胎盘，对减轻后负荷起到了很大的作用。

⟩ 胎儿水肿 ⟨

胎儿心肌由于收缩特性不成熟导致心脏储能下降，因此在各种心脏负荷下容易出现低心输出，静脉压上升。胎儿细胞外液多，血管通透性高，容易因末梢淋巴回流减少而产生水肿。肝淤血引起的蛋白合成能力下降，循环恶化引起的低氧血症，儿茶酚胺，血管紧张素转换酶抑制剂（ACEI），血管紧张素等神经内分泌作用增加了心力衰竭恶化的循环（图4-3）。

发展为胎儿心力衰竭的原因有瓣膜狭窄、瓣膜关闭不全、严重的先天性心脏病和心肌本身的病变、高心输出量、心律失常等（表4-1）。

ACEI：angiotensin converting enzyme inhibitor

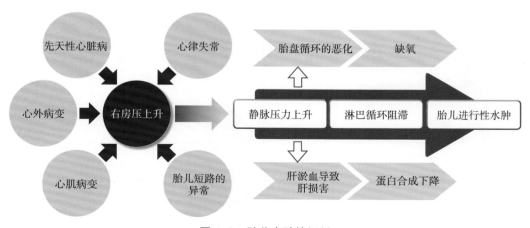

图4-3　胎儿水肿的机制

表 4-1　胎儿心功能不全的原因

先天性心脏病	左心室扩大伴严重主动脉瓣狭窄 严重埃布斯坦畸形，严重的三尖瓣畸形 房室瓣（共同）关闭不全 严重主动脉瓣关闭不全，伴有主动脉瓣缺损 伴肺动脉瓣缺损的法洛四联症 共同动脉干症（动脉干瓣膜的严重狭窄，闭锁不全） 双流出道狭窄
胎儿短路的异常	动脉导管早期闭锁，卵圆孔狭小，静脉导管未形成
心外疾病	心肌炎，扩张型心肌病，肥厚型心肌病，左心室发育不良 心脏肿瘤（横纹肌瘤、畸胎瘤、纤维瘤等）
心外疾病	胎儿贫血，先天性膈疝 双胎输血综合征的受血儿 高心输出状态的动静脉瘘等
胎儿心律失常	室上性心动过速，AF →心动过速诱发性心肌病 CAVB → SSA SSB 抗体相关性心肌病

胎儿心功能评价法

胎儿心功能评价是胎儿超声心动图检查的一个重要方面。心功能评价的代表性指标有很多（表 4-2），但是在筛选水平上，无论是定量的还是定性的，关于应该评价到何种程度目前还没有形成共识。但是，理解各指标的意义，进行复合评价，对于详细判断胎儿心功能是非常重要的。下面将对每个项目进行详细说明。

心脏扩大

心脏扩大是心功能变化的重要标志，其评价简便广泛。从胸廓的横截面开始，测量相对于胸廓的心脏尺寸，有心脏和胸廓长度的比即总心横径（TCD）和心脏 / 胸廓的面积比（CTAR）（图 4-4）。

TCD：total cardiac dimension

CTAR：cardiothoracic area ratio

表 4-2　心功能评价与胎儿心脏超声的构成要素

脉冲多普勒		心功能指标
三尖瓣，二尖瓣	流入道波形	有无胎儿水肿
肺动脉，主动脉	流出道波形	有无心脏扩大
静脉导管		心室收缩的定量评价
肺静脉		体静脉的多普勒波形
脐静脉		肺静脉的多普勒波形
脐动脉		流入道的多普勒波形
主动脉弓		右心室、左心室的心输出量
动脉导管		心室的短轴缩短率
上、下腔静脉		等容收缩、等容舒张时间
大脑中动脉		Tei 指数（MPI）
		心血管整体评分

MPI：myocardial performance index

TCD 是在心脏的四腔心切面（4CV）上测量的，是从三尖瓣附着部位的心外膜到二尖瓣附着部位的心外膜之间的距离，妊娠 22 周以后与孕周基本相同。也就是说，如果是妊娠 25 周正常值是 25mm。CTAR 是心外膜的心脏面积与包括脊柱和肋骨在内的不含皮肤和肌肉的胸廓面积之比。现在也可以用椭圆来近似计算（图 4–4、图 4–5）。

4CV：4 chamber view

正常约为 1/3（0.20 ～ 0.35）。在进行评价存在解剖学上或功能上的先天性心脏病，心功能低下或高心率性状态的风险时比较好。

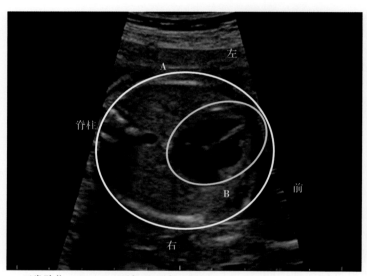

a：正常胎儿 CTAR：B 面积 /A 面积 28%

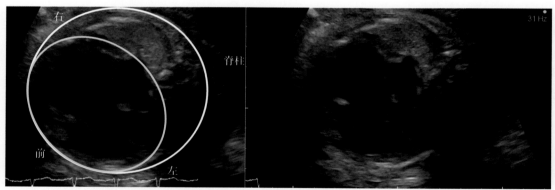

b：严重的埃布斯坦畸形 CTAR：B 面积 /A 面积 60%

这是心外膜的心脏面积（B 面积）与包括脊柱和肋骨在内的不含皮肤和肌肉的胸廓面积（A 面积）的比。近似椭圆

图 4–4 心脏 / 胸廓的面积比（CTAR）

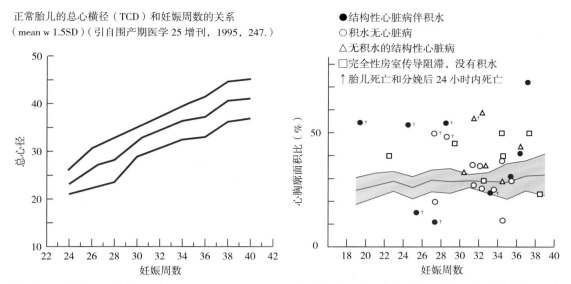

正常胎儿的总心横径（TCD）和妊娠周数的关系
（mean w 1.5SD）（引自围产期医学 25 增刊，1995，247.）

● 结构性心脏病伴积水
○ 积水无心脏病
△ 无积水的结构性心脏病
□ 完全性房室传导阻滞，没有积水
↑ 胎儿死亡和分娩后 24 小时内死亡

妊娠 22 周以后，TCD 为妊娠周数 mm，CTAR 为 0.20 ～ 0.35，基本固定。如果偏离较大范围，则发现有死亡病例（引用自参考文献 [3]）

图 4–5　TCD 及 CTAR 与孕周之间的关系

收缩功能指标

短轴缩短率

定量评价指标，在 2D 图像和 M 模式图像上测量收缩期和舒张期的内径，计算短轴缩短率（FS）是一个很好的方法。一般来说，在 4CV 中，垂直于间隔和瓣环，设置取样线，使其位于两房室瓣正下方，记录 M 模式。舒张期末期径 – 收缩期末期径 / 舒张期末期径为 FS。从妊娠中期到后期没有变化，0.28 以上为正常。考虑到心室纤维方向，FS 的测量适合左心室（图 4–6）。

FS : fractional shortening

$$FS = \frac{舒张末期内径 - 收缩末期内径}{舒张末期内径} \quad 异常值 < 0.28$$

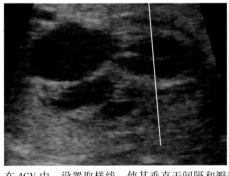
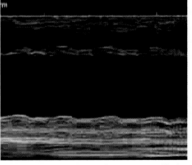

在 4CV 中，设置取样线，使其垂直于间隔和瓣环，位于两房室瓣正下方，记录 M 模式。（舒张末期内径 – 收缩末期内径）/ 舒张末期内径为 FS。重症主动脉瓣狭窄病例中左心室内径短轴缩短率（left ventricular fractional shortening，LVFS）为 0.08

图 4–6　心室收缩短轴缩短率

射血分数

关于对胎儿的射血分数（EF）的评价，虽然是一种比较好的方法，但由于胎儿心脏非常小，以及通过改良的辛普森法（modified Simpson method）进行的胎儿心室几何学推测是否正确等问题会导致测量误差增大，因此目前可能不适用于测量胎儿准确的心功能。有研究显示，利用胎儿心脏 4D 超声心动图的时空关联成像（STIC），对心室内膜进行三维追踪，以求 EF，但由于现在也没有进行验证的方法，因此，作为心功能评价法还是个未知数。希望通过提高实时性来改善时间分辨率和提高图像质量。

心输出量

根据半月瓣（主动脉瓣和肺动脉瓣）的截面积，瓣正上方多普勒波形的血流速度—时间积分（VTI），乘以心率计算出心室的心输出量（图 4-7）。如前所述，在胎儿循环中，是在两心室中进行体循环，因此被评价为联合心输出量（combined cardiac output）。双胎输血综合征（TTTS）等疾病的异常值数据。正常情况下，每 15 周增加 40mL/min，40 周增加 1 470mL/min。13 ～ 41 周的联合心输出量为每千克体重 425mL/min（成人左心室每千克体重 80 ～ 100mL/min），右心室和左心室的心输出量之比约为 1.4。

但是，需要注意半月瓣的瓣环直径，多普勒的入射角度，放置在瓣上时 VTI 过大评价的问题等误差变大的因素也很多。

+ dp/dt

+dp/dt 是心室内压的时间变化曲线的上升趋势，是收缩力好的指

EF：ejection fraction

STIC：sepatiotemporal image correlation

VTI：velocity time integral

TTTS：twin-twin transfusion syndrome

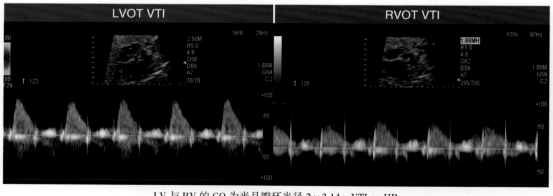

LV 与 RV 的 CO 为半月瓣环半径 2 × 3.14 × VTI × HR

多普勒角度＜ 60°

根据各心室，LVOT 和 RVOT 半月瓣的瓣环面积和 VTI 和心率的乘积计算心输出量

LV：左心室；RV：右心室；VTI：血流速度时间积分值；HR：心率

图 4-7　射血分数的测量

标。即使不测量心内压，假设心房压足够低，根据房室瓣反流的连续波多普勒波形上升速度的时间变化，可以根据简易 Bernoulli 公式轻松计算出来。

用胎儿超声心动图记录三尖瓣反流的连续波多普勒波形时，测量波形上升 0.5 ～ 2.5m/s 的时间。使用简易的 Bernoulli 公式计算，2.5m/s×2.5m/s×4 — 0.5m/s×0.5m/s×4=24（mmHg）的上升时间 t，t 除 24mmHg 后的 24/t mmHg/s 为 +dp/dt。右心室，900mmHg/s 以下为异常，400mmHg/s 以下为严重的心脏收缩能力下降（图 4-8）。

Holosystolic TR　　+dp/dt　< 900mmHg/s：异常　< 400mmHg/s：严重的心脏收缩能力下降

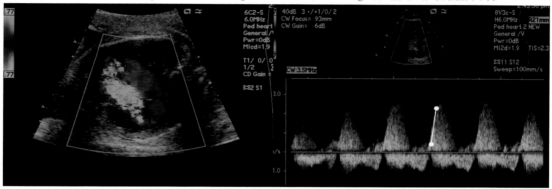

有 Holosystolic TR 时，以 TR 的上升速度从 0.5 ～ 2.5m/s 的时间为基础，求出 +dp/dt。如果右心室压上升 2.5m/s×2.5m/s×4 — 0.5m/s×0.5m/s×4=24（mmHg）所需的时间为 0.024 秒，+dp/dt 为 1000mmHg/s

图 4-8　+ dp/dt 的测量

Tei 指数

Tei 指数是右心室、左心室的综合性心功能评价指标，又称心肌做功指数（myocardial performance index，MPI）。Tei 指数可以通过将等容收缩时间和等容舒张时间的总和（2 个连续心室流入血流中从前一个 A 波结束到下一个 E 波开始的时间减去射血时间的值）除以射血时间来计算（图 4-9）。最理想的是几乎同时记录流出道血流波形

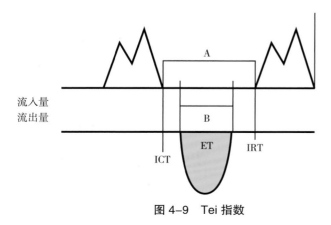

$$\frac{A-B}{B} = \frac{(ICT+IRT)}{ET}$$

心脏收缩、舒张的综合功能指标

用射血时间（ET=B）除去等容收缩时间（ICT）和等容舒张时间（IRT）的总和（2 个连续心室流入血流中从前一个 A 波结束到下一个 E 波开始的时间减去射血时间的值 =A — B）

图 4-9　Tei 指数

和流入道血流波形。

在左心室是 4CV 的基础上向身体头侧倾斜可显示 5CV，可以显示流出道血流和流入道血流波形，设置好取样容积同时进行记录和测量。正常值左心室为 0.35～0.53，右心室为 0.35～0.43，近年来有报道，不管周数如何都是一定的，但也有随着周数的增加而降低、增加等各种报告。由于设备设置的不同等原因，设备间的测量误差可能较大，需要注意。TTTS 的受血儿、动脉导管早期关闭、埃布斯坦畸形等先天性心脏病，多数胎儿心脏病显示为异常数值。

应变、应变率

现在，在利用超声心动图法测定应变、应变率时，最好使用 2D 斑点追踪成像法。2D 斑点追踪是通过对心肌的斑点进行块匹配来追踪，测定任意 2 点的变化，变形（应变）的方法（图 4-10）。应变率是其时间微分。以组织多普勒法为基础的应变法，由于角度依存性和噪声的问题，几乎不被使用。胎儿也零星地看到了作为心功能指标测量正常值的报告。但是，对于非常小、心搏快的胎儿心室壁，还存在着缺乏心电图，2D 图像的帧频是否足够，是否足以追踪散斑，机种间有多大差别等方法论的问题，还没有达到临床应用的程度。

舒张功能指标

舒张功能评价多采用脉冲多普勒法进行。通过心室流入血流速度波形 E 波、A 波、E/A 波或体静脉的血流波形等进行评价。

为了较准确地测量速度，必须将多普勒的角度尽可能控制在 60°以内。

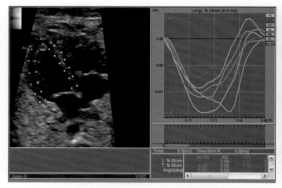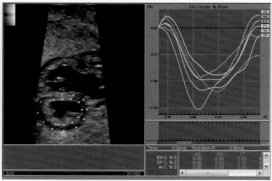

心肌应变有长轴方向（longitudinal）、短轴方向（radial）、圆周方向（circumference）的应变。心室的长轴方向和圆周方向应变缩短，短轴方向应变增加。本图显示的是胎儿左心室的长轴方向和圆周方向应变曲线。因为是缩短的方向，所以时间应变曲线朝向负的方向

图 4-10 应变、应变率

心室流入血流速度波形：E 波、A 波

E 波显示了心室舒张早期的快速流入血流速度波形，观察到了由于心室的快速松弛，由于心室—心房的压差而流动的血流。A 波是扩张后期心房收缩引起的血流速度波形。胎儿心室舒张能力下降，E 波低，A 波高。E/A 比为 1 或更小。无论是右心室还是左心室，随着周数的增加，舒张能力都得到了改善，E 波也随之升高。因此，虽然 A 波在周数上基本没有变化，但 E/A 比逐渐升高，出生时接近新生儿的值（两心室均在 0.8 左右）。松弛降低的胎儿心室僵硬度进一步提高的话，E 波高，持续时间（deceleration time，DCT）缩短，A 波消失。成为所谓的单相 E 波（图 4–11）舒张末期压力呈现显著上升，在 TTTS 的受血儿童，动脉导管早期闭锁，重症半月瓣狭窄等重症胎儿心肌障碍中发现，特别是在重症半月瓣狭窄和闭锁中，可以预测心室发育不良的情况。一般认为，扩张功能下降与收缩功能下降相比，更有助于胎儿循环的恶化，也有研究认为，扩张功能下降与其他参数相比，有 8 倍的胎儿死亡风险。

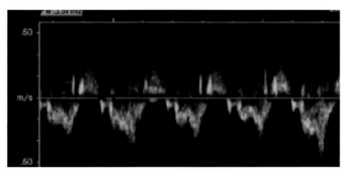

a：正常模式

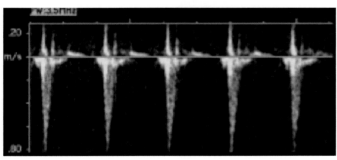

b：胎儿水肿
只有单相的 E 波 DCT 缩短左心室舒张
末期压力上升

√心力衰竭：TTTS 的受血儿、心肌病、cAS、cPS、动脉导管早期关闭等
√正在进行的低形成心室
胎儿心室舒张能力下降，E 波低，A 波高。E/A 比为 1 或更小。舒张降低的胎儿心脏的僵硬度上升的话，E 波，持续时间缩短（DCT 的缩短），A 波消失。成为所谓的单相 E 波

图 4–11　心室流入血流速度波形

静脉血流波形

已知通过脉冲多普勒进行的静脉血流波形的观察，作为表示胎儿心的中心静脉压的指标是有用的。中心静脉压上升的话，逆行性心房血流会对各静脉波形产生影响。下腔静脉有 S 波、D 波、逆行性 a 波 3 种，中心静脉压上升时，心房收缩引起的逆行性 a 波增加，即 a/S 比：前负荷指数（preload index）增加。20 周以后 0.5 以上为异常值。静脉导管血流位于离心脏更远的位置，因此，心房收缩引起的血流中断和逆行性 a 波显示出中心静脉的上升。进一步的中心静脉压的上升，本来是在稳定流的脐静脉中，由于心房收缩而产生波动（pulsation）（图 4-12）。在右心室流入受到限制的右心室发育不良等情况下，心房收缩波朝向静脉方向，通常会出现逆行性 a 波，因此需要注意。

其他指标

心血管轮廓（cardiovascular profile，CVP）评分

心血管轮廓（CVP）评分可以用于评价某一种疾病中胎儿心力衰竭的预后。该指标包括 5 个类别（各 2 点），胎儿水肿，静脉多普勒波形，心脏扩大，心功能及流入波形，脐动脉多普勒波形进行评价（表 4-3）。

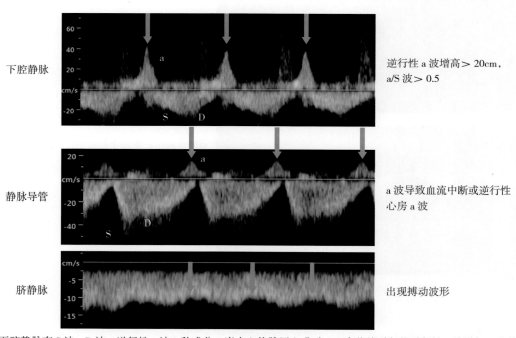

下腔静脉有 S 波、D 波、逆行性 a 波 3 种成分，当中心静脉压上升时，心房收缩引起的逆行性 a 波增加，也就是 a/S 比（前负荷指数）增加。a 波在 20cm 以上，前负荷指数在 20 周以后，0.5 以上为异常值。静脉导管血流的中心静脉上升是由于心房收缩引起的血流中断和逆行性 a 波。中心静脉压的进一步上升，会在脐带静脉产生由心房收缩引起的波动（pulsation）

图 4-12　静脉多普勒波形

表 4-3　心血管轮廓（CVP）评分

项目	正常，2 分	-1 分	-2 分
胎儿水肿	没有	胸腔积液，腹腔积液，心包积液	皮肤水肿
静脉多普勒波形	UV DV	UV DV	UV pulsations
心脏扩大	> 0.20 且 ≤ 0.35 > 0.50 或 < 0.20	0.35 ～ 0.50	
心功能及流入波形	RVFS/LV FS > 0.28 房室瓣的 E 波和 A 波	RVFS/LV FS < 0.28 在整个收缩期 TR	TR dp/dt < 400 在整个收缩期内 MR 单相性
脐动脉多普勒波形		舒张期消失	舒张期逆行

注　在胎儿水肿、静脉多普勒波形、心脏扩大、心功能及流入波形、脐动脉多普勒波形这 5 个项目中进行评价，得分越低，心血管功能就越恶化。

在胎儿水肿、静脉多普勒波形、心脏扩大、心功能及流入波形、脐动脉多普勒波形这 5 个项目中进行评价，得分越低，心血管功能就越恶化。

据报道,这与胎儿水肿、先天性心脏病、发育不全的胎儿预后有关。CVP 评分是有心功能下降或者有这种风险的胎儿，对于从基线开始持续的心功能评价是有用的。

脐动脉波形等

脐动脉波形可以评估胎盘循环的血管阻力。使用阻力指数（RI）和搏动指数（PI）来进行衡量。RI 是最大血流速度与最小血流速度之差除以最大血流速度的结果，PI 是最大血流速度与最小血流速度之差除以平均血流速度的结果。心力衰竭影响胎盘血流和胎儿发育，促进胎盘的病理性变化，提高其血管阻力，改变脐带动脉血流的模式（图 4-13）。如果胎儿胎盘循环不全不断恶化，就会发现扩张期血流的中断和逆流。另外，胎儿的心功能对脑血流也有影响。一般情况下，已知大脑中动脉的多普勒血流在胎盘功能不全引起的脑保护效应（brain sparing effect）下 RI 降低，但在左心发育不良综合征（HLHS）等部分先天性疾病中，大脑中动脉的 RI 有时也显示出高值。关于多普勒血流和神经学的观察结果，长期的精神发展预后等的关联，今后将会被阐明。

HLHS：
hypoplastic left
heart syndrome

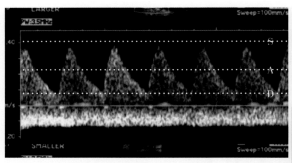

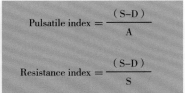

$$Pulsatile\ index = \frac{(S-D)}{A}$$

$$Resistance\ index = \frac{(S-D)}{S}$$

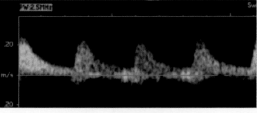

Resistance index（RI），Pulsatile index（PI）

RI 是最大血流速度与最小血流速度之差除以最大血流速度的结果，PI 是最大血流速度与最小血流速度之差除以平均血流速度的结果。脐动脉波形是表示脐带动脉和大脑中动脉血管阻力的指标

39 周，埃布斯坦畸形，重度三尖瓣反流（TR），心包积液 PI=1.84，RI=0.83

图 4-13　脐动脉波形

）展望（

现在，以临床应用的胎儿超声心动图的各种指标为中心进行了概述，但心内腔的压力和容量的验证非常困难，因此收缩能力和舒张能力都不存在这是金标准的方法论。只能用多个指标来综合判断。随着超声波设备的发展，空间和时间分辨率能明显提高，希望将来实时 3D 超声心动图法和斑点追踪法能够一跃成为评价胎儿心功能的一部分。

● 参考文献

[1] 高尾篤良, ほか. 臨床発達心臓病学（改訂 2 版）[M]. 東京：中外医学社, 1989: 47.

[2] DONOFRIO MT, MOON-GRADY AJ, HORNBERGER LK, et al. Diagnosis and treatment of fetal cardiac disease: a scientific statement from the American Heart Association[J]. Circulation, 2014, 129: 2183-2242.

[3] 里見元義, ほか. 胎児心エコー検査ガイドライン [J]. 日本小児循環器学会雑誌, 2006：63.

[4] MIELKE G, BENDA N. Cardiac output and central distribution of blood flow in the human fetus[J]. Circulation, 2001, 103: 1662-1668.

[5] MAHESHWARI P, HENRY A, WELSH AW. The Fetal Modified Myocardial Performance Index: Is Automation the Future? [J].Biomed Res Int, 2015, 215910.

[6] ISHII T, MCELHINNEY DB, HARRILD DM, et al. Circumferential and longitudinal ventricular strain in the normal human fetus[J]. J Am Soc Echocardiogr, 2012, 25: 105-111.

[7] PEDRA SR, SMALLHORN JF, RYAN G, et al. Fetal cardiomyopathies: pathogenic mechanisms, hemodynamic findings, and clinical outcome[J]. Circulation, 2002, 106: 585-591.

V 3D 超声

时空关联成像的使用方法、活用方法

川泷元良（东北大学妇产科 / 神奈川县儿童医疗中心围产期医疗部新生儿科）

近年来，随着技术的进步，3D 超声技术也被应用到胎儿用超声波装置中。尽管妇产科门诊放置的超声波机器大多可以进行 3D 超声，但还不能说得到了充分利用。3D 超声大多只是单纯地展示胎儿面部的机器。对于运动非常快的心脏的 3D，需要时空关联成像（spatio temporal image correlation，STIC）这一特别的技术。但是，几乎没有详细介绍 STIC 的书籍。几乎没有以 STIC 本身为主题的演讲。请务必参考本书，实施对临床有用的 STIC。

》时空关联成像的概念 《

在通常的超声心动图检查中重建 3D 超声心动图时，必须通过心电图进行同步。但是，胎儿心电图还没有实用化。因此，利用心脏的周期性运动重建胎儿心脏 3D 回声的技术就是 STIC。

》时空关联成像与断层扫描的不同点 《

表 5-1 比较了断层扫描（2D 模式）和 STIC。

比较 2D 模式和 STIC 的画质，由于最新的高端机种的数据收集时间缩短了，虽然画质的恶化得到了改善，但是不管是哪个制造厂的哪个机种，STIC 的画质都比 2D 模式差。

表 5-1　断层扫描（2D 模式）与 STIC 的比较

项目	断层扫描（2D 模式）	STIC
技巧	必须显示流出道的技术	即使没有检查者的技能也能取得，但是要取得高画质需要知识和技术
时间	根据技师的技能有所不同	一次检查只需 3 ～ 15 秒
画质	根据条件、机种、技术的不同而不同，但比 STIC 有更高的画质	图像质量比 2D 模式差的动作（胎儿和母体）会进一步恶化
脱机操作	不可	可能
多断面显示	不可	可能
立体显示	不可	可能
体积的测量	不可	可能

在彩色STIC中，图像质量会进一步恶化。为了得到对诊断有用的STIC图像，必须尽量提高2D模式（+彩色多普勒）的图像质量。

但是，STIC立体地表现了的心脏形态，因此具有弥补画质劣化这一缺点的巨大优点。以高画质展示的STIC，在筛选及详细调查，以及教育训练中发挥了威力。STIC的优点充分理解缺点，与2D模式的区别使用，并用是很重要的。

❱ 数据收集方法 ❰

通常的STIC

画质良好的2D图像，在取得高画质的STIC时是必须的。首先，尽可能地调整2D图像以获得高画质。

收集STIC数据需要设置4个参数。

标准断面（图5-1）

标准断面是固定探头位置进行数据收集的断面。超声波图像根据超声波束的方向不同而呈现不同的外观。心尖部朝向上方的apical 4CV和朝向下方的basal 4CV对房室瓣的观察有利，但对中线（midline）的观察不利。另外，在心尖部朝向侧面的lateral 4CV中，对中线的观察有利，但对房室瓣的观察不利。

为了使超声波束的方向不同，最好改变探头的位置，在2处以上收集数据。

4CV：4chamber view

a：apical 4CV

b：basal 4CV

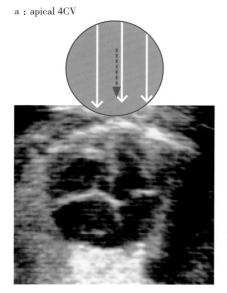
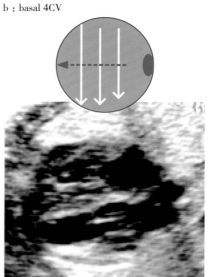

图5-1　标准断面

扫查角

扫查角（volume angle）是一个参数，指示数据收集的上下范围。以基准断面为中心，在上下 ±1/2 扫查角的范围内收集数据。扫查角越大，可以收集范围越广的数据，但各断面的数据越少，画质就越低。扫查角越小，各截面的数据越多，图像质量越高，但只能收集范围较窄的数据。

在筛选中，为了覆盖主动脉弓和胃泡，将扫查角最大化，将 4CV 作为基准断面进行扫描。接着，为了仅限于心脏收集数据，将扫查角设定为周数 +10°，以 5CV 至 3VV 为基准截面进行第二次扫描（图 5-2）。

在详细检查中，以观察结果所在的地方为基准断面，用狭窄的扫查角进行追加扫描。

5CV：5 chamber view

3VV：3 vessel view

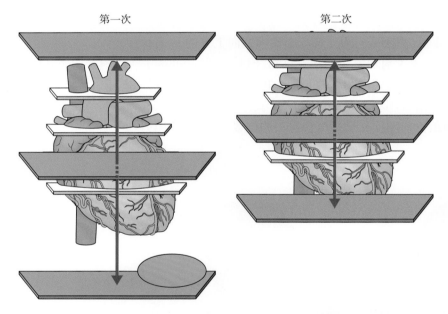

第一次　　　　　　　　　　　第二次

为了覆盖主动脉弓和胃胞，将扫查角设定为　　　将扫查角设置为周数 +10°
最大值，将 4CV 作为基准断面

图 5-2　在筛选中使用的扫查角

感兴趣区域（ROI）

ROI 是基本截面上的数据收集范围。在筛选的 STIC 中，ROI 的大小和画质，帧频的关联很少，所以尽可能设定大的 ROI 比较有利。

在详细调查中，在狭窄的范围内设定 ROI 以复盖所见的范围（图 5-3）。

ROI：region of interst

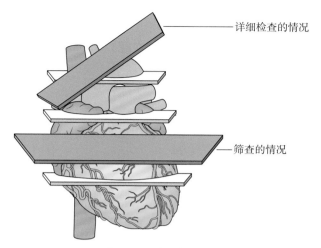

详细检查的情况

筛查的情况

图 5-3　感兴趣区域

数据收集时间（3 ～ 15 秒）

　　在长时间的设定中，信息量较多，但受胎动影响容易摇晃。短的设定信息量少，但是不受胎动影响。因此，在没有胎动的情况下，通过长时间的设定收集数据。有胎动的情况下，用短的设定进行收集。

color/HD STIC

　　使用彩色多普勒 /HD flow 的 STIC，如果获得好画面的话，对诊断非常有用。 如果不能得到高画质的彩色多普勒图像，就很难得到高画质的彩色 STIC 图像。

　　设定 5 个参数。

基准断面

　　彩色多普勒图像在超声波声束的方向上，血流的观察方法完全不同。对于血流显示，如果从垂直方向照射超声波，是不会显示颜色的，因此，尽量与想要观察的血流方向平行的方向放置探头。为了收集各种血流的信息，从 2 个不同的方向照射超声波。也就是说，需要改变探头的位置，取样 2 次以上。

脉冲重复频率（PRF）

　　设定血流的最高速度。为了描绘出快速血流（如房室瓣和半月瓣的血流），设定了较高的 PRF。对于缓慢的血流（如肺静脉）的描绘，设定较低的 PRF。在筛选中，有必要改变 PRF，至少取样 2 次。

PRF：pulse repetition frequency

ROI

在彩色多普勒和 HD 流程中，帧速率与 ROI 的视角成反比。确保 20Hz 以上的帧频，设定 ROI 以复盖心脏和降主动脉。在帧频不能确保 20Hz 以上的情况下，除去心尖部，设定狭窄的 ROI。

扫查角

将扫查角设置为周数 +10°，并扫描 5CV 至 3VV 的参考截面。

在详细检查中，以观察结果所在的地方为基准断面，用狭窄的扫查角进行扫描。

数据收集时间

在彩色 STIC/HD STIC 中，一旦有胎动，就会因伪影而使画质显著劣化。因此，数据收集时间原则上设定为 7.5 秒。

在数据收集过程中屏住呼吸也是有效的。

图像显示

直交 3 断面显示（X、Y、Z 的 3 断面显示）

这是一种从正交的 3 个方向同时显示截面的方法，有助于立体地把握心脏。解剖学上用正交 3 截面表示同一位置的 reference dot 有助于立体的理解。

平行多断面显示（TUI）

这是一种在平行的多个截面上显示的方法。用搏动的 MRI/CT 等表示容易理解。最适合筛选。

VCAD heart（自动多断面显示功能）

如果按照规定的顺序进行，就可以自动描绘出胃泡、流出道、主动脉弓长轴、动脉导管弓长轴、上下腔静脉长轴。这是一项与自动诊断相关的技术，可以预见其未来，但目前的机械很难明确描绘出主动脉弓长轴、动脉导管弓长轴、上腔静脉长轴、下腔静脉长轴。另外，由于是以较早的周数的正常心为基础而构筑的，存在不能应用于晚期妊娠等问题，目前还不实用。

数据整理

保存在外部硬盘上。

出生后最终诊断确定后，与病名、病程等临床数据一起进行整理。

▶ 时空关联成像的应用 ◀

STIC 对以下 4 点有效。

- 重新构筑断面，与出生后的超声心动图、血管造影、术中所见、尸检所见等检查进行对比。
- 胎儿超声心动图在出生后再次确认时非常有效。
- 胎儿超声心动图对于通过会议简单易懂地发表是有效的。
- 远程诊断。

在 STIC 中，可以用 off line 自由设定断面，因此对远程诊断有很大的优点。在这种情况下，由于仅凭 STIC 无法知道委托者将哪种观察结果作为问题，因此必须加上 2D 超声。另外，STIC 与断层扫描相比，画质一定会下降，因此仅靠 STIC 是无法诊断的。必须加上 2D 超声进行辅助。

另外，远程诊断大多需要血流信息，也必须要获得彩色多普勒和彩色 /HD STIC。

STIC 研讨会

由于先天性心脏病的种类多、发生频率低，产科医生和临床检查技师自己经历各种心脏病实际上是不可能的。因为可以像实际进行胎儿超声心动图一样体验从未经历过的心脏病，所以非常适合初学者的训练。

▶ 获得时空关联成像的技巧 ◀

顺利获得 STIC 的诀窍是，在包括正常病例在内的所有病例中，对 STIC 进行常规采集。另外，一定要重新审视采集的 STIC。将保存的 STIC 与出生后的超声心动图、血管造影、手术所见、尸检所见等进行对比，继续努力确认所见是进步的捷径。

V 3D 超声

流出道的显示方法（图5-4）

通常的平行移动扫描法（action 1）具有以下优点，适用于筛选。

（1）容易观察到大血管相互的位置关系（前、后、左、右）。

（2）容易比较大血管的大小。

（3）可以观察到的范围大（左、右肺动脉，动脉导管，主动脉弓，气管）。

（4）技术上容易。

但是，由于五腔心切面（5CV）的范围非常狭窄，因此在平行移动中，很快就会通过。作为其对策，有以下2种方法（action 2，action 3）。

Action 2：将探头向胎儿的脚侧方向倾斜的方法。适用于胎儿朝上的情况。

Action 3：将探头逆时针方向旋转的方法。适用于胎儿朝向侧面的情况。

Action 2、action 3的优点：①容易观察心室和大血管的连接方式；②能够长距离观察5CV；③容易观察到大血管正下方的狭窄（主动脉瓣下狭窄，肺动脉瓣下狭窄）；④半月瓣狭窄时，容易观察到狭窄后的扩张；⑤需要较高的技术。

法洛四联症，右心室双出口，大血管转位，共同动脉干症等圆锥动脉干畸形的详细检查，关键在于action2、action3如何顺利描绘出5CV。

| action 1

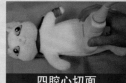 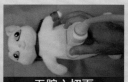 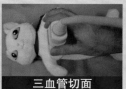

探头从四腔心切面（4CV）平行移动到胎儿的头侧。（5CV 至 3VV）

四腔心切面　　五腔心切面　　三血管切面

| action 2

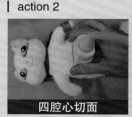 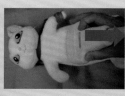

四腔心切面

从4CV将探头向胎儿的脚侧倾斜

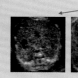 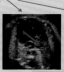

右心室流出道

左心室流出道

| action 3

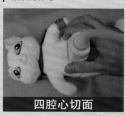 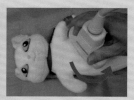

四腔心切面

探头从4CV逆时针旋转

四腔心切面

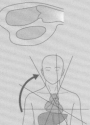

图5-4　流出道的显示方法

VI 胎儿诊断率

胎儿诊断率

川泷元良（东北大学妇产科 / 神奈川县儿童医疗中心围产期医疗部新生儿科）

▶ 胎儿诊断率测定的重要性 ◀

正确把握胎儿诊断率，对于把握胎儿诊断的现状和问题点，普及胎儿诊断是极其重要的。但是，为了测定正确的胎儿诊断率，需要进行基于人群的研究（population based study）。在日本，因为没有对各地区的先天性心脏病进行登记的系统，所以不能正确地测定胎儿的诊断率。神奈川县儿童医疗中心（KCMC）治疗了神奈川县内出生的大多数先天性心脏病。因此，可以认为 KCMC 中胎儿诊断率的数据与神奈川县基于人群的研究近似。

KCMC 于 1976 年作为儿童专门医院开业。1992 年 10 月，同时设置妇产科，开始了胎儿诊断。在未满 1 岁接受治疗的重症心脏病中，将胎儿诊断的比例作为胎儿诊断率进行了计算。

2006 年，日本胎儿心脏病研究会发表了胎儿超声心动图的指导方针。此后，先天性心脏病的胎儿诊断病例逐年增加。神奈川县儿童医疗中心的数据显示，出生后 1 年以内需要治疗的重症心脏病的 60% 以上（图 6-1），出生后 28d 以内进行手术的病例的 50% 以上，出生后 1 周以内在 NICU 病房住院的先天性心脏病病例的 70% 以上，出生后 24h 以内进行手术的超紧急手术病例的约 80% 被诊断为胎儿。

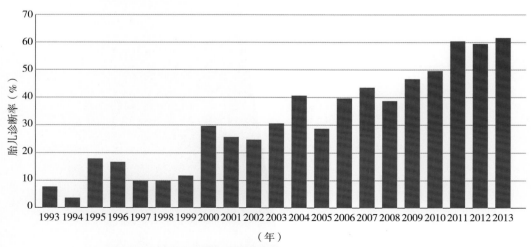

图 6-1　重症心脏病的胎儿诊断率（神奈川县儿童医疗中心）

从介绍胎儿诊断病例的理由来看，2000年以前以心血管外科的观察结果为中心，2000年以后因心脏异常而被介绍的病例急剧增加（图6-2）。而且，被指出心脏异常的病例的内容，在2000年以前大半是心律失常，2000年以后四腔心切面（4CV）的异常增加，近来流出道异常的病例增加（图6-3）。

4CV：4 chamber view

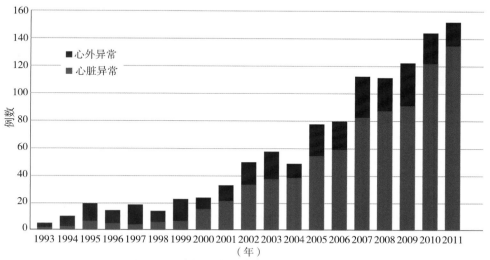

图6-2　介绍理由（神奈川县儿童医疗中心）

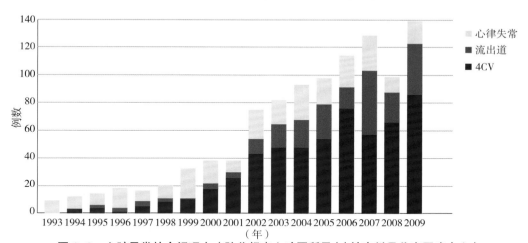

图6-3　心脏异常的介绍理由（胎儿超声心动图所见）（神奈川县儿童医疗中心）

从每个疾病的胎儿诊断率来看，心室类一种疾病（即单心室疾病），2000年以前是10%以下的胎儿诊断率，2000年左右发现急剧增加（jump up），最近几年的平均达到90%以上（图6-4）。特别是，右侧相同（无脾症）（图6-5），左侧相同（多脾症）（图6-6）的胎儿诊断率高，现在超过了95%。在单心室疾病中，左心室发育不良综合征的胎儿诊断率较低，约为80%（图6-7）。

Ⅵ　胎儿诊断率

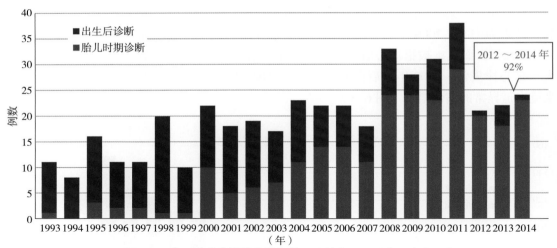

图 6-4　单心室疾病的胎儿诊断情况（神奈川县儿童医疗中心）

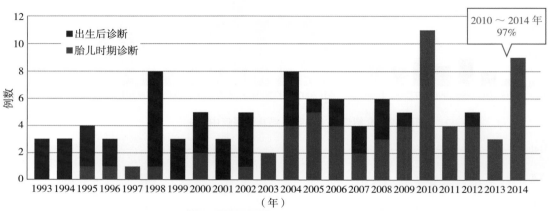

图 6-5　无脾症的胎儿诊断情况（神奈川县儿童医疗中心）

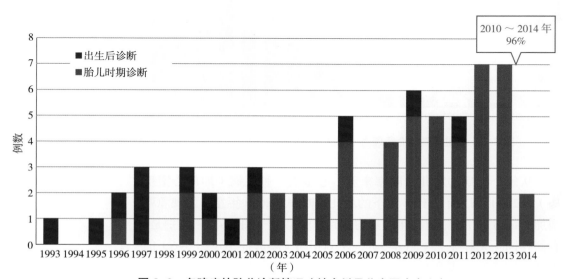

图 6-6　多脾症的胎儿诊断情况（神奈川县儿童医疗中心）

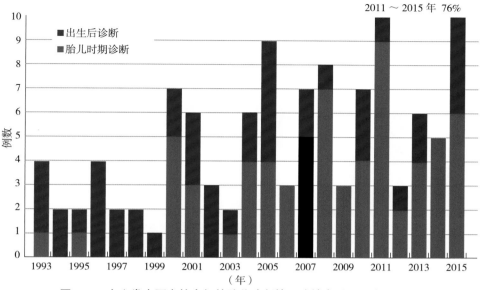

图 6-7　左心发育不良综合征的胎儿诊断情况（神奈川县儿童医疗中心）

　　心室类双心室疾病（即双心室疾病）的胎儿诊断率，2000 年以前为 10% 以下，但 2000 年以后有增加的趋势（图 6-8）。但是，没有发现在单心室疾病中发现的 2000 年左右的急剧增加，从 2000 年开始显示出直线上升的趋势。房室隔缺损的胎儿诊断率因年而异，2012 ～ 2014 年平均值为 53%（图 6-9）。法洛四联症的胎儿诊断率，曾达到 67%，但 2010 ～ 2014 年有所下降，平均为 54%（图 6-10）。右心室双出口的胎儿诊断率在 2000 年以后急剧上升，2011 ～ 2013 年的胎儿诊断率达到了 85%（图 6-11）。到 2000 年为止，没有胎儿被诊断为完全性大动脉转位。2000 年以后，胎儿诊断病例逐渐增加，从 2009 年开始急剧上升，2010 ～ 2014 年的平均值达到了 54%（图 6-12）。主动脉缩窄复合 / 主动脉弓离断的胎儿诊断率也与完全性

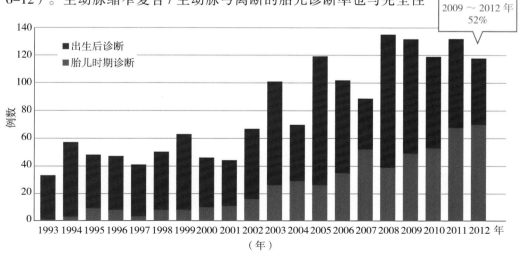

图 6-8　双心室疾病的胎儿诊断情况（神奈川县儿童医疗中心）

307

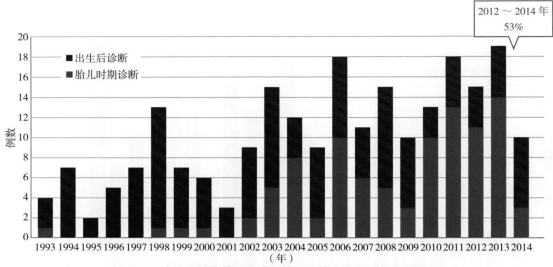

图 6-9　房室隔缺损的胎儿诊断情况（神奈川县儿童医疗中心）

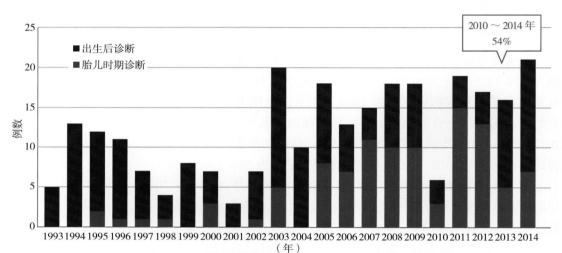

图 6-10　法洛四联症的胎儿诊断情况（神奈川县儿童医疗中心）

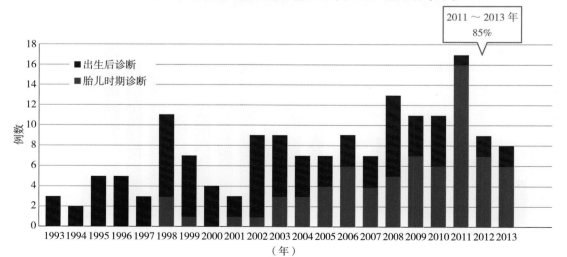

图 6-11　右心室双出口的胎儿诊断情况

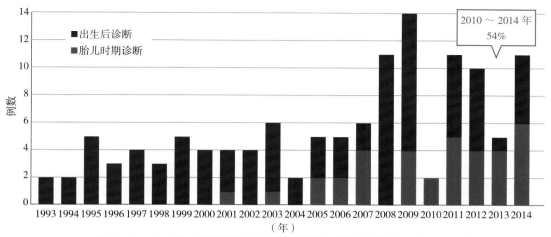

图 6-12　完全性大动脉转位的胎儿诊断情况（神奈川县儿童医疗中心）

大动脉转位（TGA）相似，2000 年以后胎儿诊断病例逐渐增加，从 2009 年开始出现急剧上升，2010 ～ 2013 年平均达到了 64%（图 6-13）。

　　原来像单独的完全性肺静脉异位引流是几乎不可能在胎儿时期进行诊断的疾病，但是近年来开始出现胎儿时期诊断的病例，2010 ～ 2014 年有 33% 被准确诊断（图 6-14）。

　　在出生后 1 个月以内需要开胸手术的心脏病中，最多的疾病是完全性大动脉转位，其次是完全性肺静脉异位引流。也就是说，目前胎儿时期诊断的必要性最高的心脏病反而诊断率最低（图 6-15）。

　　关于地域差距，到目前为止也几乎没有数据。这次，从日本各地区的大学获得了 2010 ～ 2014 年北日本（北海道、东北、新潟）、富山县、长野县、神奈川县的胎儿诊断数据，并进行了统计（图 6-16）。从数据可以看出地域差别非常大。

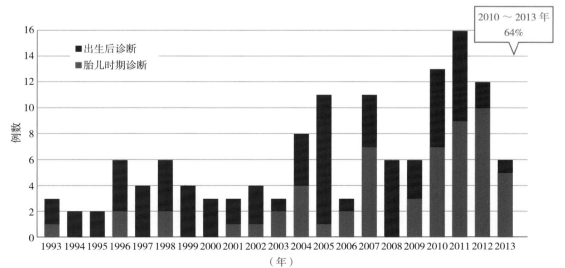

图 6-13　主动脉缩窄复合 / 主动脉弓离断（二心室）的胎儿诊断情况（神奈川县儿童医疗中心）

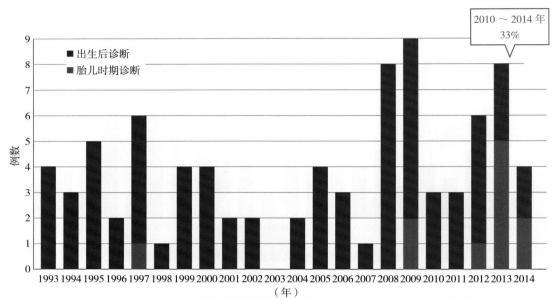

图 6-14　单独的完全性肺静脉异位引流的胎儿诊断情况（神奈川县儿童医疗中心）

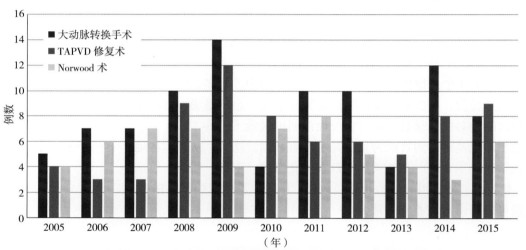

图 6-15　新生儿开胸心脏手术病例（神奈川县儿童医疗中心）

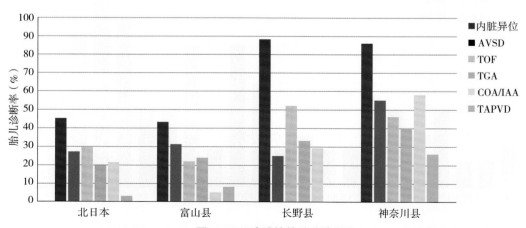

图 6-16　地域性的胎儿诊断率

胎儿时期诊断的"金字塔"

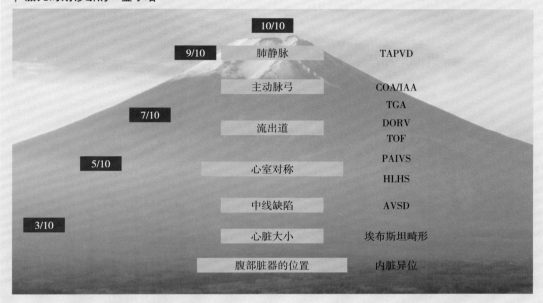

10/10	
9/10 肺静脉	TAPVD
主动脉弓	COA/IAA
	TGA
7/10 流出道	DORV
	TOF
5/10 心室对称	PAIVS
	HLHS
中线缺陷	AVSD
3/10 心脏大小	埃布斯坦畸形
腹部脏器的位置	内脏异位

上图左端的数字显示,根据文献中报道的胎儿筛查率,重症心脏病能够在多大程度上被筛查出来。例如,内脏异位、反位90%以上胎儿时期被筛查出来,而这些疾病在重症心脏疾病中所占的比率在10%以下。一般认为,仅通过四腔心切面(4CV),就可以筛查出约50%的重症心脏病。4CV没有异常,只具有流出道异常的TOF、DORV、TGA等胎儿时期能筛查出的概率现在约为50%。4CV结合3VV时,笔者认为可以期待达到75%左右的筛查率。通过将彩色多普勒应用于筛查,单独的完全性肺静脉异位引流的胎儿筛查率最近也超过了30%。

以上图数据为基础,展示胎儿筛查方法的是胎儿心脏"金字塔"。确定胎儿的左右后,从胃泡和心尖的方向筛选内脏错位、反位。 接着,检查心脏的大小,观察中线。在中线上检查左右不平衡。 将断面移至5VV、3VV,检查圆锥动脉干畸形。进而,将断面移动到3VTV,检查主动脉弓的异常,动脉导管的异常。从那里回到4CV,使用流速快的颜色,中等程度的颜色,有方向性的能量多普勒,进行单独的完全性肺静脉异位引流等的筛选。期待今后胎儿筛选的进步。

Ⅵ 胎儿诊断率

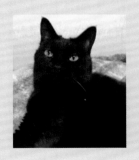
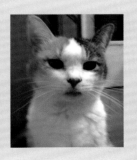
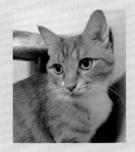

VII 远程诊断

远程诊断在胎儿诊断中的应用

川泷元良（东北大学妇产科 / 神奈川县儿童医疗中心围产期医疗部新生儿科）

▶ 前言 ◀

近年来，许多重症心脏病在胎儿时期就被筛查出来，胎儿诊断率急速提高。但是，对于完全性大动脉转位和完全性肺静脉异位引流等重症心脏病，由于筛选技术的困难，胎儿诊断率较低。

与欧美各国不同，在诊所较多的日本，胎儿心脏筛选大多在诊所进行。妇产科医生的绝对数有减少的倾向，其不足现在已成为社会问题。另外，在内科领域，临床检查技师承担着广泛的诊疗工作，但是在产科领域工作的临床检查技师却极少。重症心脏病的胎儿筛选需要高水平的技术。

胎儿超声心动图技术的学习需要参加研讨会。但是，现在召开的研讨会几乎都是在人口多、交通便利的大城市举行的。在地方进行诊疗的产科医生、临床检查技师参加这样的研讨会是极其困难的。另外，即使在大城市，对于忙于日常诊疗的产科医生、临床检查技师来说，参加研讨会在现实中也是非常困难的。这可能是妨碍胎儿筛查普及的原因之一。

近年来，IT 技术取得了长足的进步。使用光纤的互联网迅速普及，价格低、品质高的通信手段变得容易使用。使用这种 IT 技术的远程医疗，也有可能应用于重症心脏病的胎儿诊断。在以远程诊断为目标的基础上，有必要经历远程研讨会、远程操控、远程诊断 3 个阶段。目前还在发展中，这是未来的技术，现介绍重症心脏病胎儿诊断中的远程医疗。

▶ 远程研讨会 ◀

下面介绍笔者等召开的远程研讨会。

使用学术网络（SINET）和 H323 电视会议系统的远程研讨会（高级研讨会）（图 7-1）

研讨会在东京的主会场举行，影像声音经由 SINET 发送到九州大学亚洲远程医疗开发中心（TEMDEC）。通过多点连接（MCU）分割的信息经由 SINET 发送到各远程会场，通过 H323 视频会议系统接收。

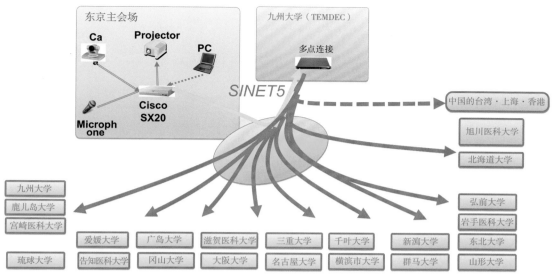

图 7-1　高级研讨会

通过多点连接（MCU）分割的信息经由 SINET 发送到各远程会场，通过 H323 视频会议系统接收。主会场和远程会场相互连接，可以进行问答。通过 2 天的讲演，没有发生任何通信问题，包括远程会场在内的所有会场都可以进行高品质的配音。在有 500 人以上参加，就是从远程会场的参加者那里，画质音质也非常好，无论在任何地方，都能很容易地参加的远程研讨会的意义得到了很高的评价。远程会场只有可以连接 SINET 的会场（主要是国立大学），其特征是图像的帧频高，完全没有声音的延迟，质量非常高。

商业线路、Vidyo 和计算机远程研讨会（病例报告会，特别讲座，超基本讲座）（图 7-2）

研讨会在神奈川的主会场举行，视频声音经由通常的商业用线路发送到 TEMDEC 的服务器。远程会场与 TEMDEC 连接，用安装了专用软件的计算机接收。主会场和远程会场是单向连接（流媒体），通过邮件接受提问。可有 800 人以上参加。在任何地方都可以参加，获得了不能离开诊所的产科医生的高度评价。

远距离操纵（图 7-3）

指导者将胎儿超声心动图的经验直接传达给检查者，远程指导是非常有效的教育手段，进行了很多。但是，受试者是胎儿和孕妇，考虑到个人隐私的保护和负担的减轻，对远程指导的场所和参加人数有很大的限制。因此，笔者等通过网络连接进行胎儿超声检查的诊所和指导者所在的地方，实施了从诊所的超声波断层装置中得到的动态

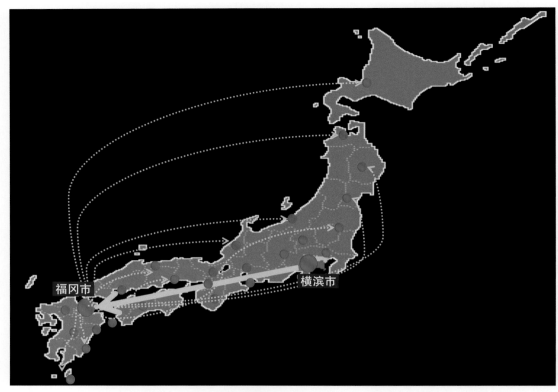

图 7-2　九州大学亚洲远程医疗开发中心（TEMDEC）

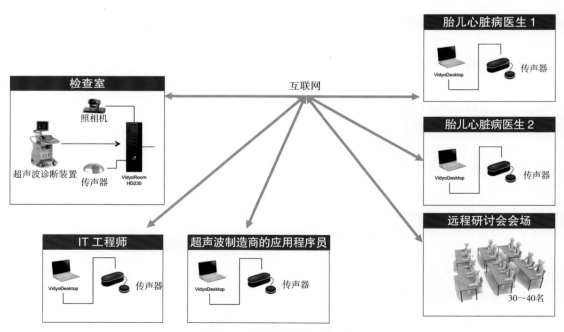

图 7-3　远程操纵的工作原理

图像，拍摄探头位置等的照相机图像，以及与检查者的会话声音这 3 个信息，由检查者和指导者共享的同时进行远程指导。

参加设施北到青森、南到宫崎，遍及日本。大城市有 2 个设施，地方城市有 9 个设施。产科诊所 6 个，产科医院 3 个，综合医院 2 个。每个设施实施了 1 ～ 7 次，共计 40 次的远程指导。参加远程指导的检查者有产科医生 8 人，检查技师 7 人，助产士 3 人，共计 18 人。在 40 次远程指导中，有 5 次是多位指导者同时参加的。在 4 次远程指导中，超声波制造商的应用程序员参加了会议。指导者原则上使用有线 LAN，但不得不在医院外连接时，使用无线 LAN。作为医院外的场所，有新干线车辆的观众席、行驶中的汽车的副驾驶席、室外等。

诊所和指导者双方用有线 LAN 连接时，从全体人员那里得到了画质，音质都良好的评价。另外，诊所和指导者中至少有一方是无线 LAN 的情况下，有时会发生声音中断，听不清楚等问题。在与院内 LAN 连接的设施中，根据时间段的不同，发生了画质下降、帧率下降的现象。原因可能是线路容量少。在使用了 ADSL 的设施中，画质极端恶化，不可能实现远程指导。在该设施中，之后进行了光线路的铺设工程，通过有线 LAN 再次实施了远程指导，得到了高品质的图像。

远程诊断

以前在放射线诊断、病理诊断等有限领域进行的远程诊断，最近正在向多个领域推广。先天性心脏病的胎儿诊断，虽然还只是在有限的设施中作为试验进行的，但期待在不久的将来能够广泛普及。

信息媒体，通信手段
CDROM（邮寄）（图 7-4）

不使用互联网等 IT 设备，因此任何人在任何地方都可以委托远程诊断。但是，因为需要邮寄，所以有花费时间的缺点。

使用 ViewPal 等专用通信手段的方法

可以在短时间内发送图像，并且很方便。缺点是需要专用的机器，没有各厂家的互换性。

使用电视会议系统的方法

能够在短时间内发送图像，并且能够发送检查中的图像。因此，这是一种便利性极高的方法。缺点是需要电视会议终端。

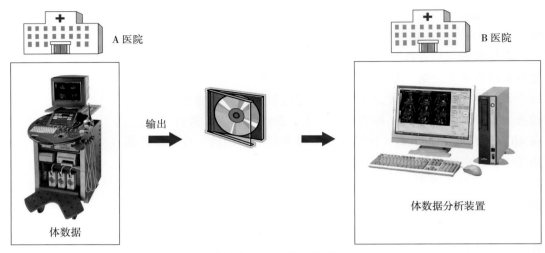

图 7-4 CDROM（邮寄）

利用远程诊断

重症心脏病的诊断

如果有包括彩色多普勒在内的诊断所需的图像信息，几乎所有的重症心脏病的远程诊断都是可能的（图 7-5）。

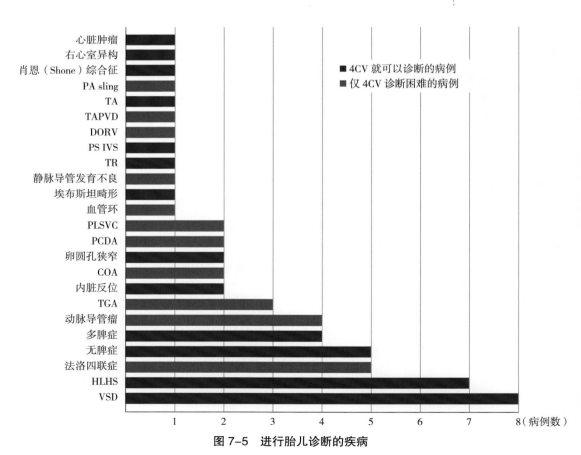

图 7-5 进行胎儿诊断的疾病

边界性病例的护理

随着胎儿筛查的普及，边界性病例必然会被筛查出来。例如，虽然没有检测到明显严重的心脏疾病，但是通过明显的心脏扩大，心轴的异常，全内脏反位，轻度的 TR、PLSVC、ARSA，动脉导管的弯曲曲折扩大，small VSD 等进行筛选的病例正在增加。在这种情况下，经常会听到很多人苦思是否应该进行 2 级详细检查的声音。远程诊断可以对这种边界性病例的护理起到一定的作用。

远程诊断的问题

胎儿超声心动图是心脏的视频，影像质量对诊断的准确性有很大影响是不可避免的。在远程诊断中，重要的是扩大收集必要的充分图像技能。

胎儿心脏疾病的远程诊断

稻村 昇（近畿大学医学部儿科教研室）

时空关联成像（spatio-temporal image correlation，STIC）法是一种能够在短时间（通常为数秒）内从胎儿心脏的断面图像中收集数据，并脱机分析该数据的超声心动图法。与实时诊断的远程诊断不同，因为可以在方便的时间进行多个图像诊断，所以是对远程诊断有用的工具。

STIC 法的实际情况（图 7-6）

在 STIC 图像的显示中，作为主要的左上截面（a 断面）是通常的 B 模式断层图像，在右上截面（b 断面）显示 a 截面记录时的探头逆时针旋转 90° 得到的断层图像，在左下截面（c 断面）显示与母体表面平行的断层图像。

实际的分析方法是，将光标放置在 a 断面上的主动脉上，调整画面使主动脉平行。接着，使 b 断面中主动脉上的光标从腹部朝向头部移动。此时，a 断面从腹部水平断面依次描绘出四腔心切面（4CV），左心室流出道，右心室流出道，三血管切面（3VV），三血管气管腔面（3VTV）。

4CV：4 chamber view

3VV：43 vessel view

3VTV：3 vessel trachea view

使用 STIC 法筛查胎儿心脏疾病

产科医生、临床检查技师从 4CV 收集体积数据，小儿循环系统医生脱机进行基本断面的分析。在 10 977 例的解析中，正常为 9 595 例（86.7%），异常为 391 例（3.5%），不能解析为 991 例（9.8%）。心脏病筛查灵敏度为 35.1%，特异度为 99.2%，严重的心脏病筛查灵敏度为 70%（21/30），特异度为 99.9%（9 586/9 986）（表 7-1）。

能够筛选的心脏病有 20 例，不能筛选的心脏病有 5 例。

表 7-1　根据 STIC 法的出生前诊断

出生后诊断	出生前诊断		
	正常	异常	合计
有严重的心脏疾病	9	21	30
无严重的心脏疾病	9 586	370	9 956
合计	9 595	391	9 986

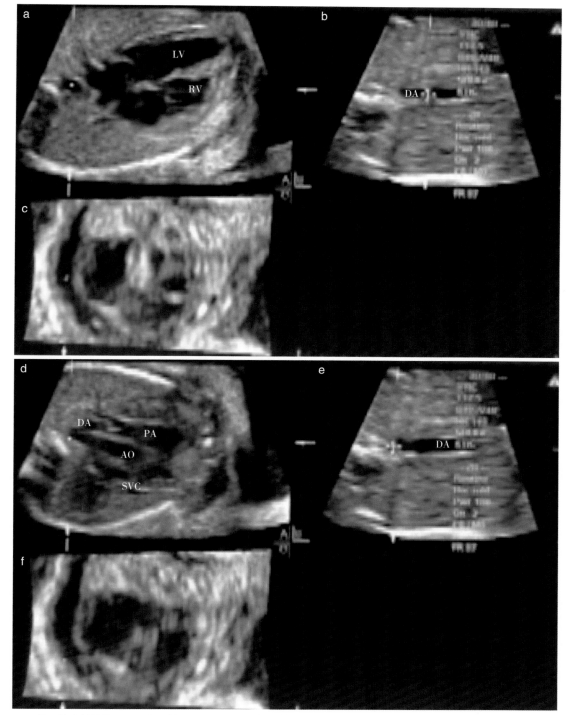

a、d 是 B 模式断层像。b、e 是 a 断面以 90° 逆时针方向旋转得到的断层像。c、f 是与母体表面平行的断层像。 将光标（＊）放置在 a 断面上的主动脉上，使 b 断面的主动脉上的光标从腹部向头部移动，一直分析到 3VTV（下段）

LV：左心室；RV：右心室；DAO：降主动脉；PA：肺动脉；AO：升主动脉；SVC：上腔静脉

图 7-6 STIC 法的实际情况

可通过 STIC 法筛查的心脏病

筛查出的重症心脏病的详细情况为房室隔缺损 7 例、法洛四联症 4 例，完全性大动脉转位 3 例，血管环 3 例，其他 3 例。STIC 法的特征是大的室间隔缺损和大血管异常适合诊断。图 7-7a、b 是完全性大动脉转位的 STIC 图像，大血管异常被清晰地描绘出来。图 7-7c、d 通过使用重复主动脉弓的 STIC 图像彩色多普勒法，描绘出了左主动脉弓。

无法通过 STIC 法筛查的心脏病（图 7-8、图 7-9）

未能筛查出来的重症心脏病的详细情况为室间隔缺损 3 例（其中 1 例并发主动脉缩窄），完全性肺静脉异位引流 1 例，动脉导管早闭 1 例等。图 7-8a、b 是出生后诊断出的动脉导管早闭。从后方观察发现 3VTV 动脉导管狭窄（图 7-8b）。图 7-8c、d 为出生后诊断出的主动脉缩窄。

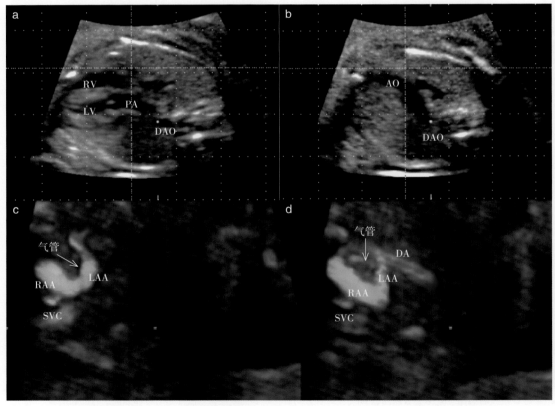

a、b：完全性大动脉转位　　c、d：重复主动脉弓

a：肺动脉起至左心室　　　　b：I 形标记

c：发现右主动脉弓（RAA）和左主动脉弓（LAA）围绕着气管

d：RAA、LAA 和动脉导管（DA）形成"9"字形

图 7-7　断层超声所见

住院时动脉导管闭合，诊断为主动脉缩窄。从后方看，3VTV 的主动脉弓很细（图 7-8c），但是合成的主动脉弓没有发现明显的狭窄（图 7-8d）。在以 4CV 图像为基准进行数据收集的 STIC 法中，作为垂直断面的主动脉弓由于水平断面的重叠，很难诊断为狭窄的主动脉缩窄。另外，可以说动脉导管早闭和轻症的主动脉缩窄在围产期病情恶化的疾病不适合单独诊断。图 7-9a、b 是无法诊断的完全性肺静脉反流异常的 STIC 图像。在 4CV 中，肺静脉的回流还不明确（图 7-9a），但是用彩色多普勒法描绘出左、右肺动脉与左心房相连（图 7-9b）。图 7-9c、d 为诊断出的完全性肺静脉反流异常的 STIC 图像。彩色多普勒法同样描绘出左、右肺动脉与左心房相连（图 7-9c），但如果光标向腹部方向移动，则确认左、右肺静脉朝向腹部，诊断出 Ⅲ 型的完全性肺静脉反流异常（图 7-9d）。完全性肺静脉反流异常是用彩色多普勒法描绘出与左心房相连的，因此需要在多个断面进行确认。

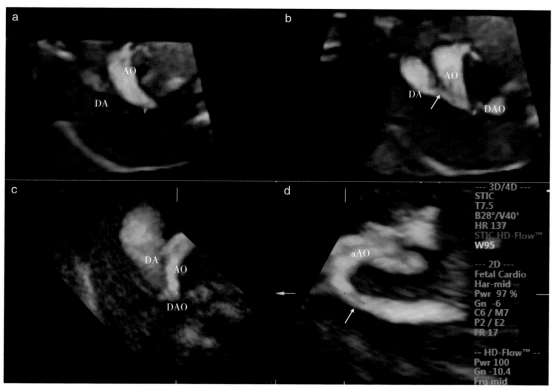

a、b：动脉导管早期关闭　　　　c、d：主动脉缩窄

a：3VTV，动脉导管弓不清楚

b：3VTV，动脉导管出现狭窄

c：主动脉缩窄的 3VTV，动脉弓细

d：主动脉缩窄的 b 断面，动脉弓狭窄部（→）没有狭窄

图 7-8　无法通过 STIC 法筛查的心脏病

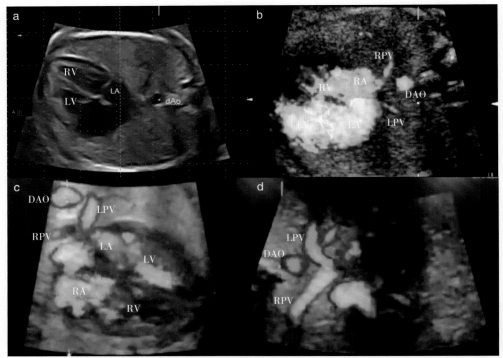

a、b：无法诊断的总肺静脉返流异常　　c、d：诊断出的总肺静脉返流异常

a：4CV，肺静脉回流不明显

b：4CV，用彩色多普勒法将左、右肺动脉描绘成与左心房相连

c：4CV，用彩色多普勒法将左、右肺动脉描绘成与左心房相连

d：将 DAO 的光标向腹部方向移动的话，可以诊断为朝向腹部的左、右肺静脉

图 7-9　完全性肺静脉异位反流的 STIC 图像

❯ 使用 STIC 法进行远程诊断 ❮

　　通过 VPN 线路将 STIC 法获取的体数据传送到骨干医院。原数据被载入到 ViewPAL 系统中，可以脱机进行分析。在一次分析中，分析黑白和彩色两个图像。分析所需时间为 5 分钟左右。与实时诊断的远程诊断不同，其优点是可以在方便的时间内进行多个影像诊断。

　　获取数据时图像质量的好坏会影响分析，有 10% 不适合分析。虽然不适用于像室间隔缺损那样的心脏内诊断，但是在血管系统的诊断上很出色。但在胎内或出生后发展的疾病和垂直断面的诊断上较差。STIC 法作为远程诊断的工具是有用的，但是在筛查中使用时，有必要明确指出有不能诊断的疾病。另外，在详细检查、诊断中使用时，数据取得者的技能和数据的多样性是必要的。

❮ 参考文献

[1] ESPINOZA J, LEE W, COMSTOCK C, et al. Collaborative study on 4-dimensional echocardiography for the diagnosis of fetal heart defects: the COFEHD study[J]. J Ultrasound Med, 2010, 29: 1573-1580.

[2] 稻村昇. 小児循環器領域における出生前診断の進步 [J]. Fetal & Neonatal Medicine, 2012，4: 136-141.

VIII   出生后的治疗

根据胎儿诊断，出生后必要的内科治疗策略

金　基成（神奈川县医疗中心心内科）

　　以诊断胎儿心脏疾病为主要目的，应根据胎儿诊断，与患儿父母谈话，选择分娩方法，对出生后需要立即治疗的疾病，制订分娩及治疗计划。因此，有必要掌握胎儿出生后管理及其紧急性的相关知识。下面介绍先天性心脏病患儿的内科管理。

》动脉导管依赖性疾病的管理 《

　　在胎儿期，动脉导管通过胎盘分泌的前列腺素，对维持右心室的血液输送到下半身及胎盘非常重要。出生后，胎盘循环被切断，出生后 1～2 天动脉导管收缩，其内血流中断，继而形成器质性闭锁。

　　多数先天性心脏病中，动脉导管对新生儿的存活是必需的，其分类如下。

肺循环动脉导管依赖性疾病

　　肺动脉闭锁或肺动脉重度狭窄疾病。若肺动脉闭锁，肺循环血流减少，胎儿会出现严重的低氧血症，主要包括肺动脉闭锁伴心脏室间隔缺损、单纯性肺动脉闭锁、法洛四联症伴肺动脉重度狭窄、右心室双出口、单心室（三尖瓣闭锁、无脾综合征）伴肺动脉闭锁或肺动脉重度狭窄等疾病。

体循环动脉导管依赖性疾病

　　左心室向体循环的输出通道闭锁或重度狭窄疾病。若动脉导管闭锁，体循环血流减少，出现休克（动脉导管性休克，ductal shock）。主要包括左心发育不良综合征、主动脉缩窄 / 离断等疾病。

体肺循环混合的动脉导管依赖性疾病

　　完全性大动脉转位（特别是 I 型）中，体循环和肺循环的血液通过动脉导管和卵圆孔混合，若二者都狭窄，会出现严重的低氧血症。

　　上述疾病均需在出生后持续静脉滴注前列腺素制剂，以维持动脉导管的开放。前列腺素制剂有 PGE_1-CD（前列地尔）、lipo PGE_1（脂微球前列腺素 E_1），根据药物特性和给药方法进行选择。可对出生

后诊断的病例按诊断顺序开始给药，但多数用于在胎儿期诊断的并且出生后仍有动脉导管依赖性的病例（特别是体循环动脉导管依赖性疾病）。若胎儿期存在动脉导管狭窄，出生后应尽早给药，因此，在胎儿期评估动脉导管内径很重要。

胎儿期诊断的病例，在动脉导管收缩前开始少量给药，脂微球前列腺素 E_1 每分钟 $1 \sim 2ng/kg$ 或更少。前列腺素制剂可使肺血管扩张，若大量给药，不仅会出现呼吸抑制等不良反应，还会引起肺循环血流过多（这也会发生在肺循环动脉导管依赖性疾病中），因此应评估动脉血氧饱和度（SpO_2），检查心脏超声评估动脉导管内径，按最低量给药。

肺循环血流过多、体循环血流过少的管理

多数先天性心脏疾病，在新生儿期的问题是肺循环血流量过多、体循环血流量过少。在胎儿期，肺血管阻力高，肺血流少，出生后，肺血管阻力减低，肺循环血流量逐渐增多。

肺循环血流量过多的先天性心脏病，分类如下。

（1）两个心室，心室间有分流（室间隔缺损、房间隔缺损等）。

（2）单心室循环，2 个大血管起自心室，无肺动脉狭窄（三尖瓣闭锁、单心室、内脏心房反位综合征等）。

（3）由 1 个大血管输出至肺循环、体循环（左心发育不良综合征、主动脉缩窄 / 离断、永存动脉干等）。

一般情况下，自（1）～（3）肺循环血流过多的症状出现的越来越早，症状越来越重。

症状分为肺循环血流过多和体循环血流过少。前者有呼吸功能不全（呼吸过度、塌陷呼吸等），后者有腹部脏器功能不全（肾功能不全引起的少尿、水肿，消化道血流减少引起的坏死性肠炎，休克引起的多器官功能衰竭）。（1）类疾病多数在出生后 1 ～ 2 周逐渐出现呼吸功能不全，（3）类疾病在出生后 1 周以内出现呼吸功能不全及腹部脏器功能不全的风险性增高，有必要密切观察并采取积极的治疗措施。

为了使肺循环血流减少、体循环血流增多，治疗以平衡肺体循环为目标，分别进行呼吸管理和循环管理。作为呼吸管理，为了增加肺血管阻力，使用低氧疗法（氮气吸入疗法）和调节呼吸（相反地，给予氧气，原则是避免复苏）。

低氧疗法可使（2）和（3）类疾病出现呼吸功能不全、尿量减少、高乳酸血症等。氮气和空气混合后通过鼻管吸入。氧气浓度多设置在 16% ～ 20%，调节氧气浓度从而使尿量增加，改善呼吸功能，维持适宜的血氧饱和（单心室疾病维持在 80%）。若低氧疗法效果不满意，

使用肌肉松弛药以调节呼吸，提高血二氧化碳浓度。

循环管理给予利尿药及强心药。（1）类疾病多数在出生后口服药物，（2）和（3）类疾病增加利尿药，静脉给予强心药（儿茶酚胺等），使心输出量增加。

上述的内科管理，特别是（2）和（3）类疾病，可作为术前管理，重症监护治疗之后，尽早准备手术。

❱ 新生儿期的导管治疗 ❰

下面介绍新生儿期的导管治疗。

球囊房间隔造孔术（BAS）

对于需要维持左、右心房之间足够血液流通的先天性心脏病，若房间隔缺损较小，则需要扩大房间隔缺损。若需要应用人工心肺，除了需要外科手术治疗，通常还要选择导管治疗（球囊房间隔造孔术，BAS）。应用对象如下。

BAS : balloon atrial septostomy

- 需要右心房向左心房分流的疾病：三尖瓣闭锁、伴有右心室发育不良的单纯性肺动脉闭锁等。
- 需要左心房向右心房分流的疾病：左心发育不良综合征等。
- 需要两心房间动静脉混合的疾病：完全性大动脉转位等。

特别是左心发育不良综合征和完全性大动脉转位，需要在出生后紧急处理，有必要在胎儿期进行心脏超声检查，观察有无卵圆孔狭窄。

通常选用的方法是穿刺股静脉，留置动脉鞘，在静脉导管闭锁前能够使用脐静脉，在出生后紧急进行 BAS。BAS 用的导管（树脂导管、玻璃导管）经房间隔缺损进入左心房，头端的球囊用水充盈后直接进入到右心房，扩大房间隔（图 8-1）。

心脏导管室多并用 X 线透视和心脏超声，不能移动，只能在床边进行心脏超声引导。

应用心脏导管通常可引起并发症，特别注意不要损伤心房壁和静脉壁。并且，若冠状动脉存在异常，左心房（右心房）压力骤减，会出现血流状态恶化。

若球囊导管较难插入左心房，可使用血管扩张导管（static BAS）。若房间隔缺损几近闭锁（有时出现在左心发育不良综合征），可行外科开胸手术，用针或射频消融金属丝穿通房间隔缺损，在右心房留置支架（混合治疗），此种方法应以正确的胎儿诊断为基础，制订完善的计划。

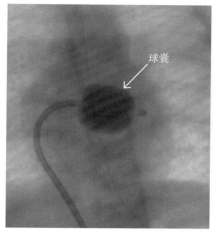
左心房内扩张球囊

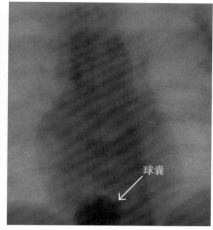
引入到右心房内

图 8-1　球囊房间隔造孔术

经皮肺动脉瓣形成术（参见第 152 页"单纯性肺动脉闭锁 / 重度肺动脉瓣狭窄"）

　　重度肺动脉瓣狭窄、单纯性肺动脉闭锁，可充分扩张肺动脉瓣得到根治。多首选导管治疗。

　　经皮肺动脉瓣形成术较少用于重度肺动脉瓣狭窄，适用于单纯性肺动脉闭锁的情形如下。

- 右心室、三尖瓣重度发育不良，特别是右心室三部分（流入道、流出道、肉柱部）的任何一处缺如。
- 右心室依赖性冠脉血流（major sinusoidal communication）病例。

　　这些病例以单心室循环（Fontan 手术）为目标，有时胎儿期不能确诊，出生后应进行心脏超声检查、导管造影等进行评价。

　　重度肺动脉瓣狭窄病例，用导丝越过肺动脉瓣，球囊导管扩张肺动脉瓣。单纯性肺动脉闭锁病例，用射频消融金属丝穿通闭锁的肺动脉瓣，进入球囊导管（图 8-2）。尽管消融技术的确定性和安全性大大提高，要特别注意避免出现右心室流出道穿孔引起的心脏压塞等并发症。

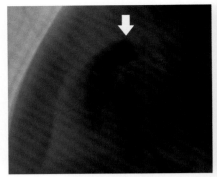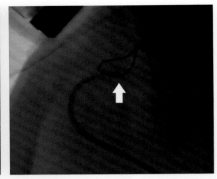

术前右心室造影。肺动脉瓣闭锁（→）

射频消融金属丝穿通闭锁的肺动脉瓣的地方。金属丝头端穿破肺动脉瓣到主肺动脉（→）。金属丝自主动脉一侧套住导管，之后引导球囊导管进入肺动脉瓣并扩张肺动脉瓣

图 8-2　单纯性肺动脉闭锁的经皮肺动脉瓣形成术

经皮主动脉瓣形成术（参见第 140 页"重度主动脉瓣狭窄"）

　　经皮主动脉瓣形成术适用于重度主动脉瓣狭窄病例。重症病例表现为出生后低心输出量综合征，应根据胎儿期的诊断制订分娩和治疗计划。根据其紧急性和施行方法，除了选用股动脉穿刺，还可以应用外科颈动脉入路方法。手术成功后会再次出现心功能不全，有必要进行呼吸循环管理。

　　左心功能不全较重的病例，可归为左心发育不良综合征，若不能快速恢复左心功能，除了手术，还要维持动脉导管开放，行双侧肺动脉环束术维持左心发育不良综合征的血流状态，从而恢复左心功能。

肺静脉狭窄的支架留置术

　　无脾综合征、单心室伴肺静脉畸形引流、肺静脉狭窄的病例，之前是在新生儿期进行外科肺静脉畸形引流修复术，手术效果不一定理想。近年来，选用导管在狭窄部位（垂直静脉、静脉导管）留置支架的姑息术（图 8-3）。若这种方法能使 Glenn 心脏开放手术时间推迟，有望改善预后。

　　这种病例在出生后症状较重，出生后应有确定的影像学诊断，因此，胎儿期评估肺静脉重度狭窄、肺静脉形态非常重要。

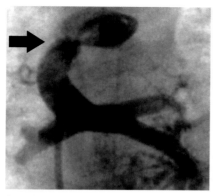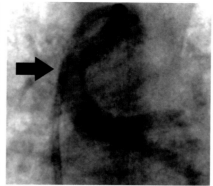

留置前。垂直静脉狭窄处（→）　　留置支架后（→）

图 8-3　垂直静脉留置支架

◗ 多学科交叉治疗——心外科和小儿循环内科合作 ◖

　　多学科交叉治疗融合了外科治疗和导管治疗，近年来在小儿循环内科领域病例数逐渐增多。

　　代表性病例是左心发育不良综合征的首次手术，选用双侧肺动脉绞窄术 + 动脉导管支架留置术。心脏外科医生完成主肺动脉循环，之后循环内科医生插入导管，在动脉导管留置支架（图 8-4）。动脉导管内留置了支架，因此在 Norwood/Glenn 手术之前不必静脉滴注前列腺素，小儿可先出院。留置支架从主肺动脉入路，与股静脉入路的导管治疗比较，可避免术中抑制右心室功能使循环功能恶化，因此更加安全。这种治疗方法在欧美应用普遍，在日本的应用有望逐步增多。

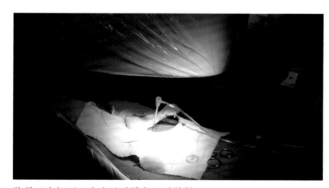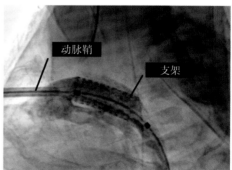

胸骨正中切开，在主肺动脉留置动脉鞘　　支架留置术的造影

图 8-4　混合治疗方法，左心发育不良综合征的动脉导管支架留置术

此外，并用外科与导管治疗的病例还有重度主动脉瓣狭窄的颈动脉入路经皮主动脉瓣扩张术，左心发育不良伴卵圆孔狭窄的心房入路房间隔支架留置术等。这些技术通常是在出生当天紧急进行，因此要以正确的胎儿期诊断及出生前缜密的多学科病例讨论为前提。

以胎儿诊断为基础，在新生儿期进行多学科交叉治疗，侵袭性小，有望大大改善先天性心脏病的预后。

▶ 结语 ◀

先天性心脏病在新生儿期以内科治疗为代表，胎儿诊断不仅可以提供形态学方面的诊断，还有助于制订出生后的治疗措施，可提高新生儿管理质量。

外科总论

麻生俊英（神奈川县儿童医疗中心心血管外科）

　　这里外科治疗内容根据心室形态分为双心室、单心室及一个半心室。分别讲述修复术的特征和重要注意事项，以及使用人工心肺装置的手术与不使用该装置手术的区别，最后，比较近十年甚至更长时间的先天性心脏病的手术结果，以法洛四联症为例进行说明。

）双心室修复术（

　　先天性心脏病手术根据心室形态进行分类。存在两个心室的疾病，通过修复使其各自行使心室功能的手术称为双心室修复术（biventricular repair）。左心室承担体循环，右心室承担肺循环，在心房、心室或大血管水平进行修复。这种双心室修复是解剖学双心室修复（anatomical repair）。双心室修复术是在解剖学、生理学或血流动力学上都能够建立正常循环的手术，通常情况下，术后结果比较稳定。但是，有时可残留短路、狭窄或瓣膜功能不全，原有的心室或瓣膜发育不良、缺损等在术后仍然存在。

　　双心室修复对循环大有裨益。一般情况下，与单心室修复术（Fontan 手术）比较，双心室修复术后，患者的运动能力提高，选择手术方法时应首先探究双心室修复术的可能性。但双心室修复术因有残留病变的问题，除了循环方面，单心室修复术是具备一定优势的，最近 Fontan 手术效果提高，双心室修复的应用减少。影响双心室修复结果的因素除了残存心内病变，能否维持肺功能也大大影响修复术效果。

　　考查先天性心脏病的的血流动力学、运动能力、预后时，是否切断肺循环非常重要。肺血管闭塞性病变的肺血管阻力高，右心功能减低，并且通过心室间相互作用，左心室功能也受到影响。因此，对正在进展的肺血管病变，应在肺动脉绞窄术同时进行肺活检，确认有无肺血管闭塞性病变及病变程度，应用血管扩张药以改善肺血管病变来进行修复手术。

　　一般情况下，若对 6 个月以内的小儿进行早期手术，如果肺血管病变不进展，认为是安全的。但若 6 个月以内的小儿室间隔缺损较大，还能通过哺乳保持体重增加，要怀疑肺血管阻力可能增加。笔者认为对于这样的病例，应在进行肺动脉环束术的同时进行肺活检，不能判断结果时，积极使用血管扩张药或氧疗（HOT）。其结果不仅能发现房室隔缺损，约15%的病例患有正在进展的肺血管闭塞性病变。笔者整理的肺活检病例结果中，在出生后早期便有正在进展的肺血管病变，在肺动脉绞窄术后应用血管扩张药治疗，几个月以后，肺血管阻力减低，再进行双心室修复术比较安全。术后早期就可进行根治术，目前的肺动脉环束术仍非常有用。

一般情况下，双心室修复术以在解剖学、生理学都能够建立正常循环为目标。大动脉转位时，左心室承担肺循环，右心室承担体循环，修复这种大动脉转位使其逆转为正常形态的理想手术是双开关手术（double switch手术），在心房、心室或大血管水平中的2处进行血流转换，从而进行解剖学修正。但是，这种手术本身侵袭性很大，可选用生理学修复（physiological repair）以维持心房—心室关系、心室—大血管关系，对缺损处或狭窄处进行人工修复，最近，Fontan手术效果提高，Fontan手术的应用逐渐增多。

❱ 单心室修复术 ❰

单心室或两心室中有一个心室患有疾病的病例，采用单心室修复（univentricular repair），即Fontan手术以改善氧环境。一般情况下，单心室不仅指只有一个左心室或只有一个右心室，解剖学上单心室也指任一心室发育不良。Fontan手术成功的20年前，Fontan手术只对左心室型的三尖瓣闭锁有效。但近年来，其手术效果提高，用于右心室型的病例不断增加，并且左心室型和右心室型的手术效果无明显差异。获得良好Fontan循环的要素是心功能和肺功能。若没有血泵，肺循环血液流出的要素是不存在狭窄，血液较易流入肺血管，即肺血管阻力低，维持较低的心房压力及良好的心功能。

Fontan手术时，维持良好的肺血管阻力和心功能是非常关键的，所以为这个手术而准备的姑息术非常重要。有些病例比较幸运，在新生儿期没有必要进行手术，但多数需要进行BT分流术或肺动脉环束术。需要使用较细的人工血管避免肺动脉压上升，尽可能较大程度的环束肺动脉，防止伴随肺动脉高压出现的细小肺动脉壁中膜肥厚、内膜损伤。并且为了减少肺血流量，应减轻心室的容量负荷，努力维持良好的心功能。然后在出生后3个月早期进行双向Glenn手术。

笔者曾对52例新生儿期的单心室病例进行BT分流术，无手术死亡病例，5年生存率达94%，患儿2岁时Fontan手术完成率能够达到85%。使用较细的人工血管不会使血流过多，能够较好地维持肺血管阻力，减轻心室前负荷以维持心功能。特别是对无脾综合征等共同房室瓣的病例，容量负荷使心脏增大，易引起房室瓣环扩大，出现反流，应用细分流术、强力环束术、早期 Glenn 手术策略有望成功治疗单心室疾病。

▶ 一个半心室修复术 ◀

上述双心室修复和单心室修复的中间位置便是第三形态，即双向 Glenn 手术使上半身的血液直接流入肺循环而不经过右心室。

一方面，下半身的血液回流入右心室，通过右心室搏动进入肺循环。因此，右心室基本上仅承担了一半的体循环，完成双心室循环和单心室循环中间循环的修复术称为一个半心室修复（one and a half repair）。这种术式可减少回流入右心室的血流量（前负荷），减轻右心室负担（减轻前负荷），适用于右心室发育不良的病例，因为右心室功能不全，无法进行双心室修复。顺便提一下，这种减轻右心室前负荷的术式还有一种方法，即制作较小的房间隔缺损。这种方法可使一部分体循环回流的体静脉血通过房间隔缺损自右向左分流，不经过右心室而直接流入左心室。分流的血液不流入右心室，便减轻了右心室的前负荷。

另一方面，经房间隔缺损处的右向左分流不通过肺循环，血氧饱和度降低。因此，这种术式制作的房间隔缺损大小非常关键。若缺损较大，右心室前负荷减低，右向左分流增加，出现低氧状态，相反地，若缺损较小，即使可维持血氧浓度，但右心室前负荷未能降低到一定程度。选择适宜的缺损大小非常重要，还有更难处理的是，流入右心室的血流量受右心功能影响，只考虑缺损孔的大小并不能解决问题。通常情况下，术后右心功能的恢复需要一定时间，随着流入右心室的血流量增加，经缺损处的右向左分流自然会减少。受时间、缺损大小等多方面因素的影响，血氧浓度和右心室前负荷的降低作用也会受到影响。笔者针对这种不稳定的血流模式变化，研究了卵圆孔缺损类型的制作方法。

房间隔壁自右心房滑入左心房，呈缝隙状，即卵圆孔缺损。若右心功能不全，右心房压力高，两房之间的压差使这种缝隙状的卵圆孔缺损开大，右向左分流增加，右心室前负荷便能减轻，若右心功能恢复，右心房压力减低，缺损两侧的压差减小，缺损孔变小，右向左分流随之减少，从而改善血氧浓度。并且，若右心功能进一步改善，左心房压力随右心房压力变化，在左心房一侧的房间隔壁受压，接触到右心房一侧的房间隔壁，缝隙状的缺损可完全自然闭锁。右心功能严重不全时，开孔若能改善右心功能不全，缺损也可自然闭锁。制作缺损孔的目的是减轻右心室前负荷从而改善右心室功能。这种方法对右心室发育不良很有效，但若左心室发育不良，双心室修复困难，只能选择单心室修复了。

》根据是否使用人工心肺进行分类《

外科治疗还分为使用人工心肺和不使用人工心肺的手术。使用人工心肺的手术称为开心术。不使用人工心肺的手术称为非开心术。随着技术的进步，人工心肺装置逐渐小型化，并开发了有内膜涂层等的生理性人工心肺装置，但是人工心肺装置在心脏手术中仍对生物体有一定侵袭性。因此，考虑到人工心肺对生物体的侵袭性，是否使用该装置，即开心术和非开心术对结果影响较大。

若生物体具备耐受侵袭性的能力，人工心肺手术是有优势的，但其负面影响是，人工心肺对生物体的侵袭性会增加。综合考虑，新生儿耐受力低，对新生儿不使用侵袭性较大的人工心肺（开心术），而使用开心姑息术，残留一部分病变，而不是根治术，故手术效果不佳。因此，对新生儿期的单心室应避免使用人工心肺，不能采用根治术，而是使用内科导管治疗或多学科交叉治疗的姑息手术，近年来多选用需要经过一定时间修复的阶段性修复术（staged approach）作为外科治疗策略。

》持续观察的重要性《

心脏手术是急剧变化的，若进展顺利，无论对患儿还是家庭，都可以在短时间内治疗疾病，以享受幸福时光。但是，心外科历经时间不长，远期效果仍不明确。以法洛四联症为例，在心外科发展初期便能够得到根治。治疗法洛四联症时，若能修复右心室流出道，便能在急性期获得良好的手术效果。若残留狭窄，则预后不良，修复术不残留狭窄，即将包括发育不良的肺动脉瓣环的右心室流出道纵向长切开，修补较大的右心室流出道，再重建右心室流出道。但是，这种再建方法可引起肺动脉瓣关闭不全，后期右心室增大，甚至室性心律失常、右心功能不全等问题。

近年来，推荐选用不引起肺动脉瓣关闭不全的保存瓣环的手术方法，保留中等程度的狭窄。针对后期出现的肺动脉瓣关闭不全，推荐选用肺动脉瓣置换术及右室流出道再建术。这种评价法洛四联症根治术的历史变迁，便是一个例子，从起初认为手术效果较好，到后来从远期效果来看，再评价为"否定"。虽短时间效果较好，但长期持续观察很重要。即使早期认为解决了问题，但对成人阶段先天性心脏病的持续诊疗很重要，目前，统计的病例数不断增加，20岁以下达到成人阶段的病例数增多。培养诊疗成人阶段先天性心脏病的循环内科医生便是紧急任务，并且，培养治疗这类疾病的心外科医生也很有必要。

● 参考文献

[1] KAJIHARA Y, ASOU T, TAKEDA Y, et al. Pulmonary artery banding for functionally single ventricles: impact of tighter banding in staged Fontan era[J]. Ann Thorac Surg, 2010, 89: 174–179.

[2] KAJIHARA Y, ASOU T, TAKEDA Y, et al. Staged surgical approach in neonates with a functionally single ventricle and arch obstruction: pulmonary artery banding and arch reconstruction before placement of a bidirectional cavopulmonary shunt in infants[J]. Pediatr Cardiol, 2010, 31: 33–39.

[3] KAJIHARA N, ASOU T, TAKEDA Y, et al. Rapid two–stage Starnes procedure for a symptomatic neonate with Ebstein anomaly[J]. Ann Thorac Surg, 2010, 90: 2073–2075.

[4] SASAKI T, ASOU T, TAKEDA Y, et al. Hybrid palliation for a neonate with functional single ventricle and restrictive atrial septal defect: a case report[J]. World J Pediatr Congenit Heart Surg, 2015, 6: 139–142.

[5] SASAKI T, TAKEDA Y, OHNAKATOMI Y, et al. Surgical approach for systemic–pulmonary shunt in neonates with functionally univentricular heart: comparison between sternotomy and thoracotomy[J]. Gen Thorac Cardiovasc Surg, 2016, 64: 529–536.

[6] 武田裕子, 麻生俊英. 段階的 Norwood 手術による左心低形成症候群の治療成績の向上 [J]. 胸部外科, 2014, 67: 294–298.

IX 团队医疗

产科医生的职责

石川浩史（神奈川县儿童医疗中心妇产科）

》产科医生的角色分类《

产科医生与胎儿心脏病的相关性，根据如下情形分类。当然，情况不同，产科医生的职责也有所不同。

（1）胎儿心脏筛查人员。

（2）胎儿心脏病详细检查人员。

（3）胎儿心脏病病例的孕妇健康检查、分娩负责人。

下面根据上述（1）～（3）的情形，讲述产科医生的职责。与日本不同，美国等的产科医生很少负责超声检查，比较信任专业的产前超声医生或技师。这种差异源于医疗体制及文化等多种因素。下面主要讲述在目前日本产科诊疗体制下的产科医生职责。

》胎儿心脏筛查人员（或指导胎儿心脏筛查人员）的职责《

临床检查技师虽已普及胎儿心脏筛查，但仍在少数。多数产科医疗机构是由产科医生负责产妇健康检查中的胎儿超声检查，胎儿超声检查包括胎儿心脏筛查。一般情况下，超声检查和心脏筛查都进行顺利。

但《2014 年妇产科诊疗指南——产科篇》CQ106-2 "超声检查的注意事项"如下。

● "常规超声检查"在产妇健康检查时进行。

● "胎儿超声检查"以诊断胎儿形态异常为目的。

分别讲述了区分二者的重要性。特别是后者"广义的产前诊断之一"，不是指所有产妇的标准检查，强调应在签署知情同意书之后进行。笔者同意妇产科诊疗指南的见解。

在进行胎儿超声检查时，产科医生进行胎儿心脏筛查，或指导临床检查技师进行筛查，有义务告知产妇此项筛查并不是标准检查，以及接受筛查的优势与不足。

怀疑胎儿心脏病时，产科医生应向产妇说明，介绍检查方法，此时需要注意如何向产妇说明。

签署知情同意书之后方能进行检查，产妇和医生都应该持有知情同意书，如实告知检查所见，公开透明。

但不一定直接告知预想的疾病名称，在这一方面应慎重。可能在检查的过程中疾病名称有变化，以免引起纠纷。

总结

胎儿超声检查前，以可能发现先天性心脏病为目的，向产妇说明此项筛查并不是标准检查方法，需要签署知情同意书。

若怀疑有异常，应说明检查所见，原则上不告知预想的疾病名称。

胎儿心脏病详细检查人员的职责

接受转诊的医疗诊断机构，产科医生负责胎儿心脏病诊断。

医疗诊断机构的产科医生职责，包括以下4点。

（1）正确诊断心脏病。

（2）评估基础疾病的可能性。

（3）评估出生后治疗的紧急度。

（4）向患儿父母提供信息。

精读本书可掌握正确的胎儿心脏病诊断，但实际上仅凭产科医生难以作出正确的诊断。小儿循环内科医生也发挥着一定作用，多一名医生就更能容易作出正确的诊断。我院胎儿心脏病病例在短期的住院过程中，产科医生和小儿循环内科医生分别进行胎儿超声检查，通过产科、新生儿科、小儿循环内科、遗传科、妇科等医生、助产师、医疗谈话员等多学科合作的胎儿病例讨论会（每周1次），从而确立胎儿诊断（图9-1、表9-1）。

先天性心脏病中，8%有染色体异常，4%有遗传基因疾病，2%与风疹、药物等环境因素有关。染色体异常的病例中，18三体综合征除表现为心脏异常，其他系统也有表现，较易诊断，但13三体综合征、唐氏综合征等较难诊断。即使没有发现心脏以外的形态异常，也必须认识到可能伴发基础疾病。但是，不是在胎儿期都能确定这些基础疾病的诊断。例如，无论是否为唐氏综合征，出生后的治疗方案都不变，应慎重告知这类诊断。

大多数胎儿心脏病病例在出生后的新生儿期不会急剧变化，但一部分病例可能在出生后出现急剧变化，有必要时进行紧急外科及内科治疗（表9-2）。有必要随诊这类疾病，制订分娩计划。

较少在出生后出现急剧变化的心脏病患儿，在我院出生后早期母儿接触，动脉导管依赖性疾病在出生后可正常发育，不必立即治疗，若能正确诊断，可安全地进行母子接触。但是，应签署知情同意书，对早期母子接触的新生儿进行监测和观察不可或缺。

向患儿父母提供信息并共享，是非常重要的任务。原则上告知胎儿诊断和鉴别诊断，患有基础疾病的可能性，出生后的治疗方案和预后等。提供信息并共享的主要目的是将患儿父母作为治疗团队的一员（图 9-2）。

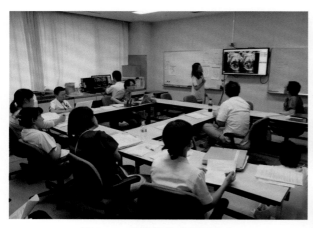

图 9-1　我院胎儿病例讨论会

表 9-1　我院胎儿病例讨论会的讨论事项

胎儿疾病诊断
主要疑诊的疾病，鉴别诊断
出生后的治疗方案
是否需要在出生后进行紧急治疗、检查 　分娩医院：我院？转诊？
家族史，有无社会危险因素
分娩方案
分娩方案 　有无新生儿科医生参与 　可否早期母子接触
交谈时向患儿父母说明治疗方案
选定签字家属

表 9-2　可能在出生后急剧变化的先天性心脏病

肺静脉畸形引流
伴肺静脉狭窄
完全性大动脉转位
伴卵圆孔闭锁和动脉导管狭窄
左心发育不良综合征
伴卵圆孔闭锁
埃布斯坦畸形
伴 Circular shunt
重度房室瓣反流
肺动脉瓣缺损
多脾综合征伴完全性房室传导阻滞
双主动脉弓
伴气管狭窄

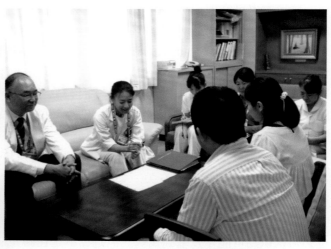

图 9-2　向患儿父母提供信息并共享

总结

- 掌握胎儿心脏病的正确诊断，患基础疾病的可能性，评估出生后治疗的紧急度，通过多学科病例讨论会共享信息。
- 原则上向患儿父母告知相关信息，将其作为治疗团队的一员。

❯ 胎儿心脏病病例的孕妇健康检查、分娩负责人的职责 ❮

胎儿心脏病在妊娠过程中较少恶化，疾病诊断也较少出现变化。因此，完成疾病诊断并共享信息之后，与正常妊娠一样，进行产妇健康检查。有必要让患儿父母充分理解疾病，安抚其不安情绪。伴胎儿发育不良的概率增加，有必要注意胎儿发育。我院负责分娩方案的二次研讨，妊娠 34 ～ 36 周时在胎儿病例讨论会上会对胎儿病例进行二次研讨。

胎儿病例讨论会上确定分娩方案，通常情况下，除外上述需要紧急处理的疾病，这些疾病在产科管理上没有区别。分娩时，请新生儿科医生会诊，若新生儿状态良好，病例讨论会上确定可以早期母子接触，并转为新生儿治疗。

总结

- 让患儿父母充分理解疾病，安抚其不安情绪。
- 多学科会诊确定分娩方案及早期母子接触。

❯ 结语 ❮

诊断胎儿心脏病，不仅需要小儿循环内科、新生儿科医生，还需要产科医生对胎儿的评估，因为妊娠主要依赖产妇。产科医生有必要保护产妇安全。有时，为了产妇安全，其立场与小儿科医生的立场不同，需要集中听取多学科会诊意见，共同向一个方向集中是产科医生最主要的职责。

● **参考文献**

[1] 松冈瑠美子，古谷喜幸，中西敏雄. 先天性心血管疾患の発生，遺伝子解析の最前線 [J]. 循環器内科，2014: 753–712.

又 团队医疗

危重症心脏病的团队医疗推荐

安河内聪（长野县儿童医院心血管中心）

) 团队医疗的重要性 (

　　随着胎儿心脏超声检查的进步和普及，对大多数先天性心脏病（CHD）可以在出生前作出正确的形态诊断和血流动力学诊断。胎儿心脏超声检查可正确判断血流动力学并预测其危重程度，之前，有些先天性心脏病患儿在出生后出现非常严重的休克而不能存活，通过产前诊断，可提前在围产期制订治疗计划并给予治疗（围产期治疗），使先天性心脏病患儿得以存活。并且，越来越多的报道说，对宫内胎儿死亡可能性较高的先天性心脏病患儿，可以设定适宜的分娩时期和分娩方式，出生后立即进行导管治疗或外科手术可使胎儿存活。

　　近年来，欧美国家在宫内胎儿存活、疾病治疗方面的技术不断进步（改善疾病修正），胎儿导管治疗也逐步可行。

　　但为了对重症心脏病病例进行胎儿期治疗、围产期治疗，不仅需要小儿循环内科、新生儿科、产科、麻醉科医生的参与，还要有护士、临床工学技师、放射科技师、心理咨询师、医疗谈话员等多学科合作的治疗团队作为医疗团队。

CHD：congenital heart disease

) 根据胎儿心脏超声，需要进行围产期治疗的疾病 (

　　从出生后到新生儿期发病的重症 CHD，有必要进行围产期管理，如表 9-3 所示。与血流动力学异常不同，自新生儿期开始：①动脉导管依赖性，不能建立体循环或肺循环的病例；②心房之间交通障碍疾病；③出现低心输出量的疾病。其中，左心发育不良综合征伴房间隔狭窄、二尖瓣闭锁、大动脉转位，主动脉瓣重度狭窄 / 主动脉缩窄引起低心输出量，埃布斯坦畸形引起瓣膜重度反流、主动脉瓣缺损，肺静脉畸形引流伴肺静脉闭锁等疾病属于重症。

) 重症心脏病的围产期团队医疗推荐 (

为需要治疗的重度心脏病胎儿确立筛查方法

　　首先，围产期团队医疗的第一步是作出正确的疾病诊断（形态学诊断和血流动力学诊断）。根据正确的疾病严重程度诊断，确立治疗对策。

表 9-3　根据胎儿超声诊断，需要围产期治疗的疾病

动脉导管依赖性先天性心脏病	
不能建立体循环的疾病	左心发育不良综合征 主动脉缩窄 / 主动脉离断混合
不能建立肺循环的疾病	单纯性肺动脉闭锁 / 重度肺动脉狭窄 CHD 伴肺动脉闭锁·肺动脉狭窄
患有心房间交通障碍的先天性心脏病	
氧化血流入体循环障碍	大动脉转位 肺静脉干回流异常 二尖瓣闭锁 房间隔狭窄的左心发育不良综合征
体静脉血流入体循环障碍	三尖瓣闭锁
低心输出量先天性心脏病	
不适应后负荷形成低心输出量	重度主动脉瓣狭窄 主动脉缩窄
房室瓣反流引起的低心输出量	重症埃布斯坦畸形 三尖瓣发育不良
半月瓣反流引起的低心输出量	主动脉瓣缺损

确立治疗对策的项目包括：①治疗对象；②治疗目标；③是否有治疗方法；④治疗方法是否可行；⑤什么时间进行（孕周、分娩时间）；⑥在哪里进行（选择治疗机构，如何转诊产妇等）；⑦怎么进行（分娩方式，胎儿期治疗还是出生后治疗）；⑧治疗效果；⑨与不治疗相比，治疗后能否改善预后；⑩治疗的并发症；⑪ 对并发症如何处理。有必要考虑上述这些问题。

与患儿父母的沟通

重要的问题是让患儿父母充分理解并同意进行围产期治疗。告知并签署知情同意书非常重要。通过胎儿心脏超声诊断重症先天性心脏病，让家属来决定是否治疗，这多数伴随着复杂的个人思想过程。

影响患儿父母作出医疗措施的决定因素包括病情、外部压力造成的不安情绪，需要与其沟通，让其自行思考，大规模的数据分析结果非常重要。最主要的问题是尽量获取正确的疾病信息和治疗的优缺点，提供必要的方案和支持，帮助患儿父母作出最合理的决定。无论患儿父母作何决定，心理咨询师和沟通人员都应支持这个决定。根据患儿父母的决定，治疗团队的成员应共享信息，理解并协力合作。

文

团队医疗

❱ 确定治疗计划，组成治疗团队 ❰

确立围产期治疗之后，接下来应确立具体的治疗计划和治疗策略。制订治疗计划时，根据胎儿心脏超声诊断，建立最终的治疗目标非常重要。为了达到设定的最终治疗目标，应制订围产期治疗计划。根据实际制订的计划，对前述①～⑪项治疗对策一一处理。

关键问题是，以制订治疗计划的成员为核心，组成多学科治疗团队。没有多学科专业团队成员便不能成功治疗重症心脏病患儿。通常情况下，组成治疗团队的成员包括产科、新生儿科、麻醉科、心血管外科、重症医学科等多学科围产期医疗诊疗科室医生，也需要有手术室和监护室的护士、临床工学技师、诊疗放射科技师、临床心理医生、医疗谈话员等成员参加。团队成员各自行使职能，通力合作，发挥团队功能，是成功治疗重症心脏病患儿的必要条件（图9-3）。

❱ 模拟治疗 ❰

医疗团队成员清楚各自的职责，实际治疗时准备治疗器材、物品，根据治疗计划制订流程，使模拟治疗非常有效。图9-4所示病例，因不能适应后负荷，出现重症胎儿心功能不全，重度主动脉瓣狭窄，剖腹紧急球囊主动脉瓣形成术，图示为治疗流程。按照这个流程，与实际治疗过程相同，医疗团队进行模拟操作，不需计算时间，确认治疗用的物品和顺序，确立责任人。模拟可以对治疗计划中遗漏的物品和过程进行调整，实际治疗时便可以顺利进行。模拟治疗可以让接受治疗的患儿父母有个初步体验，以减轻实际治疗过程的不安情绪，有助于积极配合治疗。与实际治疗的医疗团队行动相比较，制作模拟治疗有助于改进今后的治疗策略。

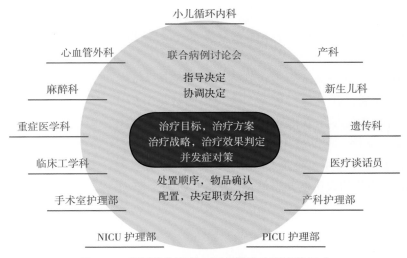

图9-3 根据胎儿诊断，围产期治疗团队的组成

剖腹及紧急 BAV 治疗，护理顺序

成员

小儿（video，胎脂采样）

术者（A）
助手（B）
助手（C）
助手（D）
传递器械

产妇　术者（E）
　　　助手（F）
　　　助手（G）
　　　传递器械

ICU 成员

领导

时间安排表

注意事项

时间	进行	OR1	OR2	其他
	准备	E、F、G：产妇准备 传递器械：打开器械 器械设定 A：确认手术间	A：准备手术间 B：紧急药物准备 C：video，准备胎脂采样物品 D：确认记录物品（ID 卡，病历）准备器械；器械设定	胎儿病历、ID 卡提前带入手术室
9：00	产妇进入手术间 硬膜外麻醉 腰椎麻醉	E：照料产妇 F：辅助麻醉，确保体位 G：辅助手消毒之后的医生		领导：协调与其他手术不重叠
10：00	持手术刀	E：照料产妇 FG：计数纱布	A：手消毒，辅助 OR1	领导：确立整理所有准备之后，辅助 OR1
10：10	胎儿分娩	A：取出胎儿，由 OR2 抱着转送 D：转送时，用对讲机向 OR 传达		领导：确保通道通畅

具体顺序 注意事项

时间	进行	OR1 具体顺序	OR2 具体顺序	其他
10：12	进行复苏 1. 插管、安装监护 2. 确保末梢 line 确保脐静脉 确保 A line（根据情况确保 CV line）按医生指示 确保体位（贴电极片）胸部刷头 3. 关胸	具体 顺序	A：擦拭头部擦拭羊水，取出尿片、采样右手胎脂，记录 SpO$_2$、缠绕袖带 辅助脐插管 向 D 传递器械 用新生儿水银计测量 足底体温 B：检查 ECG、采集羊水、胎脂 取出尿片 辅助确保末梢 line、贴 好电极片 C：采集胸部、足部、背部 胎脂 贴电极片 准备胸部消毒 测量自肠体温、皮肤温度 video 摄影 D：记录	自由：自 OR2 向 OR1 返还器械 · 留置导尿管吗？ 按医生指示进行 · 确保静脉通道时，送检混合血 循环内科医生 · 保温在最低限，仅测量足底 line 类型不固定 在某一类型，仅 整理麻醉科需 要的

图 9-4　根据胎儿心脏超声诊断，模拟围产期医疗治疗计划

Ⅸ
团队
医疗

347

图 9-5 所示，该病例是模拟治疗后实际治疗的重度主动脉瓣狭窄的治疗过程。胎儿期不能适应后负荷，出现重度主动脉瓣狭窄，计划剖宫产分娩，出生后 1 小时以内进行球囊主动脉瓣形成术以挽救患儿。

近年来，同样根据围产期医疗团队，围产期重症胎儿心脏病存活的病例报道不断增加，人们逐渐意识到了该领域团队医疗的重要性。

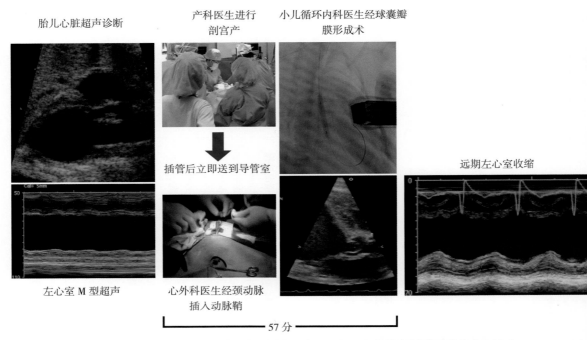

图 9-5　根据胎儿诊断，对重度主动脉瓣狭窄病例的围产期球囊瓣膜形成术实际治疗

❱ 不断发展的围产期治疗团队构成 ❰

胎儿心脏超声的诊断准确率和检出率逐步提高，可以发现重症胎儿心脏病，治疗病例数随之增加。这些病例治疗效果提高的同时，为了展开更加细致的治疗，由多学科专业人员组成的团队医疗不可或缺。为了更好地展开团队医疗，以治疗计划作为指导，团队成员各自发挥职能，并能互相切磋研讨，这一点非常重要。

❱ 参考文献

[1] 武井黄太 , 安河内聪 , 瀧聞净宏 , ほか . 出生直後に医学の介入が必要となる先天性心疾患児に対する胎児診断の役割 [J]. 日本小児循環器学会誌 , 2010, 26: 106–112.

[2] 松井彦郎 , 里見元義 , 安河内聪 , ほか . 出生前診断に基づいたカテーテル治療 [J]. 日本小児循環器学会誌 , 2007, 23: 19–25.

[3] DONOFRIO MT, MOON–GRADY AJ, HORNERGER LK, et al. Diagnosis and treatment of fetal cardiac disease. A scientific statement from the American heart association[J]. Circulation, 2014, 129: 2183–2242.

[4] MCELHINNEY DB, MARSHALL AC, WILKINS—HAUD LE, et al. Predictors of technical success and postnatal biventricular outcome after in utero aoric valuloplasty for aortic stenosis with evolving hypoplastic left heart syndrome[J]. Circulation, 2009, 120: 1482–1490.

[5] 安河内聰. 胎児診断を先天性心疾患の予後改善にどう役立てるか？ [J]. 周産期医学，2012, 42: 1245–1248.

[6] ELLINGER MK, REMPEL GR. Prenatal decision making regarding treatment of hypoplastic left heart syndrome[J]. Adv Neonatal Care, 2010, 36: 465–470.

[7] JACKSON C, CHEATER FM, REID I. A systematic review of decision support needs of parents making child health decision[J]. Health Expect, 2008, 11: 232–251.

[8] ROSS LF, FRADER J. Hypoplastic left heart syndrome: a paradigm case for examining conscientious objection in pediatric practice[J]. J Pediatr, 2009, 155: 12–15.

又

团队医疗

新生儿紧急心脏手术
根据胎儿诊断，出生后 24 小时内的心脏手术

麻生俊英（神奈川县儿童医疗中心心血管外科）

❭ 新生儿紧急心脏手术 ❬

胎儿是人生命的开始，从胎儿到出生是一个过渡时期。若胎儿期患有先天性异常，"把胎儿看作患者"（fetus as a patient）不仅是出生后，治疗从胎儿期就开始了。

左心发育不良综合征病例，在胎儿期可对重度主动脉瓣狭窄进行球囊瓣膜切开术，左心发育不良综合征伴卵圆孔关闭的病例 Norwood 手术效果不佳，可进行球囊房间隔造孔术，胎儿导管治疗取得了一定成果。日本伦理要求高，对重症心脏病治疗方法的选择尤为重要，今后应努力开展相关治疗。

胎儿诊断的进步

"胎儿医学"（fetal medicine）这个名称正说明了胎儿诊断的进步。并且，若能在胎儿期诊断，在出生前有足够的时间向患儿父母说明疾病情况，提前预测胎儿期的疾病变化，研讨分娩时期、分娩方法，根据胎儿诊断有足够的时间完善治疗策略，与出生后再诊断相比较，胎儿诊断不会错过适宜的治疗时机，然而外科疗效有待提高，胎儿诊断后，尽管外科治疗方式取得了一定进步，但目前报道的外科疗效还需提高。

可能由于包括了原本出生后就早期死亡的重症病例，胎儿诊断的进步并未能提高疗效。因此，对胎儿期诊断的病例，在出生后进行外科治疗并未能取得显著的进步。

胎儿期诊断重症心脏病，其中包括危重症病例在胎儿期死亡，重症病例在出生后立即死亡，外科治疗方面新的基础策略应是外科治疗时机。笔者认为，应研究出生后死亡率高的预后不良病例，在出生后 24 小时内治疗干预，进行使胎儿存活的新生儿紧急心脏手术（rescue neonatal cardiac surgery）。

笔者认为这是胎儿重症心脏病的小儿心外科崭新的治疗领域，结合 2004 ～ 2015 年的治疗经验，根据胎儿诊断，阐述出生后进行的紧急心脏手术的焦点问题。

神奈川县儿童医疗中心的治疗效果

2004～2015年这12年间，排除早产儿动脉导管未闭（PDA）等孤立性PDA 104例，共605例新生儿心脏手术，78例（13%）在出生后24小时内进行紧急心脏手术。其中，有61例（78%）是胎儿期诊断，17例非胎儿期诊断。78例在出生后16小时（中位数）到达手术室（图9-6）。

如表9-4所示，肺动脉绞窄术（PAB）占比最高，达36例（46%）。左心发育不良综合征病例行双侧肺动脉绞窄术15例，用前列腺素维持PDA的开放。PAB中有9例同时进行主动脉缩窄修复术。肺静脉狭窄病例，心房间通道狭窄引起肺淤血，前期有2例通过体外循环解

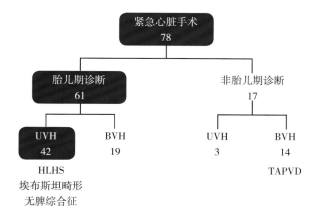

78例中，61例（78%）在胎儿期诊断，其中单心室41例（69%）。非胎儿期诊断17例，其中14例（18%）有两个心室，为孤立性TAPVD

图9-6 出生后24小时内手术病例情况（急救病例）

表9-4 急救病例的外科治疗情况

外科治疗	病例数		手术死亡	百分比（%）
PAB	36		4	11
	双侧PAB	15	1	
	Co/Ao	9	1	
	PAB only	6	0	
	Hybrid	4	1	
	PVO relief	2	1	
TAPVD repair	26		3	12
	isolated	20	1	
	complex	6	2	
First-stage Starnes	6		0	0
Temporary pacing	5		0	0
Norwood	3		1	33
Rastelli	1		0	0
PDA	1		0	0

注 PAB 36例（46%），单纯PAB较少，多数合并Co/Ao修复、镶嵌治疗（hybrid procedure）等。

除（PVO 解除术），近年来，不使用体外循环，而是应用 Hybrid 手术，插入支架，降低侵袭性。这些方法都是通过双侧 PAB（PAB-bil）限制肺血流。

完全性肺静脉异位引流（TAPVD）合并 PVO 修复术 26 例。20 例为孤立性 TAPVD，其中只有 6 例为胎儿期诊断，孤立性 TAPVD 在胎儿期诊断率较低，近年来，诊断率不断增加。合并重症 PVO 的 TAPVD 14 例，非胎儿期诊断，出生后出现重度呼吸功能不全，通过心脏超声确诊。这些病例在紧急手术前，生命体征不平稳，有两个心室的病例存活率较高。6 例 TAPVD 单心室合并重度 PVO，为无脾综合征，在胎儿期诊断，与其他报道一样，存活率也不高。因此，有一段时间，这类病例在出生后不进行手术，11 例中，1 例胎内死亡，4 例在出生后 24 小时内死亡，6 例在出生后 24 小时至 1 周死亡，结果显示，上述病例在 1 周以内全部死亡（图 9-7）。目前，PVO 病例首选支架治疗，避免新生儿期开心术，取得了一定成效。

重度埃布斯坦畸形行阶段性 Starnes 手术。埃布斯坦畸形在胎儿期诊断，其中 30% 表现为胎儿水肿、心律失常，胎儿期死亡。约 30% 能够存活到出生，几天以后死亡，说明了胎儿诊断的进步。推荐用 Celermajer 等的 RA 指数选择重症病例，在出生后进行阶段性外科治疗。6 例行阶段性 Starnes 手术，其结果优于 Fontan 手术，全部存活。

5 例先天性完全房室传导阻滞表现为重度胎儿心动过缓，胎儿期通过母体向胎儿给予利托君（ritodrine）进行治疗。在出生后 1 小时内剑突下入路在右室植入临时起搏器，使右心室开始搏动，稳定循环 1 周后，开胸在腋窝植入永久性起搏器。Norwood 手术 3 例，早期的

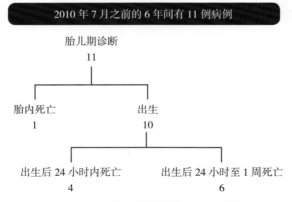

有一段时间,胎儿期诊断为 PVO 合并单心室的病例在出生后早期不进行手术。
11 例中, 1 例胎内死亡, 其余 10 例在出生后 1 周内死亡, 死亡原因是低氧血症或心功能不全

图 9-7　未进行手术的 PVO 合并单心室的预后

病例是心房间通道狭窄或 HLHS 合并三心房。其余 1 例肺动脉瓣缺损综合征，表现为重症呼吸功能不全，1 例 PDA 合并心脏型 TAPVD，由于肺血流增加，结扎 PDA 从而改善循环。

❯ 新生儿紧急心脏手术的远期结局 ❮

78 例手术病例中，死亡率为 10.3%（8 例）。新生儿 605 例在出生第二天以后的手术死亡例数是 17 例（2.8%），由此可见，急救组病例的死亡率较高，按这样的概率来计算，危重症心脏病新生儿如不进行手术就死亡，如进行急救手术，10 例中有 9 例可以存活。平均随访时间是 5.9 ± 3.4 年，Kaplan-Meier 生存曲线如图 9-8 所示，5 年生存率为 $73.0 \pm 5.0\%$。如能渡过早期阶段，其远期结局将比较稳定。双心室组别的根治术结局不比单心室 Fontan 组别差。

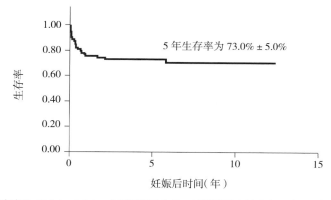

5 年生存率为 $73.0\% \pm 5.0\%$，术后早期死亡后，远期结局比较稳定。术后 1 年以后死亡率降低

图 9-8　出生后 24 小时以内的心脏急救手术（急救组）的生存曲线

● 参考文献

[1] DONOFRIO MT, MOON-GRADY CAJ, HORNBERGER LK, et al. Diagnosis and treatment of fetal cardiac disease：a scientific statement from the American Heart Association[J]. Circulation, 2014, 129: 2183-2142.

[2] TIENEY S, MCELHINNEY DB, FREUD LR, et al. Assessment of progressive pathophysiology after early prenatal diagnosis of the Ebstein anomaly or tricuspid valve dysplasia[J]. Am J Cardiol, 2016, 119: 106-111.

[3] PARANON S, ACAR P. Ebstein's anomaly of the tricuspid valve: from fetus to adult[J]. Heart, 2008, 94: 237-243.

[4] CELERMAJER DS, DODD SM, GREENWALD SE, et al. Morbid anatomy in neonates with Ebstein's anomaly of the tricuspid valve：pathophysiologic and clinical implications[J]. J Am Coll Cardiol, 1992, 19: 1049-1053.

[5] MCELHINNEY DB, SALVIN JW, COLAN SD, et al. Improving outcomes in fetuses and neonates with congenital displacement (Ebstein's malformation) or dysplasia of the tricuspid valve[J]. Am J Cardiol, 2005, 96: 582-586.

[6] BOVE EL, HIRSCH JC, OHYE RG, et al. How I manage neonatal Ebstein's anomaly[J]. Semin Thorac Cardiovasc Surg Pediatr Card Surg Annu, 2009, 12: 63-65.

[7] STARNES VA, PITLICK PT, BERNSTEIN D, et al. Ebstein's anomaly appearing in the neonate: a

团队医疗

new surgical approach[J]. J Thorac Cardiovasc, 1991, 101: 1082–1087.

[8]   KAJIHARA N, ASOU T, TAKEDA Y, et al. Rapid two–stage Starnes procedure for a symptomatic neonate with Ebstein anomaly[J]. Ann Thorac Surg, 2010, 90: 2073–2075.

[9]   KARAMLOU T, GUROFSKY R, SUKHNI EA, et al. Factors associated with mortality and reoperation in 377 children with total anomalous pulmonary venous connection[J]. Circulation, 2007, 115: 1591– 1598.

[10] SASAKI T, ASOU T, TAKEDA Y, et al. Hybrid palliation for a neonate with functional single ventricle and restrictive atrial septal defect: a case report[J]. World J Pediatr Congenit Heart Surg, 2015, 6: 139– 142.

[11] JANG SI, SONG JY, KIM SJ, et al. The recent surgical result of total anomalous pulmonary venous return[J]. Korean Circ J, 2010, 40: 31–35.

[12] HARADA Y. Current status of the hybrid approach for the treatment of hypoplastic left heart syndrome[J]. Gen Thorac Cardiovasc Surg, 2014, 62: 334 – 341.

[13] OTA N, FUJIMOTO Y, MURATA M, et al. Improving outcomes of the surgical management of right atrial isomerism[J]. Ann Thorac Surg, 2012, 93: 832–838.

X 伦 理

与胎儿心脏疾病医学治疗有关的伦理问题

西畠　信（综合医院鹿儿岛生协医院儿科）

❭ 胎儿心脏疾病的影像学诊断和其他产前诊断的伦理问题的不同 ❬

胎儿心脏疾病等中期妊娠影像学诊断的伦理问题，与受精卵着床前诊断、妊娠早期母体血液筛查、胎儿细胞及组织检查、胎儿颈项透明层（NT）等早期妊娠的影像学诊断不同。在妊娠前、早期妊娠阶段，对于胎儿疾病诊断，患儿父母多不确定是否继续妊娠，但中期妊娠以后，本以为能有一个健康的宝宝，这个阶段的胎儿疾病诊断对于患儿父母来说无疑是一个坏消息，受检者没有心理准备，让其在短时间内决定胎儿的命运确实比较残酷。

NT：nuchal translucency

❭ 胎儿医疗和伦理原则 ❬

Beauchamp 和 Childress 提出口头表达在医疗实践中应遵循的 4 个伦理原则（图 10-1）。需要作出重要决定时，若这 4 个原则相互对立，最应重视"自主选择"和"自己决定"。但是，"自主选择"原则是"应保护不能自己决定的人"的例外原则时，应重视"无害"原则。

患者有智力障碍 / 意识障碍，代理决定人（通常是小儿或胎儿的亲权人）同样可以作出决定，代理决定人应从患者角度考虑，寻求最

a：决定重要方案时的 4 个临床伦理原则

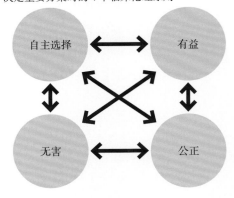

b：胎儿 / 小儿医疗伦理原则

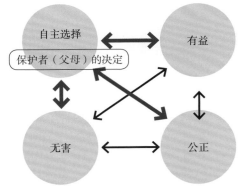

Autonomy 尊重的例外原则：应保护不能自己决定的人

图 10-1　伦理原则

大利益（best interest）。患儿父母在胎儿的方案决策上起到最为重要的作用，不仅仅要考虑到患儿，也要考虑到患儿父母。守护母体健康及家庭的现实生活，在母体内不断成长的胎儿生命和未来等，是比较深刻的两难问题。

把胎儿看作患者和母体保护法

"把胎儿看作患者"是指医护人员把在母体内不断发育的胎儿作为医疗对象，把胎儿作为患者，为其寻求最大利益，这个概念非常重要。国际学会在1984年就开始使用这个概念，日本也举办了3次相关会议。

那么，胎儿自什么时期被认为是"人"呢?

日本的民法中，胎儿在出生前不被认为是"人"。40周以前，若没有出生，法律规定是母体的附属物；若在妊娠22周早产，出生后就被认为具有"人格"，受法律保护。围产期指自生存界限的孕周至出生，母体保护法已有明文规定保护出生小儿的人权（旧优生保护法1996年更正）。

生存界限孕周有所提前，体现了围产期医疗的进步，目前妊娠22周定义为生存界限（1991年厚生事务次官通知），在这个孕周之后，即使是家属的选择，也不能终止妊娠（表10-1）。母体保护法以守护女性的权利为出发点，妊娠12周以前按照女性自身的意愿决定，妊娠12周至未满22周，需要患儿父母双方同意才能终止妊娠。无论在哪个孕期，胎儿患有重症疾病（胎儿一方）不作为终止妊娠的理由，仅从母体的安全性来考虑决定是否终止妊娠。但实际上，产妇虽在精神层面不能继续妊娠，但经济层面无法负担是可以作为终止妊娠的理由的。

表 10-1　母体保护法（摘录）

第一章　总则
第二条（定义）第二款 本法律所称人工流产，是指胎儿在母体外不能生存的时期，通过人工的方法将胎儿及附属物排出母体外 胎儿在母体外无法维持生命的时间（根据日本厚生事务次官通知） 1953年（昭和28年）妊娠未满8个月→1976年（昭和51年）妊娠未满24周→1990年（平成2年）妊娠未满22周
第三章　母性保护
第十四条　以都道府县的区域为单位设立的社团法人医师会指定的医师，对于相当于下列各项之一的医师，在征得本人及配偶的同意后，可以进行人工流产。 一　继续妊娠或分娩因身体或经济原因可能严重损害母体健康的 二　因殴打或胁迫，或在无法抗拒或拒绝的情况下被奸淫而妊娠的 　　前项同意，在配偶不明或不能表示其意思时，或妊娠后无配偶时，只需本人同意即可

［1948年（昭和23年）7月23日法律第156号（优生保护法）1996年（平成8年）母体保护法和变更，最终修正2006年（平成18年）法律第50号］

影响胎儿心脏病方案决策的因素

影响胎儿心脏病方案决策的多种因素如表 10-2 所示，分为胎儿、产妇、家庭（社会）因素。有时医护一方可以作出最佳选择，但其他因素，尤其是与产妇对立的因素，也会令医护一方难以作出选择。笔者曾有过胎儿诊断的经验，认为这些胎儿因素中，有无心脏以外的染色体等异常及严重程度、是否达到妊娠 22 周、心脏病的严重程度和治疗的可能性是最主要的影响因素，主要考察这些相关因素。

表 10-2　影响胎儿心脏病方案决策的因素

胎儿因素	心脏以外的异常（染色体异常、畸形综合征）
	孕周（< 22 周）
	心脏病的严重程度（自然存活、治疗的可能性、治疗的难易程度）
	胎儿水肿，心功能不全
产妇、产科因素	产妇基础疾病（心脏病、甲状腺疾病、糖尿病等），服用药物
	妊娠并发症（妊娠期糖尿病、妊娠高血压等）
	精神状况（妊娠前问题、妊娠期间的问题）
	产科因素（多胎妊娠、胎盘异常、羊水过多、羊水过少、感染、先兆早产等）
家庭、社会因素	有无兄弟姐妹
	有无帮忙照顾的家属
	宗教
	经济状况
	居住地（与三级机构的距离、交通便利）

有无心脏异常及严重程度

不仅仅染色体异常、畸形综合征，有无心脏以外的异常也在胎儿预后、疾病的治疗方案方面决定能否继续妊娠或终止妊娠。图 10-2 是笔者 1996 年 1 月至 2015 年 6 月遇到的病例，无心外异常 181 例，与伴有心脏异常的 73 例进行比较。2 岁以下存活的心脏病患儿占 74%，合并心外异常的病例占 33%，终止妊娠（TOP）、宫内胎儿死亡（IUFD）、新生儿、婴幼儿死亡例数较多。新生儿、婴幼儿死亡的病例中，也包括了未接受侵袭性治疗的病例。心外异常的情况如图 10-3 所示，占比较高的有 13 三体综合征、18 三体综合征、21 三体综合征，一共占 60%，大多数 13 三体综合征、18 三体综合征的结局是 TOP、IUFD，新生儿、婴幼儿死亡。三体综合征以外的染色体异常与畸形综合征几乎都是在出生后诊断。

心外异常多是因为高龄妊娠、早期妊娠 NT 检查、胎儿发育不良、羊水过多等进行胎儿心脏超声检查时发现的，有时心脏病优先被诊断。合并心外异常的方案选择不一定受心脏病严重程度的影响，主要

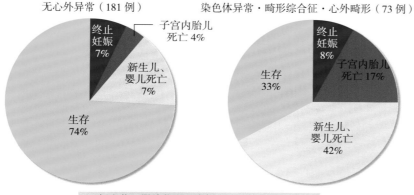

无心外异常（181 例）　　　染色体异常·畸形综合征·心外畸形（73 例）

新生儿、婴幼儿死亡病例中也包括护理病例

图 10-2　有无心外异常和转归

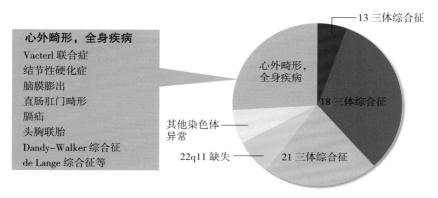

图 10-3　合并染色体异常、畸形综合征、心外畸形病例
（1996 年 1 月至 2015 年 6 月 73 例）

受检查后的疾病咨询情况影响，在产科检查时应确认有无心外异常。

孕周< 22 周的诊断

24 例孕周< 22 周，除外合并心外异常的病例，16 例的诊断和转归如图 10-4 所示。其中，14 例左、右心室不均衡，外科治疗选用 Fontan 手术，大多数选择 TOP。孕周< 22 周的主要问题是胎儿诊断。

第一，反复检查的时间少，胎儿检查的精细度不够。第二，妊娠进行到一半，较难预测后半部分妊娠期间及出生后心血管系统的变化，往往不能确定有无心外异常。第三，最重要的问题是，患儿父母本以为能有一个健康的宝宝诞生，突然被告知患有严重疾病，短时间难以接受和理解，很难对是否继续妊娠作出决定。需要考虑出生后的经济状况、家庭生活等方面，在这样的处境中多数比较悲观。要暂时安抚孕妇情绪，详细说明情况，使其对疾病有所了解，并能够接受患儿，起初虽不能接受，但要理解患儿父母的心情，耐心说明。

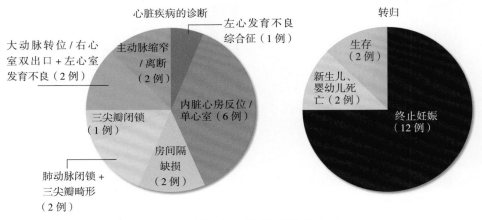

1996 年 1 月至 2015 年 6 月，16 例（合并心外异常 8 例，除外胎儿期自然闭锁的 VSD 4 例）

心脏疾病的诊断

转归

- 左心发育不良综合征（1 例）
- 大动脉转位 / 右心室双出口 + 左心室发育不良（2 例）
- 主动脉缩窄 / 离断（2 例）
- 内脏心房反位 / 单心室（6 例）
- 三尖瓣闭锁（1 例）
- 房间隔缺损（2 例）
- 肺动脉闭锁 + 三尖瓣畸形（2 例）

- 生存（2 例）
- 新生儿、婴幼儿死亡（2 例）
- 终止妊娠（12 例）

图 10-4 孕周＜ 22 周的胎儿诊断病例

心脏病的严重程度

严重程度的分类

胎儿期较难判断心脏病的严重程度，可以参考 Allan 等的 Textbook of Fetal Cardiology 中的 parental counselling 章节，讲解了心脏病严重程度及其外科治疗策略。表 10-3 列举了严重程度的分类（scale）。以心脏病的循环动态为参考，无法外科手术修复、不能在胎儿期诊断的为 scale 1，易于外科手术修复、可能正常生活的为 scale 2，相反的，胎儿心脏功能不全，房室传导阻滞、重度房室瓣反流等在胎儿期循环状态不佳，出生后外科干预的风险高（challenging），需要进行 Fontan 修复循环的为 scale 10，这些之间的组别分为双心室可能修复组（scale 3 ～ 6）、Fontan 循环组（scale 7 ～ 9），还可以再参考修复手术的复杂程度（合并肺静脉畸形引流、闭塞、房室瓣反流等）进行分类。外科修复技术的难易程度因时代、设备而不同，设备、时代不同，scale 的分类也有所变化。

笔者对收集病例的研究结果

妊娠 22 周以后诊断的无心外异常病例 181 例，如图 10-5 所示按照 Allan 等进行 scale 分类。双心室修复组中，复杂性修复为 scale 6，25% 死亡。单心室修复组中，scale 分类高，死亡率、TOP 选择率也较高。特别是，8 例 scale 10 中，1 例未能存活。对这类胎儿心脏病应进行疾病咨询，咨询其严重程度，对处理方案的选择有一定帮助。

表 10-3　根据胎儿心脏病治疗的可能性、疾病严重程度分类

严重程度	疾病名称
1	室间隔缺损小，房间隔缺损，动脉导管未闭（通常不能在出生前诊断）
2	室间隔缺损（中度），轻度肺动脉瓣狭窄
3	重度肺动脉瓣狭窄，室间隔缺损（大），房间隔缺损（轻～中度），法洛四联症，大动脉转位（单纯性），矫正型大动脉转位（单纯性）
4	房间隔缺损，主动脉缩窄，右心室双出口（主动脉瓣下室间隔缺损），肺静脉畸形引流，埃布斯坦畸形
5	永存动脉干，法洛四联症伴肺动脉闭锁，单纯性肺动脉闭锁的一部分（不伴有冠状动脉异常）
6	永存动脉干（伴动脉瓣异常），法洛四联症 + 肺动脉闭锁 + 主要体肺侧副动脉，主动脉瓣狭窄（中～重度），右心室双出口 / 大动脉转位 / 矫正型大动脉转位伴复杂异常
7	三尖瓣闭锁，一个心室发育不良、右心室双出口伴瓣膜反流
8	单纯性肺动脉闭锁（合并右心室冠状动脉交通），二尖瓣闭锁，重度埃布斯坦畸形，重度主动脉瓣狭窄
9	左心发育不良综合征，无脾综合征，多脾综合征（一个心室发育不良）
10	多脾综合征（伴有房室隔缺损，房室传导阻滞），伴有胎儿心功能不全的所有心脏病，伴有心肌收缩功能不全的疾病

3～6：二心室修复　　7～10：一心室修复

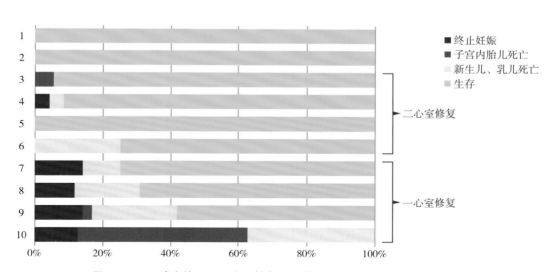

图 10-5　心脏病的严重程度和转归（不伴有心外异常的胎儿诊断病例）

选择保守治疗而不是手术

　　先天性心脏畸形中的一些病例无法进行外科干预，如胎儿心功能不全伴重度房室瓣反流，埃布斯坦畸形表现为胎儿水肿，左心发育不良综合征的房间隔通道闭锁引起房间隔肥厚等，如前所述，严重程度为 scale 10，属于重症病例，外科干预的存活率较低，手术具有挑战性。这些病例可以选择积极手术治疗，但考虑到治疗存在

361

侵袭性，也可以选择出生后保守治疗。

❱ 依据胎儿诊断的疾病咨询和团队医疗 ❰

胎儿心脏检查（第二次筛查以后）前的说明（IC：知情同意书）非常重要，尽量采用书面说明。如果可能的话，检查前也告知护士、助产师等。

向患儿父母说明检查结果（首次咨询）。医护一方不仅从医生的角度出发，还要考虑到患者一方、护士（助产师），对患儿父母给予支持。要告知实际情况，针对提出的问题仔细解答，同时，往往要注意胎儿诊断的不确定性，有必要告知需进行数次检查。

以"把胎儿看作患者"为立场，尽可能保护胎儿生命，守护胎儿尊严，患儿父母仔细考虑为胎儿作出最佳选择。假如患儿父母选择终止妊娠或对胎儿有侵袭性的治疗，即使与医护一方认为的最佳选择不同，也不能违背法律问题和亲权，应支持患儿父母的最终决定。若家属没有能力在胎儿出生后守护其生命，要灵活运用社会资源，咨询负责医生、护士等医务人员（**MSW**），心理医生、精神科医生等，支付医护费用，进行生活方面的沟通，与居住地的儿童谈话所沟通，有望通过医疗团队帮助解决困难。

MSW：medical social worker

● 参考文献

[1] BEAUCHAMP TL, CHILDRESS JF. Principles of biomedical ethics[M]. 7th ed. Oxford University Press，2013.

[2] 胎児心エコー検査ガイドライン作成委員会（班長：里見元義）. 胎児心エコー検査ガイドライン [J]. 日小循誌, 2006, 22: 591–613.

[3] ALLAN L, HORNBERGER LK. Prenatal counseling. In ALLAN L, Hornberger LK, SHARLAND G（eds）Textbook of Fetal Cardiology[M]. Greenwich Medical Media, London, 2000: 399–406.

[4] Diagnosis and Treatment of Fetal Cardiac Disease. A Scientific Statement From the American Heart Association. Circulation. published online April 24, 2014.

XI　家庭支持

为确诊的胎儿提供家庭支持
——专业护士提供的支持

权守礼美（神奈川县儿童医疗中心新生命支援中心）

▶ 胎儿诊断和家庭支持 ◀

胎儿诊断可以实现出生前制订治疗计划，帮助患儿存活，改善预后，因缺乏围产期、小儿医疗场所，无法进行检查。而对家庭来说，胎儿期被确诊是一个坏消息，原本满心欢喜准备迎接新生命的诞生，却被告知宝宝患有疾病，情绪转为不安。胎儿诊断有益于治疗的进步，对家庭却造成了负面影响，医护人员应该认识到这个问题。胎儿诊断需要得到家庭的支持，家庭支持系统的构成包括医护人员和患儿家属。

▶ 神奈川县儿童医疗中心的家庭支持系统 ◀

我院家庭支持系统以助产师（产科、产妇疾病病房护士）为中心，说明病情、倾听，通过产妇学校进行沟通，缓解家属、产妇妊娠过程中的不安情绪。胎儿先天性疾病家庭起初情绪不安，如"不会抱孩子""若没有母乳怎么办""手术损伤有多大""如何会面""可以见到兄弟、祖父母吗"等出生后的相关问题，小儿护理的护士提供相关信息、给予援助就非常重要。我院新生儿重症监护病房（NICU）的护士兼助产师的职能，家属在 NICU 参观学习，对疗养生活有一定印象，在出生前可以确定私人护士，称为胎儿护士（nurse），护士一边倾听，一边与家属共同决定出生后如何护理。近年来，胎儿心脏病家属不仅可以进入 NICU，以小儿心脏病为中心，可以进入小儿病房进行参观学习。在出院前，患儿完成手术，家属学会哺乳、怀抱，改善不会抱孩子、没有母乳等问题，这也是一种家庭支持。希望能够早期进行手术的家属，可以进入 ICU 参观学习，确定私人护士。

2013 年，以先天性心脏疾病患儿及家属作为支持对象，设立咨询部门，成立了"新生命支持中心"。人员配备有遗传咨询专家、家庭支持专业护士，小儿护理专业护士，与医生、助产师、NICU 护士及社工一同给予家庭支持（图 11-1）。通过提供支持的人员，胎儿会议上研讨胎儿症状、治疗方案、分娩方法，求助医生、护士等作出决定（图 11-2）。胎儿会议的详细内容参照"产科医生的职责"。

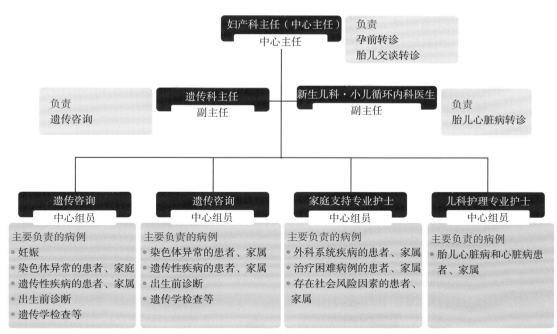

图 11-1　新生命支持中心

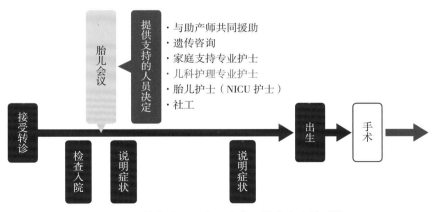

图 11-2　神奈川县儿童医疗中心的家庭支持系统

儿科护理专业护士的职责

　　儿科护理专业护士需要由日本护理协会进行资格认定，目的是提高护理效率，护士需要提高专业技术和知识储备，综合患者家庭方面的问题加以判断，使患儿能够健康成长、发育，并协同其他医护成员援助患儿的疗养生活。笔者的亚专业是循环系统疾病，曾与小儿循环内科医生一起，以胎儿诊断家庭为中心，对生命预后状态、出生后需要立即手术的重症心脏病等问题给予援助。胎儿患有重症心脏病时，疾病的复杂程度及最终诊断在出生后才能确定，生命预后及发育等问题会令家属情绪不稳定，直到出生后手术结束，生命体征平稳，家属都有着较强的不安情绪。在这段期间，住院病房就有产妇病房、NICU、ICU、循环内科病房等数个，不仅护士会变化，"可以拜托给医生吗"，医生也会变化（图11-3），这也会增长家属的不安情绪。因此，儿科护理专业护士需要全面掌握小儿循环系统疾病知识及处理技术，与家属沟通病情、患儿心脏病治疗等相关问题，把医学专业术语转换为家属容易理解的用语，医生为什么要这样向家属说明胎儿诊断等，专业护士应向家属提供相关信息。患儿病危的概率高吗，家属和患儿都抵抗治疗时，专业护士不仅要沟通患儿存活能力、疗养生活，以及社会生活方面的信息，还要告知家属，医生们正在日复一日的努力使患儿存活，让家属放心。各专业科室和病房之间是否有协同课题呢，这会产生多种专业方向，也自始至终对家庭护理起着协调员的作用。特别是对患儿的疗养生活持有不安情绪的家庭支持，小儿护理的护士在患儿出生前便开始参与，家庭支持是重要的研究课题。

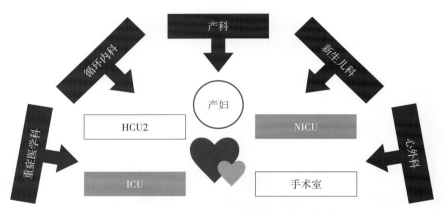

图11-3　专业护士的职责——因多学科合作，专业护士非常必要

帮助胎儿心脏病家庭作出意愿决定

近年来，随着胎儿诊断技术的进步，妊娠22周前后的胎儿诊断病例增多，社会背景也多样化，继续妊娠、治疗选择方面的家庭支持课题正在开展。作为儿科护理专业护士，应尊重家属的价值观，家属是为了患儿的最大利益的，帮助家属作出选择、作出意愿决定也是援助的一个重要作用。

面对患有先天性心脏病的事实，与出生后得知诊断相比较，患儿父母在患儿出生前得知诊断，更难处理，精神上的打击和苦恼更强烈。若患有重度畸形，终止妊娠、出生时缓解治疗等相关意愿决定是比较复杂的心理过程，对家庭造成了负担，牵动着整个家庭的心，提供援助从而让家属信赖医护、作出意愿决定，是非常重要的。

如"伦理"部分所述，胎儿心脏病的方案决定受多个因素影响。

结合笔者的家庭支持经验，家庭支持与家庭不安情绪对意愿决定的影响因素将在后面阐述。

妊娠 22 周以前、22 周前后的胎儿诊断

这段时期的诊断，以 Fontan 手术为目的，重症心脏病并不少见，家属获取的生命预后及发育等信息不太乐观。家属突然被告知胎儿患有重症心脏病，对患儿的将来和今后的家庭生活抱着悲观情绪，不少家庭决定终止妊娠。妊娠 22 周以后，不能终止妊娠，有时对"有治疗希望吗"的问题比较迷惑。

妊娠 22 周以前的胎儿诊断，不仅医生需要进行沟通，我院尽可能地根据伦理问题，邀请遗传学专家与专业护士一起提供咨询，医生和家属共同根据胎儿诊断提供援助，从而让其为了达到最好的结果，作出意愿决定。

家庭背景

无论心脏病的严重程度如何，选择终止妊及缓解医疗的家庭有几个共同点。①有些家属是医护人员；②有些家属患有染色体异常、功能障碍或长期卧床。这些家庭认为治疗效果不一定理想。尤其需要注意医护人员家庭。患儿的疾病诊断多数不属于其从事的专业领域，患儿的病情和治疗等问题也不是他们所想的那样。

祖父母不希望治疗

还有个问题，那就是胎儿诊断不仅涉及患儿父母，还涉及患儿的祖父母，因此这些家属也会情绪不安或心情混乱。患儿父母将病情告知祖父母，祖父母不仅会担心患儿的病情及未来，还会担心患儿父母（儿子、儿媳）如何去抚养这样的孩子。祖父母会帮忙照料患儿或其同胞，这也使祖父母的生活发生了变化。这样的话，祖父母的不安情绪越来越强烈，会劝说患儿父母不要治疗，使患儿父母很苦恼。这时，需要向祖父母解答目前医疗的进步、胎儿诊断及治疗等疑问。

在我院，与患儿家属交代病情时，至少是要与患儿父母沟通，如果祖父母情绪不稳定，患儿父母不知应如何选择，专业护士首先要安抚祖父母，在家属之间进行协调。

疾病的严重程度与医护人员、医护人员家属之间价值观的不同

医护人员认为的最佳选择不一定是患儿父母认为的最佳选择。尤其是对重症心脏病的生命预后和发育等理解，医护人员之间、医护人员家属之间是不同的。我们要理解这种差异，对家属提供支持。召开伦理会议，向医护人员讲述伦理方面的课题非常重要。

⬤ 今后的课题 ⬤

出生前疾病咨询有 4 个目的：①告知疾病的正确诊断；②如实描述疾病预后，易于理解；③说明可能的管理方法和治疗方法；④援助患儿父母作出最佳选择。出生前疾病咨询是直面胎儿诊断时不可或缺的，影响整个预后。因此，疾病咨询专家有必要熟练掌握相关技能，对患儿家属给予援助。提供胎儿诊断相关信息的方法要依照指南进行，如何告知患儿家属这个"坏消息"是主要的议题。

若胎儿超声发现异常，患儿父母本以为会有个健康的宝宝诞生，却被告知患有先天性疾病，要注意告知病情、患儿预后及给予援助的方式方法，为了患儿家庭的幸福和对患儿的关爱，建立支援体制。

⬤ 参考文献

[1] 権守礼美 . 出生前診断を受けた母親への支援体制の現状と課題〜看護の立場から〜，第 48 回日本小児循環器学会学術集会総会抄録集 .

[2] BROSIG CL. Psychological distress in parents of children with severe conbenital heart disease: the impact of prenatal versus postnatal diagnosis[J]. J Perinatal, 2007, 27：681–692.

[3] ELLINGER MK, REMPEL GR. Parental decision making regarding treatment of hypoplastic left heart syndrome[J]. Adv Neonatal Care, 2010, 10:316–312,.

[4] ロバート・バックマン , 著 . 恒藤暁 , 監訳 . 真実を伝える　コミュニケーション技術と精神的の援助の指針 [M]. 東京 : 診断と治療社 , 2011.

[5] ALLAN LD, HUGGON IC. Counselling following a diagnosis of congenital heart disease[J]. Parenat Diagn, 2004, 24: 1136–1142.

[6] YEU BK, CHALMERS R. Fetal cardiac diagnosis and its influence on the pregnancy and newborn: a tertiary centre experience[J]. Fetal Diagn Ther, 2008, 24: 241–245.

家庭支持包含协同支持（以大阪府母子保健综合医疗中心为例）及胎儿心脏病家庭支持研究会

河津由纪子（市立丰中医院儿科，大阪府母子保健综合医疗中心小儿循环科）

❱ 对胎儿心脏病家庭给予家庭支持的必要性 ❰

胎儿心脏诊断一方面可以改善胎儿预后，但却对家庭（尤其是产妇）造成了精神负担。因此阐述这部分内容对家属的心理及物质上的援助非常重要。

❱ 本中心的家庭支持 ❰

本中心自 1983 年开始胎儿心脏超声检查，医生不仅参与检查、诊断，还对家庭提供支持（到病房查房，安抚家属的不安情绪，与其交流）。但是，随着胎儿诊断病例数的增加，难以实现一对一的家庭支持，自 2007 年开始，病房护士一起参与援助（家庭支持）。护士向家属说明检查结果，制作并发放循环内科病房介绍及指南的手册（图 11-4），指导援助（后述）。对不安情绪强烈的家庭，每个月定期召开胎儿心脏会议（以小儿循环内科为中心，联合多学科医护人员参加病例讨论），由护士汇报病情，信息共享，一起讨论并给予援助。

❱ 协同支持 ❰

与立场相同的病友之间交流经验及体验，共同解决问题即为"协同支持"（图 11-5）。本中心自 2007 年开始，曾有 2 位母亲的孩子接受过胎儿诊断及治疗，他们与护士协同支持，4 年期间共参与了 60 多个患儿的家庭支持。2013 年，成立了协同支持系统，主要负责医院员工的预备教育，培训新支持人员，以及支持人员的预备教育和随访。

（1）医院员工的预备教育：与之前的支持人员交流意见，由协同支持专业的大学讲师向医护人员讲解相关内容。

（2）培训新支持人员：选出能够稳定患儿病情，并与医护人员良好沟通的新支持人员，协同参与支持。

（3）支持人员的预备教育：召开学习班（讲义和角色扮演）数次，

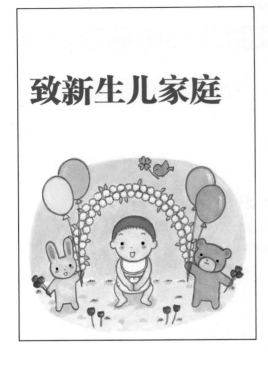

图 11-4　给胎儿心脏病家庭的手册（封面和目录）

由大学讲师讲解相关内容。

　　目前，每个月 2 次，由护士指导援助，定期召开反馈会议，对支持人员进行随访。

胎儿心脏病家庭支持研究会

随着胎儿诊断病例数的增加，对患儿家庭心理影响的研究也越发必要，自 2010 年的 2 年期间，作为厚劳省科学研究费扶助基金分担研究，进行了患儿家庭心理护理提供体制相关研究（对心脏病患儿的家属进行调查研究）（胎儿母体援助班）。笔者作为此研究的承担、合作人员，2012 年，日本胎儿心脏病家庭支持研究会（图 11-5）成立。之后，每年召开 1 次研究会，普及胎儿心脏诊断相关的家庭支持及团队医疗的重要性认识，持续进行以确立心脏病患儿家庭支持系统为目的的活动。2014 年，研究会成为日本胎儿心脏病学会的分会，自 2015 年，与日本胎儿心脏病学会的学术会议共同举行。

  ＊自 2017 年开始，以日本胎儿心脏病家庭支持研究会继续举办活动。

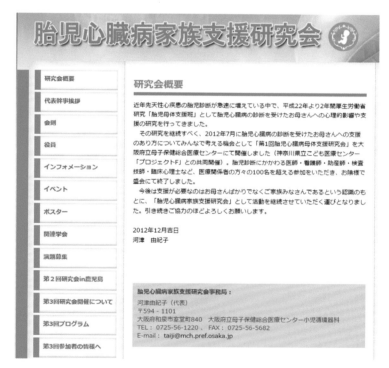

图 11-5　日本胎儿心脏病家庭支持研究会的主页

❭ 结语 ❬

总结了本中心给患儿家庭提供支持的过程及现状，讲述了协同支持及胎儿心脏病家庭支持研究会的相关内容。胎儿诊断一方面对胎儿预后有一定帮助，但同时也对家庭造成了一定压力，相应地也产生了相关机构自身的社会问题。随着日本胎儿诊断病例数的增加，在医生被委以重任的时代，有必要重视家庭支持，与医护人员一起通力合作。

● 参考文献

[1] SKLANSKY M, TANG A, LEVY D, et al. Maternal psychological impact of fetal echocardiography[J]. J Am Soc Echocardiogr, 2002, 15: 159–66.

[2] ALLAN LD, HUGGON IC. Counselling following a diagnosis of congenital heart disease[J]. Prenat Diagn, 2004, 24: 1136–1142.

[3] 櫃田英利, 北下亜矢, 西村真祐美, ほか. 胎児心エコー検査で児の先天性心疾患を診断された母親への支援の検討 [J]. 大阪府立母子保健総合医療センター雑誌, 2011, 26: 114–117.

[4] 植田紀美子, 岡本伸彦, 河津由紀子, ほか. 厚生労働科学研究費補助金 疾病・障害対策研究分野「障害者対策総合研究　障害児をもつ家族に対するニーズアセスメント指標の開発と小児病院と地域が連携した包括的な支援方策に関する研究」平成 23 年度総括・分担研究報告書. 2012: 131–155.

[5] 河津由紀子, 植田紀美子, 西畠信, ほか. 先天性心疾患の胎児診断における母親への心理的影響: 多施設調査結果報告 [J]. 日本小児循環器学会雑誌, 2014, 30: 175–183.

协同支持作为胎儿心脏病诊断后的家庭支持

西畠　信（综合医院鹿儿岛生协医院儿科）

　　胎儿医疗的患者不仅是胎儿，还包括妊娠过程中的孕产妇。在诊断的同时，为了让家属给患儿作出最佳选择，向孕产妇及家庭提供支持至关重要，负责医生、护士、助产师还不足以发挥作用。笔者所在的地区，在 2010 年上半年以前，几乎所有的先天性心脏病（简称先心病）患儿都是在外地机构接受外科手术，重症病胎儿的孕产妇需要在阵痛开始前转诊到外地，因此对孕产妇及家属的支持尤为重要。家庭支持的一个方法是让曾经先心病患儿的家属参与协同援助，介绍经验。

▶ 协同支持的对象和方法 ◀

　　在妊娠过程中，若胎儿被诊断患有重症心脏病，应为孕产妇建立与曾经先心病患儿家属交流的机会，时间约 1 小时。首先，医生介绍双方患儿的病情及治疗（计划）情况，彼此互相介绍，之后自由交流（图 11-6）。医生做完介绍之后就离席，近年来，护士作为引导员

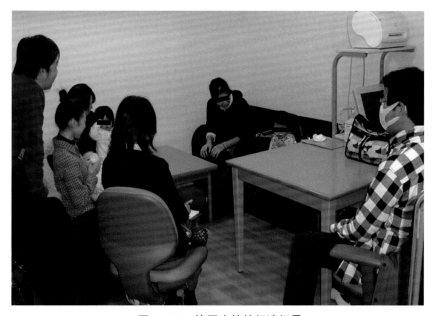

图 11-6　协同支持的畅谈场景

可以全程参与。

协同支持按照如下原则进行。

（1）妊娠 22 周以后，患儿不合并染色体异常等心外重度异常，向当事人（患儿父母）说明患儿病情和治疗方案以后进行协同支持。

（2）提供支持方对日程安排无异议（避开提供支持方患儿的复诊时间）。

（3）双方对患儿医疗信息以外的隐私信息的交换依照双方各自意愿。

（4）胎儿出生后，医生将当事人患儿的过程报告告知提供支持方。

▶ 结果 ◀

2005 ～ 2014 年这 10 年间，共有胎儿诊断 240 例，其中 27 例接受了协同支持。当事人一方的心脏病患儿有 70% 准备做 Fontan 手术，出生后立即进行重症管理，合并染色体异常的只有 1 例 21 三体综合征。提供支持方的心脏病患儿多数已经完成了 Fontan 手术，其中 1 例植入了心脏起搏器（表 11-1、表 11-2）。

当地无法进行外科治疗的前 5 年间，9 例产妇自转诊至患儿出生都在外地居住，由父母照料、送饭，当地可以进行外科治疗的后 5 年间，18 例心脏病患儿享受了社会保障，有了交流的机会。交流的主要问题是家属被告知患儿病情时，十分震惊，之后能否克服困难、耐受反复多次的手术，以及如何照顾患儿同胞等。

曾经尝试过开展多个援助方和当事人参加的交流会，谈话有些嘈杂，为了培养援助方，减轻援助方的精神负担，多数情况下采取一对一分组交流。

表 11-1　当事人和提供支持方的概况

当事人一方心脏病患儿	27 例
单心室系统疾病（Fontan 手术对象）	21 例
双心室修复疾病	6 例
复杂性 CoA，法洛四联症 +PV 缺失，完全性大动脉转位，法洛四联症 + 复合 VATER，多脾综合征，血管环	
完全性房室传导阻滞（MD 双胎之一）	1 例
提供支持方	14 人
有心脏病患儿	12 人
曾接受过协同援助	5 人
患儿疾病：Fontan 手术后，心脏起搏器植入后 1 人，合并染色体异常 1 人	

表 11-2 胎儿的经过和转归

计划转诊孕产妇至外地的经过	13 例
按照原计划转诊、分娩、手术	10 例
没有按照原计划	3 例
产妇转诊前分娩，转诊新生儿	
拒绝转诊产妇及分娩后治疗，当地手术	
拒绝转诊产妇，通过中介在产后转诊新生儿	
最终转归	27 例
存活	21 例
18 三体综合征，新生儿休克、脑室增宽，各 1 例	
新生儿死亡	3 例
未手术，护理治疗（18 三体综合征，多发畸形）	2 例
CVC 障碍	1 例
幼儿死亡（1 个月以后）	3 例
心功能不全，分流闭塞，坏死性肠炎，各 1 例	

优势和课题

当事人与提供支持方感同身受，提供支持方患儿有手术瘢痕，与普通的孩子有所不同，当事人会对孩子的未来持有这种印象，对患儿的手术有顾虑，自胎儿诊断后便情绪不安，而提供支持方在这方面的同理心对当事人最为有效。双方患儿的病情和治疗方案不一定相同，参与协同支持的成员和同事在日程上也不尽相同，为了介绍提供支持方和当事人，通过了解双方情况的中间人（医生）进行匹配非常重要。

有些案例是当事人一方的患儿经历协同支持后胎儿死亡、出生后才明确染色体异常、术后死亡等，在协同支持时并不能明确疾病的重症结局，这些情况都不可避免。有时，提供支持方患儿在 Fontan 手术后，行心脏导管检查后死亡，这也无法预料。

对有同样经历的孕产妇来说，协同支持对了解胎儿出生后状况非常有效，接下来，医生以外的参与人员的协助和医院对此表示理解而设立相关部门很有必要，应做到以下两点。

（1）在心脏病诊断、治疗过程中，当事人、援助方双方充分理解彼此的不安情绪，有必要保护双方隐私。

（2）为了保护提供支持方，患儿群体（社团）的理解和协助，以及术后转诊的基层机构小儿循环内科医生的理解和协助非常重要。

XI 家庭支持

XII 远期预后

远期预后的各种问题

金　基成（神奈川县儿童医疗中心心内科）

　　关于胎儿心脏疾病的生活指导不仅会被问到心脏的结构和出生后治疗，还需要回答"这个孩子长大后会怎么样？"的问题。这里就先天性心脏病远期的诸问题进行综述。

▶双心室疾病◀

　　对于室间隔缺损或房间隔缺损等单纯的心内分流疾病，术后血流动力学与正常人相同，可以说其生命、运动预后与正常人一样。在房室隔缺损中，术后远期有时对于房室瓣反流和左心室流出道狭窄，需要进行再次手术和服药治疗，需要进行随访。如果解决了这些问题，其生命、运动的预后和正常人一样。

　　在法洛四联症中会遗留肺动脉狭窄和肺动脉瓣反流的问题。若严重狭窄或反流会加重右心室的负荷，远期会导致右心功能衰竭和心律失常，需要手术或导管介入治疗。如果解决了这些问题，其生命、运动的预后和正常人一样。

　　永存动脉干、肺动脉闭锁和室间隔缺损等这些需要进行 Rastelli 手术的疾病中，随着孩子的生长会出现右心室肺动脉导管狭窄的问题，很可能需要再次手术。如果在适当时期进行手术的话，其生命、运动预后良好。

　　对于完全性大动脉转位，因冠状动脉狭窄可能引起的心肌缺血。对于心脏功能以及是否存在冠状动脉狭窄要终身随访。如果不发生这些问题的话，其生活、运动的预后良好。

　　对于修复后的大动脉转位，预后差异大且很难预测。修复的大体方法有 3 种：把体心室修复为右心室的方法，把体心室修复为左心室的方法，以及不修复心内畸形 Fontan 手术方法。把体心室修复为右心室的方法，远期会有右心室功能低下、三尖瓣反流增加的问题，从而影响预后。把体心室修复为左心室的方法通常手术侵袭大，影响预后。有时这决定了胎儿期的治疗方案，但多数观察出生后情况的同时确定治疗方案。不得不坦率地交流在胎儿期的治疗方案、各种预后的可能性。

▶Fontan 手术◀

　　Fontan 手术是通过直接吻合体静脉和肺动脉，消除动静脉血的混合、消除低氧血症的手术。这是针对各种各样单心室疾病和部分双心室疾病的最终手术。通过消除低氧血症，可以期待良好的预后和运动能力，但是由于血液动力学与正常情况完全不同，可以说是"最后的姑息手术"。为此可能产生各种医疗问题。

心功能不全

单心室功能低下的问题。特别是多数的无脾综合征、多脾综合征和左心发育不良综合征、右室型单心室由于右心室承担体循环，心脏功能低下的风险会增高。对房室瓣膜是三尖瓣和共同房室瓣膜的病例下，房室瓣反流也可以引起心功能不全。对于心功能不全，需要口服抗心力衰竭药物治疗，难以治疗时会影响预后。

心律失常

心律失常既可以由原发性疾病引起，也可以由 Fontan 循环引起。其中原发疾患，从刺激传导系统的解剖学异常，到无脾综合征、矫正的大动脉转位和埃布斯坦畸形等出现快速性心律失常（室上性心动过速等），而在多脾综合征出现缓慢性心律失常（病态窦房结综合征和房室传导阻滞）。对于快速性心律失常有时需要口服药物治疗和导管消融，对于缓慢性心律失常有时需要放置起搏器。

Fontan 循环引起的心律失常有室上性心动过速。在早期的 Fontan 手术（APC 手术等）中，心房成为 Fontan 路径的一部分，因此心房压力上升引起心房扩大，导致室上性心动过速。目前的 Fontan 手术（TCPC 手术）不会引起心房扩大，有望降低室上性心动过速的风险。

血栓

在 Fontan 循环中，因为中心静脉中的血流缓慢，并且还使用了人造血管，存在血栓形成的风险。Fontan 循环中可能产生肺栓塞严重后果，适用抗血小板药和抗凝药。至于药物、药物使用时间以及是否用于所有患者，目前没有既定的指南，根据各个医院的治疗方案实施。

肝硬化、蛋白丢失性胃肠病、真菌性支气管炎

肝硬化、蛋白丢失性胃肠病、真菌性支气管炎等心脏以外的远期并发症出现在部分病例中。具体发病机制不明，但普遍认为 Fontan 循环中的高中心静脉压是危险因素。有时通过改善血液动力学得到改善，但有时也因治疗棘手影响预后。

其他

通过运动负荷试验评估的运动能力通常较低，但个体差异较大。

现在不过度限制运动，反而推荐在安全范围内的过度运动。

关于妊娠分娩，妊娠后期循环血容量的增加可能对 Fontan 循环有很大影响，应谨慎对待。此外，流产率、早产率和胎儿异常的比率也会升高。事实上，妊娠分娩的报道也在增加，但是在有怀孕愿望的情况下，要事先到专门机构进行全面充分评估和严格管理。当然进行预防意外怀孕的教育很重要。

在注意上述要点的同时，将进行终生随访。但是没有上述并发症的多数患者可以进行正常的学校生活和成年工作，也有许多患者结婚拥有家庭。在咨询中我们要留意不要强调某个侧面，要掌握平衡。

◗ 精神神经发育 ◖

随着先天性心脏病的预后改善，生活质量即神经精神发育的预后已成为关注的焦点。Fontan 术后、特别是在左心发育不良综合征中，表现出临界范围或明显的神经发育迟缓的病例并不少见。

决定先天性心脏病患儿发育预后的因素包括心脏疾患本身、手术损伤等的出生后的恢复、基础疾病等。在心脏疾患本身因素中，特别是在左心发育不良综合征和完全性大动脉转位中，有报道认为自胎儿期已有脑血流和脑部结构异常，但是与实际的发育预后的相关性尚不明确。在基础疾病因素中，基础疾病也仅限于出生前的信息。因此，在胎儿期间很难预测每个心脏疾患胎儿的精神神经发育的预后。

在咨询指导过程中，最好谈及以下内容，对于 Fontan 术后，特别是左心发育不全综合征，存在一定比例的精神神经发育迟缓的病例，反过来说很难预测个体发育的预后，重要的是出生后随访观察和进行确切的发育支持。

◗ 过渡期医疗的问题 ◖

随着先天性心脏病手术效果的提高，到成年期的先天性心脏病患者的数量正在增加，今后儿科患者数会上升。因为在成年期也会产生先天性心脏病术后本身的管理、成人期发病的疾患和先天性心脏病相关的心脏以外的后遗症、妊娠分娩管理的问题，所以不可能单独靠小儿循环内科医生或在儿童医院诊疗。

成年期先天性心脏病的管理期望在具备成人各个科室的医疗设施中，儿科医生、心内科医生和相关科室的合作治疗。目前培养专科医师在内的医疗体系正在完善。

发育预后

小泽绫佳（富山大学医学部儿科）

市田蕗子（富山大学医学部儿科）

▶ 前言 ◀

胎儿心脏超声检查的普及是儿科心血管医学诊断技术的重大进步，基于出生前围产期保健和治疗计划，即使是难以挽救生命的重度先天性心脏病，也可以通过更安全的手术来提高其生存率。与此同时，随着他们的成长，其心理发展问题变得突出起来。

先天性心脏病患儿的精神运动发育受到手术、缺氧和围手术期的管理等多种因素的影响。近年来进一步指出患有重度先天性心脏病的患儿因其独特的血液循环，从胎儿期开始就有脑血流和脑部发育异常。

先天性心脏病患儿的发育异常多数在学龄期以后显现出来。可表现为特异的神经发育和行为异常类型，其学龄期的问题会延续为成年期的问题。

那么，患有重度心脏病的患儿从出生到成年后会经历怎样的神经发育过程？哪些因素会影响他们的发育、具有哪些特征？他们又需要怎样的支持呢？

▶ 先天性心脏病患儿神经发育的预后 ◀

近年来，日本富山大学发表了与京都大学灵长类研究所共同研究的结果，该研究将人类数据与黑猩猩和恒河猴前额叶的脑容量进行了比较。

不管是人类还是黑猩猩在乳幼儿期，前额叶皮质均迅速发育，但人类的发育速率更快。黑猩猩也像人类一样咧着嘴笑。但是，人类前额叶皮质的快速发育可能与获得交流和社交等能力有关，这有可能提示黑猩猩与人类之间在精神发育上的差异。

在高级别脑功能发育的关键时期，患有重症先天性心脏病的患儿会受到缺氧、血流动力学不稳定、休克等威胁，还必须要承受数次手术。我们通过 3D-MRI 测量了先天性心脏病患儿的脑容量，发现与正常儿童相比，前额叶特别是额叶的灰白质的容积明显减少（图 12-1）。

额叶灰白质的容量与 Bayley 婴幼儿发育检查中的评估发育指数密切相关。也就是说，额叶灰白质越小，发育越延迟。

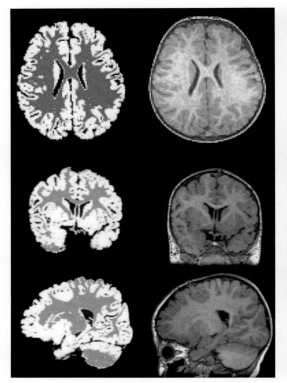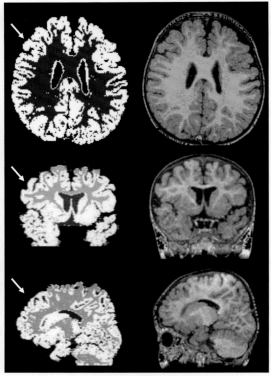

a：18 个月的正常儿　　　　　　　　　　　　　　b：18 个月的左心发育不良综合征患儿

与正常儿（a）相比，左心发育不良综合征患儿（b）以额叶为中心的大脑容量小。在我们的研究中发现特别是灰白质容量减少

图 12-1　正常儿和左心发育不良综合征患儿 18 个月时脑容量的比较

（引自 Watanabe K, et al.J Thorac Cardiovasc Surg，2009，137：146-153．）

还有通过脑容量与精神运动发育之间关系的研究，结果表明直到幼儿期持续低氧血症和血流动力学不稳定的单心室疾病患儿，和通过新生儿早期的手术改善了血流动力学的大动脉转位的患儿相比，大脑发育和神经精神发育迟缓（图 12-2、图 12-3）。

另外，我们参加了由费城、波士顿儿童医院等 25 家机构进行的国际合作研究。就 1996～2009 年新生儿期接受心脏手术的 1 718 人乳儿后期的神经发育进行了研究，发现在调查期间神经发育没有随着年龄的增长而改善。近年来手术效果有了明显提高，增加了神经发育预后不良这种高风险患儿生存的机会。

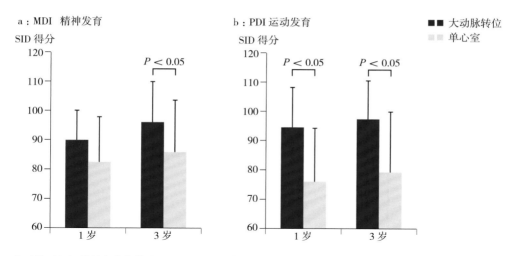

1 岁时的两组间精神发育指数（MDI）无差异，但 3 岁时 TGA 组趋于改善，与 SV 组间有显着差异。1 岁、3 岁时，TGA 组的运动发育指数（PDI）均明显高于单心室组

图 12-2　大动脉转位（TGA）和单心室疾病（SV）患儿 1 岁和 3 岁时发育评估的比较
（引自 Ibuki K, et al. J Thorac Cardiovasc Surg, 2012, 143: 1077-1085.）

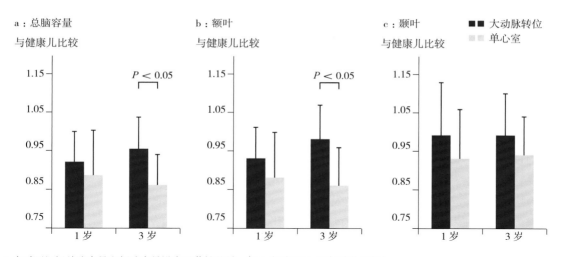

1 岁时两组间总脑容量和额叶容量没有显著性差异，但 3 岁时 TGA 组中则明显变大

图 12-3　大动脉转位（TGA）和单心室疾病（SV）患儿 1 岁和 3 岁时脑容量的比较
（引自 Ibuki K, et al.J Thorac Cardiovasc Surg, 2012, 143: 1077-1085.）

❱ 各年龄段的神经发育问题 ❰

那么，每个年龄段都会出现怎样的神经发育问题？

有报道指出，在新生儿期·胎儿期出现小头症、结构异常和脑室旁白质软化症（PVL），在围手术期（手术前后）出现 PVL 和抽搐，在乳幼儿期出现运动发育、语言发育迟缓，以及出生后会立即出现各种精神和心理问题（图 12-4）。从先天性心脏病患儿看到的神经发育和行为异常主要是语言发育障碍、视觉空间认知和注意力缺陷等与

PVL：
periventricular
leukomalacia

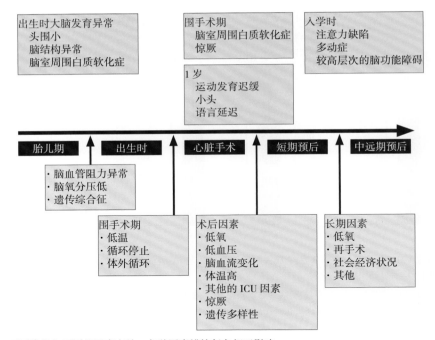

不同阶段与不同的因素有关，各种因素错综复杂相互影响

图 12-4　精神神经发育预后相关因素和可能导致的并发症
（引自 Wernovsky G. Cardiol Young, 2006（16 Suppl 1）：92-104.）

较高层次的脑功能障碍，这些在婴幼儿期很难预测，其中大多数将在入学后显现出来。

　　尽管在学龄期整体的智商（IQ）是一般水平，但从智力角度观察的话，因学习困难、注意力缺陷和多动症等行为异常，多数孩子需要特殊的学习支持（图 12-5）。特别是单心室疾病等 Fontan 手术后的病例，粗大运动和精细运动的发育迟缓、学习困难、语言障碍、注意力缺陷、多动症和较高层次的脑功能障碍者高达 40%～50%。还有在左心发育不良综合征中，观察到注意力缺陷或多动障碍者占到 30%、焦虑和抑郁倾向者高达 20%。普遍认为多数在学龄期因为学习困难、注意力缺陷和多动症等行为异常需要特殊的支持。

　　在青少年期中，来自波士顿儿童医院的 139 例大动脉转位术后长期随访数据显示，16 岁时，学习能力、注意力记忆、执行能力、视觉空间认知和社交认知低下的比例很高，2/3 接受了学习支持。此外，在这些青少年患者中，人们也担心大脑高级功能的问题，明显地表现出无法读懂对方的心理，不懂自己的感受，无法表达自己等这些情感缺失导致社会认知缺陷，导致不擅长处理人际关系。

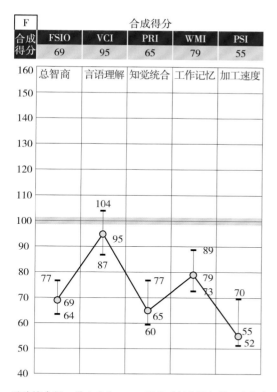
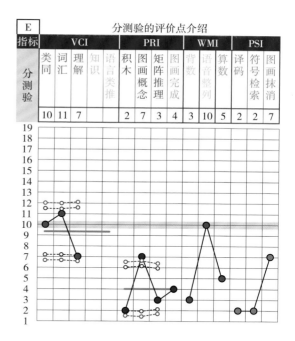

无脾综合征、单心室和 Glenn 手术后仍有缺氧的 7 岁儿童 WISC–IV 的结果。语言理解能力很好，但是视觉感知、对运动的反应能力和短期记忆力低下。发展状况极不平衡，优势和劣势显而易见。其患有学习障碍，正在有援助的班级上学

图 12-5　1 例患有特征性心脏病儿童的发育障碍

普遍认为因治疗长期不能上学和运动受限等也容易出现学业、生活上的问题，缺乏在学校的同伴关系的经验而难以与他人建立良好的关系。特别是严重的缺氧性疾病，是妨碍学校生活和自己独立生活的主要原因。还有多数显示出攻击性和反社会行为，焦虑、抑郁和自闭，尤其是年长的孩子这些行为更为突出。

此外，从青春期到成年期还会增加自闭和抑郁这些心理问题。

● 精神神经发育的影响因素 ●

那么是什么原因导致精神神经发育迟滞了呢？

目前认为，严重先天性心脏病患儿的精神神经发育与多种因素有关，如心脏病儿童特有的因素、围手术期因素和术后因素，并且各因素之间关系复杂、互相影响（图 12-4）。此外，养育环境、教育背景和就业状况、QOL 等社会背景、NYHA 严重程度也可能成为重要因素。

有学者指出，患有重度心脏病，特别是左心发育不良综合征和大动脉转位的新生儿患者，因胎儿时期脑血流障碍导致的大脑发育异常，在手术前就已经存在。还指出从胎儿期开始的脑血流量不足、

低脑氧分压阻碍了脑发育而导致小头症，低氧血症导致脑室周围白质软化症（PVL）等。

Masoller 等对 95 名诊断为先天性心脏病的胎儿在妊娠中期的脑血流量和大脑大小进行了评估，提示患有先天性心脏病的胎儿脑部血管抵抗力低下、头围小。左心室流出道狭窄和完全大动脉转位等胎儿期脑部血氧浓度低的疾患中比较明显。对于完全性大动脉转位、单心室和左心发育不良综合征，通过让脑血管阻力下降来达到维持脑血流量的效果，起到脑保护作用，但还是担心控制不好导致脑血流量减少和大脑发育障碍。

2013 年 Anastasia 等报道，对 120 例先天性心脏病新生儿进行了术前 MRI 检查，结果发现其中 41% 的婴儿有梗塞和白质损害等一些颅内病变。还有大脑成熟迟滞，容易引起大脑发育不成熟程度的大脑损伤。

这是因为大脑的白质很脆弱，很容易发生脑室周围白质软化症（PVL）。可以说大多数患有严重心脏病的孩子出生时有脑部细微的发育异常。而且在大脑发育的最重要时期承受着各种各样的考验（图 12-4）。

神经发育预后的展望

我们应该如何干预这些孩子？ 2012 年美国心脏协会为了减轻先天性心脏病患儿上学后明显的学习障碍、适应障碍和行为异常，发表了从早期开始评估发育障碍，并根据病情程度进行了分层，按照规定的步骤（表 12-1）实施适当的康复和治疗干预的建议。其中不仅列举了在新生儿期·婴儿期需要进行心脏手术的左心发育不良综合征、

表 12-1　先天性心脏病患儿发育障碍的危险因素

1	新生儿期·婴儿期需要进行开胸手术的疾病 左心发育不良综合征、主动脉离断、大动脉转位、肺静脉反流异常等
2	发绀性心脏病（新生儿期·婴儿期的分流术等姑息性手术……） 法洛四联症、肺动脉闭锁、三尖瓣闭锁、埃布斯坦畸形等
3	心脏病以外的危险因素 3.1 早产 3.2 婴儿期明显的发育障碍 3.3 染色体·基因异常，各种综合征 3.4 辅助循环史（ECMO 或 VAD） 3.5 心脏移植 3.6 心肺复苏史 3.7 长期住院 3.8 围手术期惊厥 3.9 脑影像学检查异常发现和小头症

主动脉离断、大动脉转位、肺静脉反流异常等疾病，还列举了在新生儿期·婴儿期需要做分流术等姑息性手术的发绀性心脏病等危险因素。在日本目前没有针对这些先天性心脏病患儿统一的发育评估或干预计划，主治医生根据需要对个别患者进行发育评估等。

在日本富山大学为了早期发现发育异常并将予以恰当的支援，从出生后 6 个月开始提供心理发展的支持。特别是对患有单心室等严重心脏疾病的患儿，无论患儿本身或母亲是否有心理发育问题，都会通过发育检查来进行发育的支持，然后定期随访发育情况（图 12-6）。对于 3 岁半之前的婴幼儿发育评估，引进了 Bayley 婴儿发育量表，它把孩子的发育情况从认知、接受语言、表达语言、精细运动、粗大运动、适应行为和社交情感等方面全方位进行详细记录，是一个非常全面的检查量表（图 12-7）。可以早期发现轻微的发育迟缓和发育偏差，客观地反馈给监护人。提出促进下一个发育阶段的游戏方案，以及日常生活中的注意要点。在入学前采用韦氏儿童智力量表（WISC）对所有患者进行智力测试。如果发现整体智力发育迟滞和偏差问题，心理学人员就可以根据孩子的个性和发育的情况定期进行干预。另外，在校期间的相关问题也可以通过监护人向学校提供建议，因此认为对学校、家庭、个人之间的合作是有用的。青春期的心理问题和许多因素有关，因此心理咨询、社交技能培训等援助是非常重要的。对疾病的承认和理解，积极寻求适合自己的未来是预防精神心理问题的最好措施。为了早期识别发育异常并予以支持，心理发展筛查后的随访是非常重要的。希望将来能够制定出与日本医疗体制实际情况相符的发育评估指南，并建立相应的援助制度。

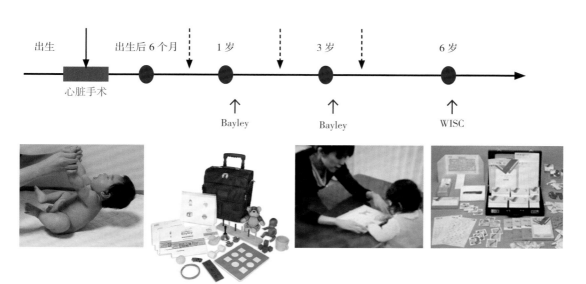

图 12-6 富山大学的发育检查时间表（大纲）

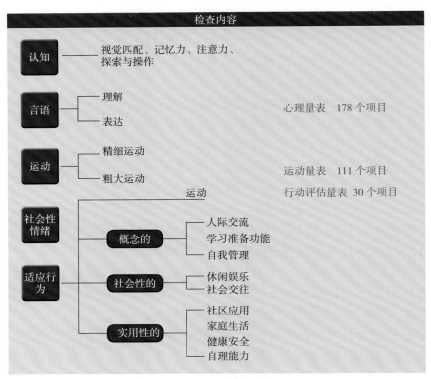

图 12-7　Bayley 婴幼儿发育检查

参考文献

[1] SAKAI T, MIKAMI A, TOMONAGA M, et al. Differential prefrontal white matter development in chimpanzees and humans[J]. Curr Biol, 2011, 21: 1397–1402.

[2] WATANABE K, MATSUI M, MATSUZAWA J, et al. Impaired neuroanatomical development in infants with congenital heart disease[J]. J Thorac Cardiovasc Surg, 2009, 137: 146–153.

[3] IBUKI K, WATANABE K, YOSHIMURA N, et al. The improvement of hypoxia correlates with neuroanatomical and developmental outcomes; Comparison of mid–term outcomes in infants with TGA or SV physiology[J]. J Thorac Cardiovasc Surg, 2012, 143: 1077–1085.

[4] GAYNOR JW, STOPP C, WYPIJ D, et al. Early neurodevelopmental outcomes after cardiac surgery in infancy: A Multi–center Retrospective Analysis of 1 718 Patients[J]. Pediatrics, 2015, 135: 816–825.

[5] WERNOVSKY G. Current insights regarding neurological and developmental abnormalities in children and young adults with complex congenital heart disease[J]. Cardiol Young, 2006, 16 Supp ll: 92–104.

[6] MASOLLER N, MARTINEZ JM, GOMEZ O, et al. Evidence of second–trimester changes in head biometry and brain perfusion in fetuses with congenital heart disease[J]. Ultrasound Obstet Gynecol, 2014, 44: 182–187.

[7] DIMITROPOULOS A, MCQUILLEN P, Sethi V, et al. Brain injury and development in newborns with critical congenital heart disease[J]. Neurology, 2013, 81: 241–248.

[8] MARINO BS, LIPKIN PH, NEWBURGER JW, et al. Neurodevelopmental outcomes in children with congenital heart disease: evaluation and management. a scientific statement from the American Heart Association[J]. Circulation, 2012, 126: 1143–1172.

[9] 松崎多千代，松井三枝，中澤 潤，ほか. 先天性心疾患児の発達評価としての Bayley 乳幼児発達評価検査（第 2 版）導入の試み [J]. 脳と発達, 2008, 40: 308–312.

附录　　**家属告知**

向家属谈话解释

金 基成
（神奈川县儿童医疗中心心内科）

- 介绍在神奈川县儿童医疗中心就典型疾病咨询时提供给患儿家属的资料。
- 将使用正常心脏模式图（第393页）和疾病示意图进行说明。
- 护士和社会福祉人员根据需要提供福利制度和患者协会等信息。
- 除了各个疾病的内容以外，就以下内容要对所有患儿家属进行说明解释。

1. 胎儿诊断的目的

如果胎儿期无法诊断，在出生后新生儿情况出现恶化，需要紧急送往可以治疗新生儿疾病的医院。在搬运过程中新生儿状况有时会进一步恶化，有时不能承受转运。此外，因患儿状态差，必须在有限的时间内作出正确诊断，并确立手术等的治疗方案。

作为父母也必须在有限的时间内了解婴儿的疾病，并同意接受手术等治疗。母亲和婴儿在不同的医院住院，因此母亲既无法见到婴儿，也听不到主治医生的谈话。这对于刚分娩的母亲来说是一件非常痛苦的事情。

如果出胎儿期能够诊断，在出生前就可以了解胎儿的状况和疾病，可以在充分说明和准备的同时等待分娩。母亲和婴儿在同一家医院住院，所以她们可以经常见面。为了使患有严重心脏病的婴儿出生后得到充分的治疗，胎儿诊断是非常重要且必不可少的。

2. 胎儿诊断的准确性

一般认为，如果是重症，出生后立即发病的心脏病易于诊断，而轻者出生后不会马上发病的心脏病，如室间隔缺损等就难以诊断。但是，有些严重的心脏病也很难诊断。例如，肺静脉异常（肺静脉反流异常等）、主动脉弓异常（主动脉狭窄等）。换句话说，胎儿诊断的准确性取决于心脏病的类型。还有，在从胎儿循环到新生儿循环的重大变化过程中，心脏病的严重程度有时也会变化。尤其是重症程度容易变化的疾病（瓣膜反流、瓣膜狭窄等）很难准确预测出生后的变化。虽然病名诊断可以比较正确，但是很难正确地预测严重程度。如上所述，胎儿诊断的主要目的是为出生后做准备。因此，并不是追求诊断的完整性，正如台风预期的范围一样是为了在一定范围内预测出生后的病程和病情，不管在任何情况下都能进行适当的处理，从而进行充分准备。并且设定病情为最严重的情况进行准备。

3. 关于胎儿循环

胎儿在羊水中，通过胎盘输送各种营养物质而生存。出生时离开母亲，将在空气中独立生活。也就是说，胎儿在短时间内完成了地球上的生物需用数十亿年才能获得的进化过程。为了适应这些变化，在胎儿出生后的短时间内胎儿循环发生了显著的变化。

呼吸：胎儿在子宫内不呼吸，而出生后才开始呼吸。

胎盘：在子宫内通过胎盘输送营养物质、氧气和代谢产物，但在出生后胎盘脱落，肺、肾和胃肠道开始工作。

动脉导管：在子宫内动脉导管是开放的，在血液从右心室流向下半身方面起重要作用。通过许多作用机制使动脉导管保持畅通，其中最重要的是胎盘产生一种大量的称为前列腺素的物质。因出生后胎盘脱落，前列腺素分泌减少，所以动脉导管将在出生后 1～2 天内自然闭合。

卵圆孔：胎盘中富含氧气的血液是从胎儿脐带经过肝脏进入右心房。左右心房之间的房间隔中有一个缝隙（卵圆孔），富含氧气的血液优先流向左心房，多数流向包括大脑在内的上半身。因此，卵圆孔是从右心房凸向左心房的。

肺循环：胎儿在子宫中，肺小而致密。因此，肺动脉收缩，仅有少量血液流动。出生后，肺部迅速张开，肺动脉也扩张，便于血液流动。

4. 关于基础疾病

（高度怀疑某种疾病时进行说明）

部分心脏病患儿有时还合并心脏病以外其他器官的异常和全身性疾病（染色体异常等）。您孩子现阶段未发现心脏之外明显的异常，但是有时也有超声检查不能发现的一些异常，因此出生后有必要进一步检查确认是否有这些异常。

5. 未来计划

就孕期的随访时间、对复杂的心脏畸形要反复说明、分娩方案、出生后的病房、诊疗体制、一般住院时间等一一进行解释。

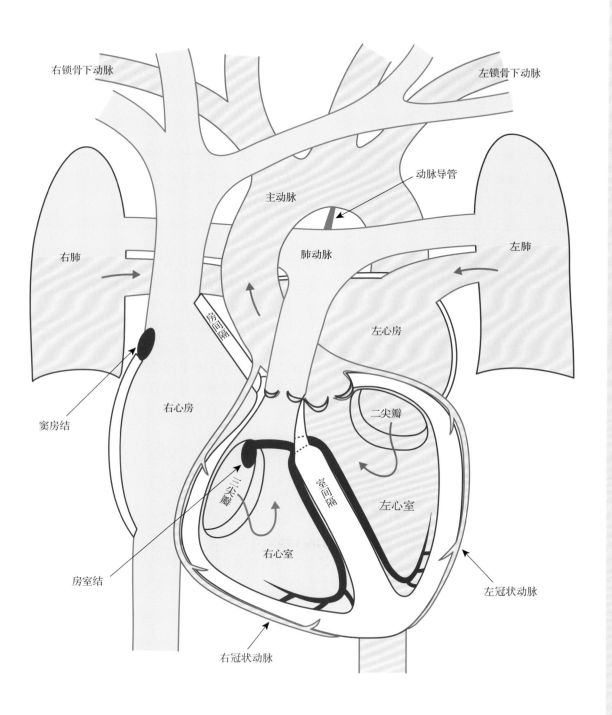

右锁骨下动脉

左锁骨下动脉

动脉导管

主动脉

肺动脉

右肺

左肺

房间隔

左心房

右心房

窦房结

二尖瓣

三尖瓣

室间隔

左心室

房室结

右心室

左冠状动脉

右冠状动脉

⬤ 无脾综合征

这是对无脾综合征・单心室・轻度肺动脉狭窄・严重肺静脉狭窄病例的解释。

胎儿心脏超声所见

1）没有心房间隔（单心房）。

2）没有心室间隔（单心室）。

3）只有一个房室瓣（共同房室瓣）。房室瓣轻度反流。

4）肺动脉比主动脉稍细（轻度肺动脉狭窄）。左、右肺动脉大小均等，连在一起。

5）4支肺静脉汇合到共同肺静脉腔中，出共同肺静脉腔的垂直静脉向上流入无名静脉。
流入口非常狭窄（肺静脉反流异常心上型、肺静脉狭窄）。

从上述复杂的心脏异常看，可以考虑无脾综合征。通常体内只有一个器官的如心脏、胃、肝、脾这些器官的位置是固定的。基本上心脏在左边，胃在左边，肝在右边，脾在左边。这些器官是在胚胎发育第 4～5 周分化形成，但在此之前，首先要确定身体的左右侧。这种左右确定的异常称为内脏转位综合征，其中将身体两侧都变成右侧形态（右侧异构）的状态称为无脾综合征。

无脾综合征因为没有本该是左侧结构的脾，因此增加了严重感染的风险。出生后预防感染（接种疫苗，发热时及早就诊）很重要。还必须注意心律不齐和胃肠道异常（肠旋转异常导致肠梗阻）。

▌出生后症状

出生后症状取决于肺动脉・肺静脉狭窄的程度。

■ 发绀（低氧血症）：动脉中的含氧量低（皮肤颜色发黑）

在心房和心室中混合有动脉血和静脉血，因此血液流到全身的动脉血中的血氧浓度会降低。发绀也像严重肺动脉狭窄那样严重。

■ 肺淤血

预测您的孩子肺静脉狭窄会很严重。因为肺淤血出生后马上可以看到严重呼吸困难和重度的低氧血症，推测病情时刻都会恶化。

▌治疗

外科手术：经历 3 次手术才能做 Fontan 手术。

（1）新生儿期（可能在出生当天）：缓解肺静脉狭窄（首选通过导管放置支架。否则将考虑外科手术修复）。

如果有轻度肺动脉狭窄，会同时进行肺动脉环束术，以减少流向肺的血液。

（2）出生后 3～4 个月：上腔静脉肺动脉吻合术（双向 Glen 手术）。

（3）出生后 1～2 岁：下腔静脉肺动脉吻合术（Fontan 手术）。

▌手术效果

患有无脾综合征合并复杂性心脏病的手术难度非常大，能够手术的医疗机构 / 外科医生的数量有限，但是近年来手术的成功率明显改善。有报道，无脾综合征病例的一半以上可达到根治性手术。

但目前现状是，对严重肺静脉狭窄者，出生后立即进行手术的风险很高，可以想象手术和术后治疗都很困难，治疗效果并不理想。

对您的孩子来讲哪种治疗是最佳选择，这是我们和孩子的父母要共同考虑的。另外，如果父母强烈希望挽救孩子的生命的话，我们将尽力而为。

▌远期预后

Fontan 手术后，其形态与正常心脏完全不同，但动脉血和静脉血会彻底分开，故低氧血症消失。要定期到医院随访，以维持健康的生活。随访观察很重要。

因为使用了人造血管，所以必须持续服用预防血栓的药物。

10 年或 20 年后可能会发生心律不齐和心力衰竭。可通过心脏导管检查和门诊超声检查进行随访观察。

也有可能就学、就业、结婚。

建议适度运动以保持血液循环。

▌未来的计划

关于孩子的治疗，希望在充分准备下进行治疗的话，建议考虑剖宫产进行分娩。具体安排由产科医生详细说明。

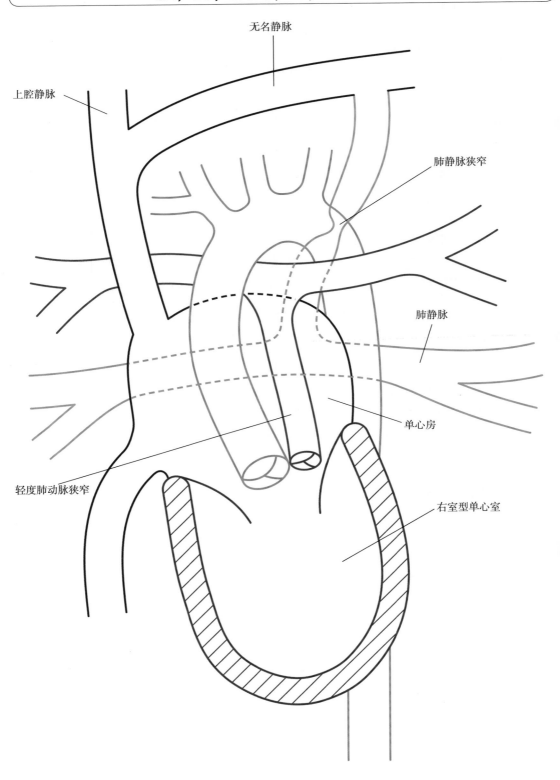

无名静脉

上腔静脉

肺静脉狭窄

肺静脉

单心房

轻度肺动脉狭窄

右室型单心室

● 多脾综合征

这是对主动脉缩窄且无肺动脉狭窄病例的解释。

胎儿心脏超声检查所见（胎儿诊断）

1）胃泡向右，心脏向左（内脏心房错位）。

2）无下腔静脉，下半身回流的静脉血通过半奇静脉流入左上腔静脉（下腔静脉缺损，半奇静脉连接）。

3）心房间隔缺失（单心房）。

4）部分心室间隔缺损。二尖瓣和三尖瓣是一个瓣膜（总称房室隔缺损）。

5）右心室小于左心室（右心室发育不良）。

6）主动脉弓处有狭窄（主动脉狭窄）。

从心脏·血管的形态异常、腹部脏器的位置组成看，可以考虑多脾综合征。此综合征又称为左侧异构综合征，在身体形成过程中没有正确决定左右引起的。

多脾综合征有时合并缓慢性心律失常。必须刺激传导系统（窦房结，房室结，房室束）才会产生规则的脉搏。在多脾综合征中，因刺激传导系统发育不良，有时会出现脉搏变慢。有窦房结的功能欠佳（窦房结功能不全）、房室结到房室束的传导功能欠佳（房室传导阻滞）。由窦房结功能不全引起的心动过缓是逐渐加重的，而房室传导阻滞引起的心动过缓有时是突然出现并恶化的。

另外，多脾综合征有时还合并心脏以外的其他疾病。

（1）合并胆道闭锁：约占 10%。

（2）合并肠道旋转不良：约占 10%。肠道旋转异常有时会引起肠扭转。肠扭转是引起肠梗阻和呕吐的原因。

到目前为止，您的孩子没有缓慢性心律失常。胎儿期也没有诊断为胆道闭锁和肠道旋转异常。但今后在这些方面要注意随访。

▌出生后症状

出生后随着时间的推移可能会发生以下的变化。

■ 主动脉瓣狭窄引起的症状

当胎盘中产生的大量的前列腺素浓度降低时，动脉导管闭合。一旦动脉导管闭合，流向机体的血液会减少，全身各器官的功能会降低（多器官衰竭，动脉导管性休克）。时间早的话半天之内，晚的话几天之内就会发生这些变化。

■ 房间隔缺损引起的症状

肺动脉扩张，流向肺部的血流增加。流向肺部血流过多会导致呼吸困难（呼吸急促，呼吸窘迫）。另外，随着肺血流量的增加，体循环血流量减少，从而流向肾、肠道等器官的血流量减少，进一步导致尿量减少（肾衰竭）和便血（坏死性肠炎）。可能会在1周内发生这些变化。

治疗

■ 内科治疗

1. 前列腺素静脉滴注

用于阻止动脉导管的闭合。

2. 氮气低氧疗法

为了控制肺血流量不过度增加，在空气中注入氮气进行换气来降低氧浓度。

3. 抗心力衰竭治疗

给予利尿剂和强心剂等。

■ 外科治疗

根据出生后的评估决定治疗方案，现阶段预计会采取以下流程。

1. 新生儿期的手术

主动脉弓扩张术（锁骨下动脉皮瓣手术）+肺动脉环束术（出生后数天内）使用左臂上的动脉扩大主动脉弓，同时用细绳拉紧肺动脉使之缩小范围。

如果一切顺利的话，术后2周至1个月可以出院。

2. 出生后3～6个月

Glenn（TCPS）手术：将上腔静脉和肺动脉连接。
DKS手术：将主动脉和肺动脉合并为一个血管。

3. 出生后1～2岁

Fontan手术：用人造血管连接肝静脉和肺动脉。
起搏器植入术：心动过缓进一步恶化时进行。

远期预后

Fontan 手术后，其形态与正常心脏完全不同，但动脉血和静脉血会彻底分开，故低氧血症消失。为了维持健康的生活，要定期到医院随访。随访观察很重要。

因为使用了人造血管，所以必须持续服用预防血栓的药物。

10 年或 20 年后有可能会发生心律不齐和心力衰竭。可通过心脏导管检查和门诊超声检查进行随访观察。

也有可能就学、就业、结婚。

建议适度运动以保持血液循环。

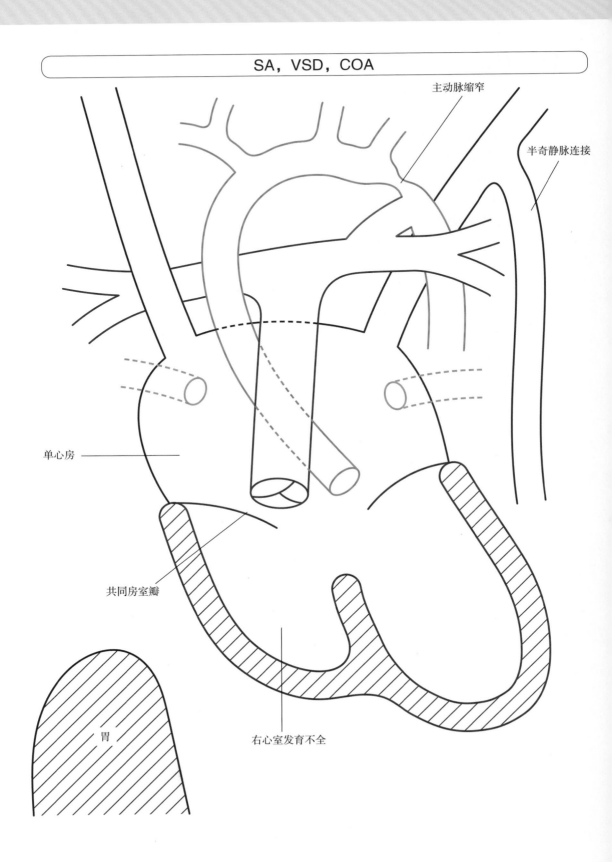

SA, VSD, COA

主动脉缩窄

半奇静脉连接

单心房

共同房室瓣

右心室发育不全

胃

● 房室隔缺损

1）左右心中间的分隔上有间隙。
2）心房和心室之间的房室瓣是一个瓣（共同房室瓣）。
　1）和2）组合成为房室隔缺损或心内膜垫缺损。

▎出生后症状

（1）心力衰竭：四肢发冷，尿量少，肝大。
（2）呼吸障碍：呼吸道症状（呼吸急促，呼吸困难）。

因为流向肺部的血流量过多，所以呼吸困难。另外，从肺回流的大量血液，导致心脏负担加重。随着时间的推移，肺血流量增加，呼吸系统症状也会日渐加重。另外，一旦患有感冒等呼吸道感染，可能会迅速恶化，有时可能需要人工呼吸。

▎治疗

■ 内科治疗

服用利尿剂、血管扩张剂等。

■ 外科治疗

心内膜垫修复术（房间隔、室间隔的补片修补。将共同房室瓣分为两个）。在我院通常是在出生后半年内进行。

手术后，和正常人一样具有同样的血液流向，可以预期其预后和运动能力将与无心脏病的人相同。术后有可能残存房室瓣反流，需要进行随访。

如果由于某种原因难以立即进行心内膜垫修复，则可以先进行"肺动脉环束术"以减少流向肺部的血流量，等孩子长大后再进行心内膜修复术。

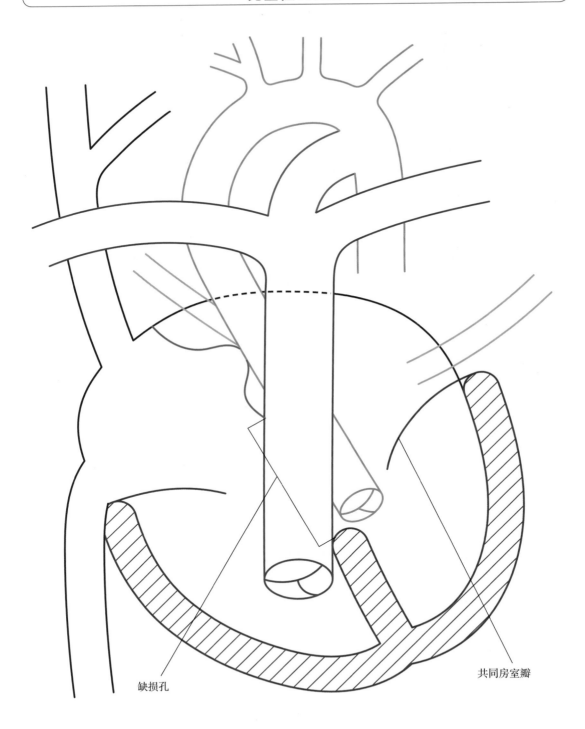

缺损孔

共同房室瓣

● 左心发育不良综合征

这是对伴有二尖瓣闭锁·主动脉瓣闭锁、典型的左心发育不良综合征病例的解释。按照神奈川县儿童医学中心的治疗方案进行解释，因医疗机构不同治疗方案会有所不同。

> **胎儿心脏超声所见**
>
> 1）胎儿左心室非常小。
> 2）二尖瓣、主动脉瓣闭锁。
> 3）升主动脉很细，血流逆行。

▌胎儿诊断 │ 左心发育不良综合征（二尖瓣闭锁，主动脉瓣闭锁）

部分心脏病患儿有时会合并心脏以外的其他器官疾病、染色体异常和畸形综合征。左心发育不良综合征的手术是高难手术，当合并染色体异常和心脏以外的严重疾病时，有时就无法手术。

到目前为止，胎儿超声检查未见上述的异常，但也有胎儿超声检查难以发现的异常，所以出生后有必要进一步检查确认这些异常的有无。

▌出生后症状

（1）刚出生的新生儿看上去很健康，没有任何症状。但也可能皮肤有些发白和发凉。

（2）出生后随时间的推移会发生以下变化。

- 当胎盘中产生的大量前列腺素的浓度降低时，动脉导管闭合。一旦动脉导管闭合，流向全身的血液会减少，导致整个身体的器官功能低下（多器官衰竭，动脉导管性休克）。早者半天之内、晚者几天之内会发生这种变化。

- 肺动脉扩张，增加了流向肺部的血流。流向肺部血流过多会导致呼吸困难（呼吸急促，呼吸窘迫）。另外，随着肺血流量的增加，体循环血流量减少，从而流向肾、肠道等器官的血流量减少，进一步导致尿量减少（肾衰竭）和便血（坏死性肠炎）。数天内可能会出现这些变化。

▌治疗

■ 内科治疗

1. 前列腺素静脉滴注

用于阻止动脉导管的闭合。但问题在于前列腺素有时会开放肺部的血管。

2. 低氧治疗（头箱，氮气）

要控制肺部血流量，使用降低氧气浓度的气体进行通气。有用箱（headbox）罩住新生儿的上半身的方法，和在空气中混合氮气来降低氧气浓度的方法。

3. 抗心力衰竭药物

予以利尿剂和强心剂等。必要时给予人工呼吸。

■ 外科治疗

（1）在新生儿期，首先要进行双侧肺动脉环束术以缩小左右肺动脉，减少肺血流量，然后继续静脉滴注前列腺素阻止动脉导管闭合。

（2）Norwood · Glenn 手术（出生后 3 ～ 4 个月）。

Norwood 手术：将肺主动脉和狭窄的升主动脉吻合以形成新的主动脉。

双向 Glenn 手术：将上腔静脉与肺动脉相连。

（3）Fontan 手术（出生后 1 岁左右）：用人造血管连接下腔静脉和肺动脉。

在先天性心脏病的手术中，Norwood 手术是最难的手术，并且能够进行手术的医疗机构/外科医生非常有限。但是，最近小儿心血管科/心脏外科有了惊人的发展，在日本 Norwood 手术的成功率也在逐年提高。虽然 Norwood 手术的技术难度和达到 Fontan 手术的条件有时是困难的，但是在我院完成 Fontan 手术后能够长大的可能性为 70% ～ 80%。

维持动脉导管的同时，很难等待孩子 3 ～ 4 个月的情况下，当时就进行 Norwood 手术，而在 3 ～ 4 个月时进行 Glenn 手术。这和一次完成 Norwood · Glenn 手术相比，风险要高一些。

▌预后

Fontan 手术是仅用一个心室（右心室）生存下来的手术，担心的问题是它能否耐受长期使用。今后需要长期随访。具体而言，是因心室和瓣膜功能恶化引起的心力衰竭、顽固性心律不齐等问题。还有就是手术中使用了人造血管，故有必要持续使用预防血栓的药物。

如果上述问题不发生的话，Fontan 手术后，可以期待与普通孩子一样成长发育。关于精神智力发展，目前的现状是有些孩子没有大问题，而有些孩子发育迟滞。

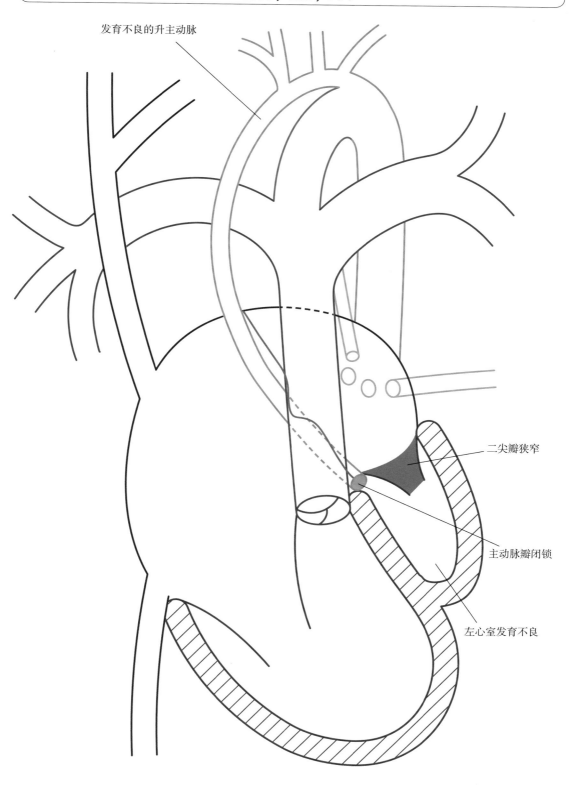

发育不良的升主动脉

二尖瓣狭窄

主动脉瓣闭锁

左心室发育不良

● 重度主动脉瓣狭窄

这是对伴有严重左心功能不全和心内膜弹力纤维增生症的病例的解释。

胎儿心脏超声检查所见（胎儿诊断）

1）主动脉瓣肥厚，开合非常差（重度主动脉瓣狭窄）。
2）左心室收缩力非常差（左室功能重度低下）。
3）左室心内膜增厚、硬化（心内膜弹力纤维增生症）。

如上所见，可以认为在刚出生时左心室无功能，由右心室维持体循环·肺循环的血流状态。

▌出生后症状

因为在子宫中不使用肺，所以胎儿的状况稳定。出生后，动脉导管处于开放状态期间，预计从右心室流出的血流将维持全身循环，但是一旦动脉导管闭合，则流向全身的血液会出现不足（脉搏缓慢）处于危险状态。

▌治疗

最终目标有两个：①双室循环（和正常一样的血液循环）；②单心室循环（不使用左心室，仅考虑右心室来调整血流的"Fontan手术"为最终的手术）。

是否建立双心室循环取决于左心室的功能和主动脉的形态。您孩子的情况，因当初出生时左心室功能不好，预计不会建立双心室循环，但通过主动脉瓣膜的治疗，减轻左心室的负担，也有可能能够建立双心室循环。尽快进行主动脉瓣的治疗对左心室功能的恢复是有利的。出生后将立即进行主动脉瓣球囊扩张术（通过减轻左心室负担促使左心室功能恢复）。手术后，通过静脉滴注前列腺素维持动脉导管（确保从右心室到全身的血流），如果肺血流量过多，则进行双侧肺动脉环束术以控制肺血流量。

在数周至数个月后，如果判断双心室循环有可能的话，为了完成目标需要进行必要的手术。如果考虑双心室循环困难的话，用以下的手术方法争取单心室循环。①Norwood·Glenn手术（出生后3～4个月）：Norwood手术，将肺主动脉和狭窄的升主动脉吻合以形成新的主动脉；双向Glenn手术，上腔静脉与肺动脉相连。②Fontan手术（出生后1岁左右）：用人造血管连接下腔静脉和肺动脉。

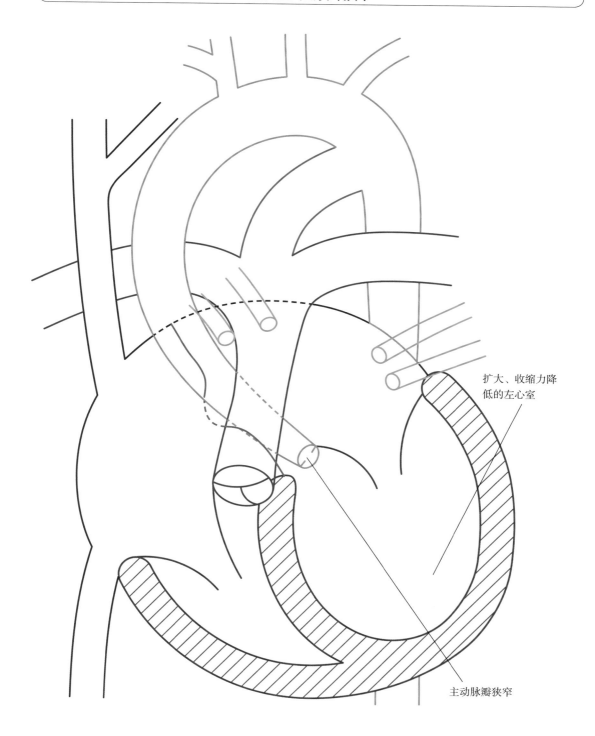

扩大、收缩力降
低的左心室

主动脉瓣狭窄

单纯肺动脉闭锁

这是对修复双心室的可能性很高的单纯肺动脉闭锁病例的解释。

胎儿心脏超声检查所见

1）三尖瓣有严重的反流。

2）右心室小。

3）未见右心室到肺动脉的血流。

4）可以看到血液通过动脉导管从主动脉流向肺动脉。

▌胎儿诊断 │ 单纯肺动脉闭锁

▌症状

发绀（低氧血症）。原因包括：①在心脏里动脉血（含氧量高的血液）和静脉血（含氧量低的血液）混合在一起；②流向肺部的血液较少，可以携带的氧气也较少。

由于①的原因出生后会立即出现轻度低氧血症。通常半天到数天内动脉导管闭合。血液流入肺部的唯一途径动脉导管一旦闭合的话，流向肺部的血液会减少，由于②的原因会导致重度低氧血症。

▌治疗

1. 静脉滴注前列腺素

用于阻止动脉导管闭合。但是如果动脉导管过度开放，流向肺部的血液过多，有可能会导致心力衰竭、呼吸衰竭，因此要调整剂量。其不良反应包括呼吸暂停、肺出血、消化道出血，特别是早产儿更容易发生。

2. 随后的治疗方法取决于右心室的大小

当右心室大的情况下：用导管或手术扩张肺动脉。在这种情况下，我们的目标是双心室循环（与正常循环相同）。

当右心室小的情况下：通过3次手术消除发绀。第一次：用人造血管连接肺动脉和主动脉的手术，即 BT 分流手术（出生后2～4周）。第二次：连接上腔静脉和肺动脉的手术，即双向 Glenn 手术（出生后3～4个月）。第三次：用人造血管连接下腔静脉和肺动脉的手术，即 Fontan 手术（出生后1～2岁）。

现阶段，我们认为有可能进行双心室修复（与正常血流相同）。在这个过程中有可能需要额外的手术。在孩子出生后再说明长期治疗方案。

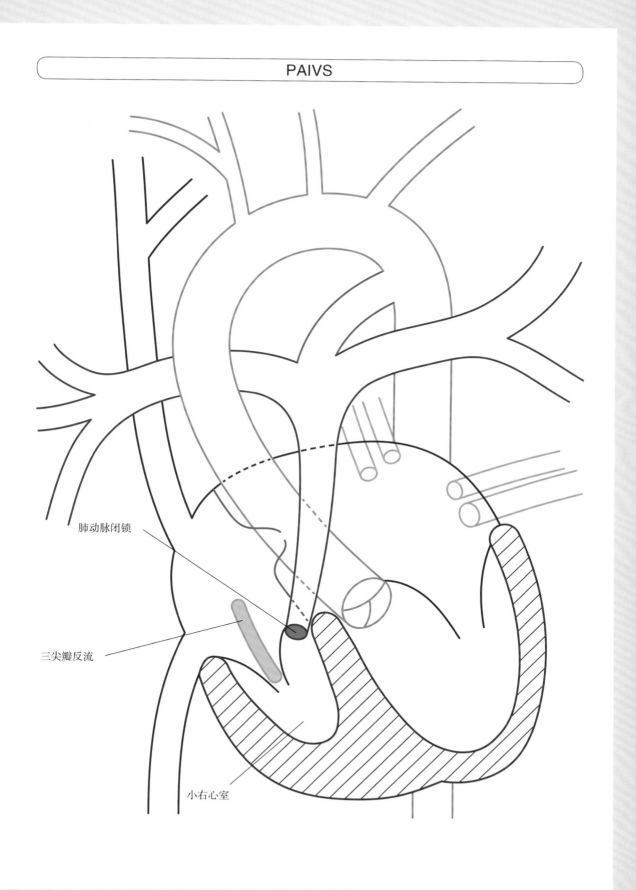

肺动脉闭锁

三尖瓣反流

小右心室

三尖瓣闭锁①

这是对三尖瓣闭锁（Ⅰb型）病例的解释。

1）右心室小，右室壁肥厚。
2）三尖瓣闭锁。
3）肺动脉狭窄。
4）动脉导管中的血流从主动脉反向流入到肺动脉。

胎儿诊断 | 三尖瓣闭锁（Ⅰb型）

出生后症状

发绀（低氧血症）。原因包括：①在心脏里动脉血（含氧量高的血液）和静脉血（含氧量低的血液）混合在一起；②流向肺部的血液较少，可携带的氧气也较少。

由于①的原因出生后立即会出现轻度低氧血症。通常在半天到数天内动脉导管闭合。血液流入肺部的唯一途径动脉导管一旦闭合的话，流向肺部的血液会减少，由于②的原因会导致重度低氧血症。

治疗

（1）静脉滴注前列腺素：用于阻止动脉导管闭合。但是如果动脉导管过度开放，流向肺部的血液过多，有可能会导致心力衰竭、呼吸衰竭，因此要调整剂量。其不良反应包括呼吸暂停、肺出血、胃肠道出血，特别是早产儿中更容易发生。

（2）通过3次手术消除发绀：第一次，用人造血管连接肺动脉和主动脉的手术，即BT分流手术（出生后2～4周）；第二次，连接上腔静脉和肺动脉的手术，即双向Glenn手术（出生后3～4个月）；第三次，用人造血管连接下腔静脉和肺动脉的手术，即Fontan手术（出生后1～2岁）。

远期预后

Fontan手术后，其形态与正常心脏完全不同，但动脉血和静脉血会彻底分开，故低氧血症消失。要定期到医院随访，以维持健康的生活。随访观察很重要。因为使用了人造血管，所以必须持续服用预防血栓的药物。10年或20年后可能会发生心律不齐和心力衰竭。要通过心脏导管检查和门诊超声检查等进行随访观察。也有可能就学、就业、结婚。至于妊娠分娩报道不多，若状态良好的话，也有可能。建议适度运动以保持血液循环。

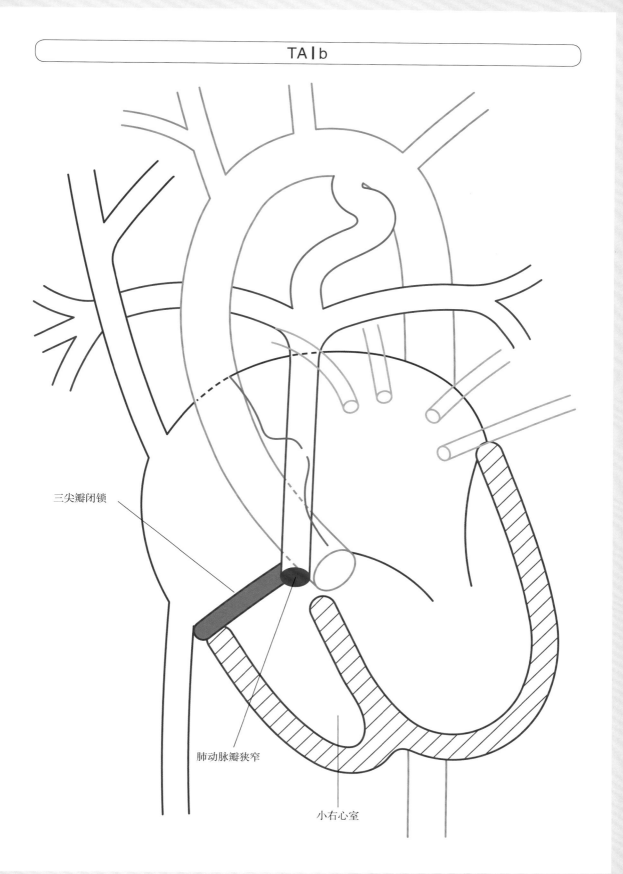

三尖瓣闭锁

肺动脉瓣狭窄

小右心室

三尖瓣闭锁②

这是对三尖瓣闭锁（Ⅰc型）病例的解释。

胎儿心脏超声检查所见

1）右心室小。
2）三尖瓣闭锁。
3）室间隔上有孔隙。
4）肺动脉不细。

胎儿诊断 | 三尖瓣闭锁（Ⅰc型）

出生后症状

刚出生的新生儿看上去很健康，没有任何症状。但也可能皮肤有些发白和发凉。

出生后随着时间推移会发生以下变化。肺动脉扩张，增加了流向肺部的血流。流向肺部血流过多时会导致呼吸困难（呼吸急促，呼吸窘迫）。另外，随着肺血流量的增加，体循环血流量减少，继而流向肾、肠道等器官的血流量减少，进一步导致尿量减少（肾衰竭）和便血（坏死性肠炎）。可能会在1周内引起这些变化。

正常情况下动脉导管会自然闭合，如果动脉导管没有闭合的话，这些症状会更早出现并且很重。有必要确认动脉导管闭合情况。

治疗

（1）内科治疗：①抗心力衰竭治疗，予以利尿药和强心药；②低氧治疗，为了控制肺内的血流量以免增加太多，使其吸入氮气与空气混合后的气体来降低氧气浓度。

（2）外科治疗：①肺动脉环束术（出生1周内）；②双向Glenn手术（出生后3～4个月），连接上腔静脉和肺动脉；③Fontan手术（出生后1～2岁），用人造血管连接下腔静脉和肺动脉。

远期预后

Fontan手术后，其形态与正常心脏完全不同，但动脉血和静脉血会彻底分开，故低氧血症消失。要定期到医院随访，以维持健康的生活。随访观察很重要。因为使用了人造血管，所以必须持续服用预防血栓的药物。10年或20年后可能会发生心律不齐和心力衰竭。要通过心脏导管检查和门诊超声检查等进行随访观察。也有可能就学、就业、结婚。至于妊娠分娩报道不多，若状态良好的话，也有可能。建议适度运动以保持血液循环。

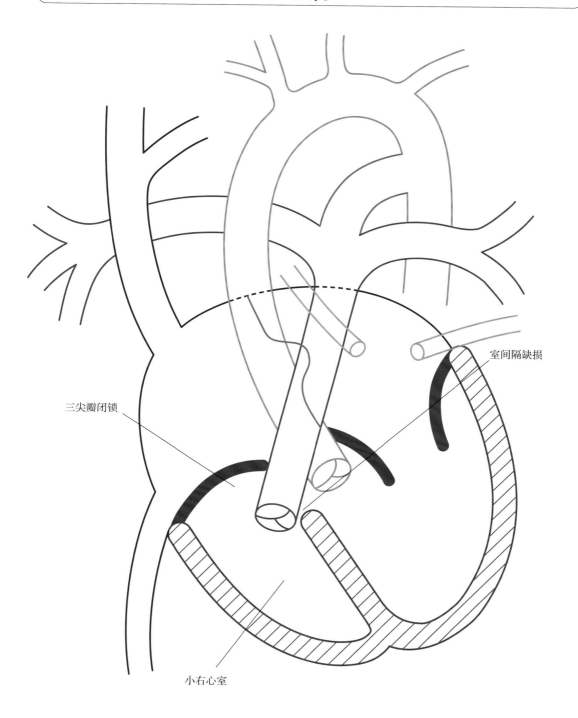

三尖瓣闭锁

室间隔缺损

小右心室

三尖瓣闭锁③

这是对伴有主动脉缩窄的三尖瓣闭锁（Ⅱc 型）病例的解释。

胎儿心脏超声检查所见

1）右心室小。

2）三尖瓣闭锁。

3）室间隔上有孔隙。

4）肺动脉从增大的左室出来。

5）主动脉从小的右室出来。

6）主动脉弓细。

胎儿诊断 | 三尖瓣关闭（ⅡC 型），主动脉缩窄

出生后症状

刚出生的新生儿看上去很健康，没有任何症状。但也可能皮肤有些发白和发凉。一旦动脉导管闭合，下半身血流急剧减少，造成全身脏器功能低下（多脏器衰竭、动脉导管性休克）。即使动脉导管不闭合，随着时间的推移，肺动脉扩张，增加了流向肺的血流。流向肺部血流过多会导致呼吸困难（呼吸急促，呼吸窘迫）。随着肺血流量的增加，体循环血流量减少，继而流向肾、肠道等脏器的血流量减少，尿量减少（肾衰竭）和便血（坏死性肠炎）。

治疗

（1）内科治疗：①静脉滴注前列腺素，用于阻止动脉导管闭合；②低氧治疗，为了控制肺部的血流量以免增加太多，使其吸入氮气与空气混合的气体，来降低氧气浓度；③抗心力衰竭治疗：予以利尿药和强心药。

（2）外科治疗：①新生儿时期的手术（出生后数天内），扩张主动脉弓；把肺动脉扎紧，使其变细的手术（肺动脉环束术）；②双向 Glenn 手术（出生后 3 ～ 6 个月）+DKS 吻合术，连接上腔静脉和肺动脉；把肺动脉和主动脉汇总成一根，变成粗的主动脉；③ Fontan 手术（出生后 1 ～ 1.5 岁），用人造血管连接下腔静脉和肺动脉。

远期预后

Fontan 手术后，其形态与正常心脏完全不同，但动脉血和静脉血会彻底分开，故低氧血症消失。要定期到医院随访，以维持健康的生活。随访观察很重要。因为使用了人造血管，所以必须持续服用预防血栓的药物。10 年或 20 年后可能会发生心律不齐和心力衰竭。要通过心脏导管检查和门诊超声检查进行随访观察。也有可能就学、就业、结婚。至于妊娠分娩报道不多，若状态良好的话，也有可能。建议适度运动以保持血液循环。

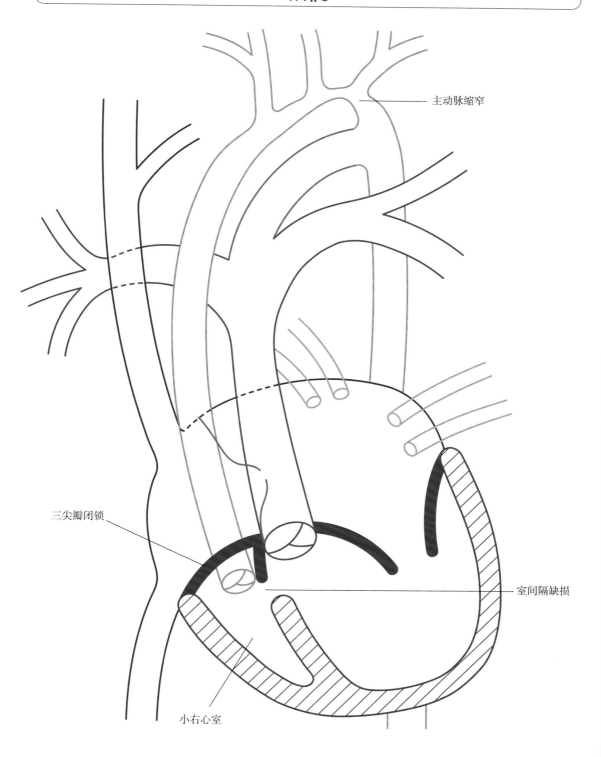

主动脉缩窄

三尖瓣闭锁

室间隔缺损

小右心室

⬤ 法洛四联症

这是对法洛四联症病例的解释。

胎儿心脏超声检查所见

1）室间隔上存在孔隙（室间隔缺损）。
2）主动脉骑跨在左右心室上（主动脉骑跨）。
3）从右心室到肺动脉的出口狭窄（右室流出道狭窄）。

▍胎儿诊断 │法洛四联症

▍出生后症状

■ 低氧血症（发绀）

为了使肺部吸入氧气并将其输送到全身，需要有适量的血液流入肺部。右心室流出道狭窄会导致流向肺部的血液减少，从而出现低氧血症。严重狭窄的情况下，可出现重度低氧血症。中度狭窄的情况下，低氧血症的程度属于轻度。轻度狭窄的情况下，没有低氧血症，但通过室间隔缺损流向肺部的血流量过多，有时会导致心力衰竭，出现呼吸障碍、哺乳障碍、体重增加不良等症状。您孩子的情况，推测是中度的肺动脉狭窄，但在胎儿期很难准确评估其程度，所以出生后将根据检查和症状再重新进行评估。

■ 阵发性缺氧发作

一旦大声哭泣或用力排便等，右室流出道会突然变窄，有时会导致严重的低氧血症，称为阵发性缺氧发作。通常多见于出生 1 ～ 2 个月之后，因此出院后必须密切观察。

▍治疗

■ 内科治疗

如果发生阵发性缺氧发作，开始服用抑制右心室流出道过度收缩的药物（β 受体阻滞剂）。

■外科治疗

出生后 6 ～ 12 个月，可以进行右室流出道扩张 + 室间隔缺损修补。如果在此之前阵发性缺氧发作恶化的情况下，有时先进行体肺动脉分流术（BT 分流术），然后等孩子成长发育。

通常手术后，既不需要使用药物，也不用限制运动，可以正常生活。但是需要进行长期随访，以了解是否出现心律不齐、肺动脉狭窄·反流等情况。

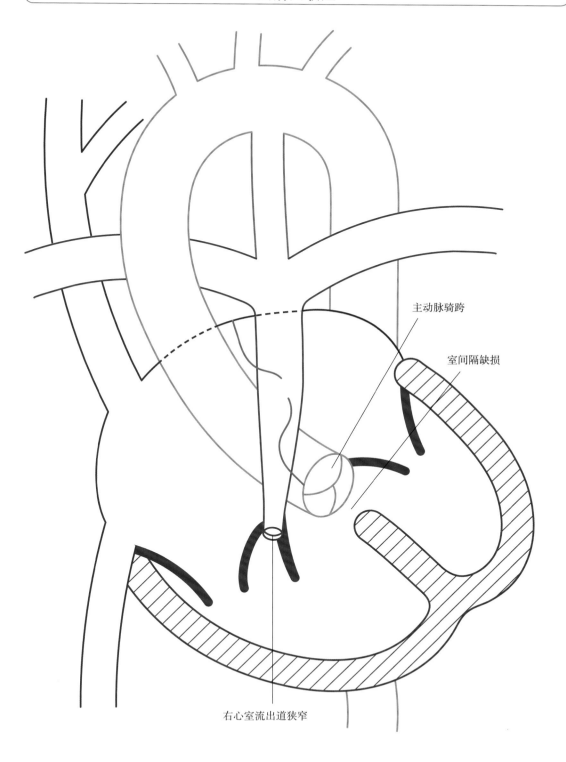

主动脉骑跨

室间隔缺损

右心室流出道狭窄

● 右心室双出口①

这是对伴有主动脉瓣下室间隔缺损病例的解释。

胎儿心脏超声检查所见

1）主动脉和肺动脉均源于右心室。

2）室间隔上有孔隙（室间隔缺损）。室间隔缺损部位距离主动脉很近。

▌胎儿诊断

①右心室双出口（DORV）。②主动脉瓣下室间隔缺损。

出生后，根据主动脉的形态，有时仅诊断室间隔缺损，但治疗方案相同。

▌出生后症状

出生后肺血管阻力降低（出生后1～2周），肺血流量增加，出现心力衰竭症状、呼吸障碍。

心力衰竭症状：四肢发冷，尿量少，水肿。

呼吸障碍：呼吸急促，呼吸困难，呼吸窘迫。

▌治疗

■ 抗心力衰竭治疗

口服利尿剂、血管扩张药等。

■ 手术

在用贴片封闭室间隔缺损的同时，在右心室重建从左心室到主动脉的路径的手术（心内修复术）。

因早产体重轻的情况下，有时在出生后早期不能进行心内修复术。在这种情况下，先进行肺动脉环束术以改善症状，待体重增加后，再进行心内修复术。

DORV（主动脉瓣下室间隔缺损）

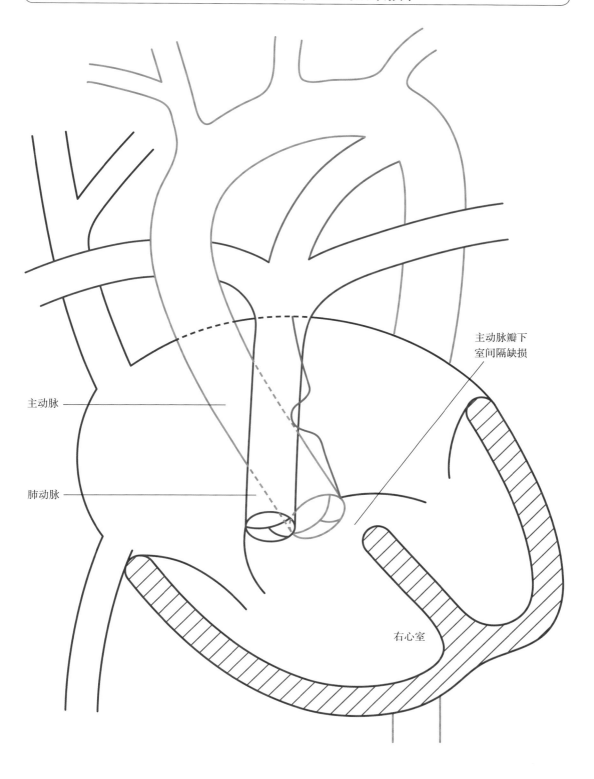

主动脉瓣下
室间隔缺损

主动脉

肺动脉

右心室

右心室双出口②

这是对伴有 Taussig–Bing 畸形（肺动脉瓣下室间隔缺损、主动脉缩窄）病例的解释。

胎儿心脏超声检查所见

1）室间隔上有孔隙。
2）主动脉和肺动脉都源于右心室。
3）肺动脉粗。
4）主动脉弓细。

▌胎儿诊断

①右心室双出口（Taussig–Bing 畸形）。②主动脉缩窄。

▌出生后症状

刚出生的新生儿看上去很健康，没有任何症状。但也可能皮肤有些发白和发凉。随着时间推移肺动脉血管扩张，流向肺部的血流增加。流向肺部血流过多会导致呼吸困难（呼吸急促，呼吸窘迫）。另外，随着肺血流量的增加，体循环血流量减少，继而流向肾、肠道等脏器的血流量减少，进一步导致尿量减少（肾衰竭）和便血（坏死性肠炎）。动脉导管闭合的同时，有时主动脉弓也进一步狭窄（主动脉缩窄）。进入体循环的血液迅速减少，全身各个脏器的功能降低（多器官衰竭、动脉导管性休克）。

▌治疗

■ 内科治疗

①低氧治疗（头箱，氮气）：为了调节肺部血流量，把头箱罩在脸上，和在空气中混合氮气，使用这种低氧浓度的气体来降低氧浓度。有时用低氧浓度进行人工换气。②静脉滴注前列腺素：用于阻止动脉导管的闭合。③抗心力衰竭药物：给予利尿剂和强心剂等。

■外科治疗

有几种类型的手术。要根据出生后的情况综合判断、选择手术方法。一次根治的手术：①扩张主动脉弓；②在封堵室间隔缺损的同时，把左心室血液引导至主动脉，或者切换主动脉和肺动脉。分两次进行的手术：①一期手术，用于扩张主动脉弓、缩紧肺动脉（肺动脉环束术）；②二期手术，在封堵室间隔缺损的同时，把左心室血液引导至主动脉，或者切换主动脉和肺动脉，解除对肺动脉的环束。此手术是先天性心脏病的手术中最难的手术之一。但随着最新心脏外科学的突飞猛进的进展，手术的成功率也逐年提高。

DORV（肺动脉瓣下室间隔缺损 VSD）

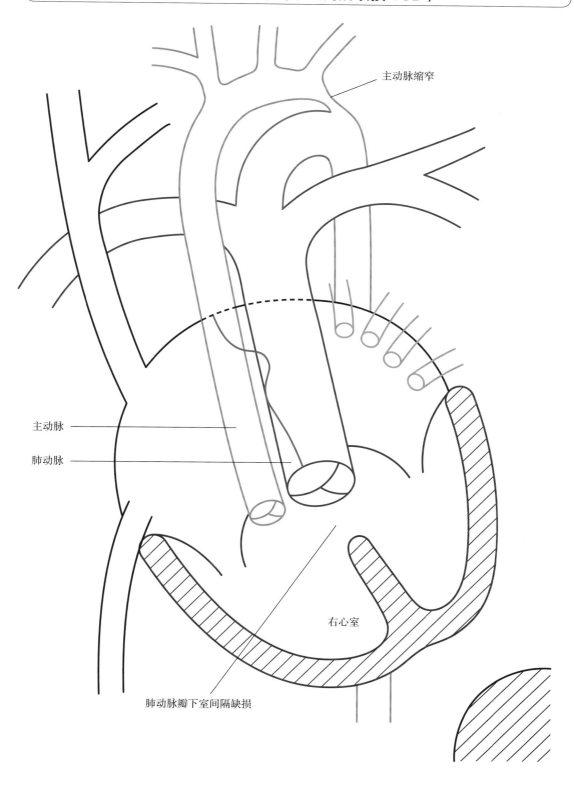

主动脉缩窄

主动脉

肺动脉

右心室

肺动脉瓣下室间隔缺损

右心室双出口③

这是对伴有肺动脉狭窄、远离型室间隔缺损（remote VSD）病例的解释。

胎儿心脏超声检查所见

1）主动脉和肺动脉都源于右心室（两个大血管的右心室）。
2）室间隔处有孔隙（室间隔缺损）。室间隔缺损部位位于三尖瓣·二尖瓣附近而远离主动脉瓣·肺动脉瓣。
3）肺动脉较细（肺动脉狭窄）。

胎儿诊断

①右心室双出口。②肺动脉狭窄。

出生后症状

低氧血症（发绀）

因为心室内动脉血和静脉血混合在一起，出现低氧血症。为了使肺部吸入的氧气输送到全身，需要有适量的血液流入肺部。肺动脉狭窄越重，流向肺部的血液就越少，因而低氧血症越明显。您孩子的情况，推测为中度肺动脉狭窄，但是在胎儿期很难准确评估期严重程度，因此根据出生后的检查和症状再重新进行评估。

治疗

治疗方法取决于肺动脉狭窄程度。①中度肺动脉狭窄：现阶段无需治疗，暂且可以出院。②重度肺动脉狭窄：为了增加肺部血流量，有可能需要进行体肺动脉分流术（BT分流术）。

长期方案

尽量进行心内修复术（修复至正常形状）。有时因心脏内部形态的情况，很难进行心内修复术。在这种情况下，把心室考虑是一个，并旨在通过手术（Fontan 手术）来控制血流，消除低氧血症。

至于采用哪种方案，要根据出生后的情况来决定的。所有方案都是期待在手术后以最佳状态生活下去，但是必须进行终生随访。

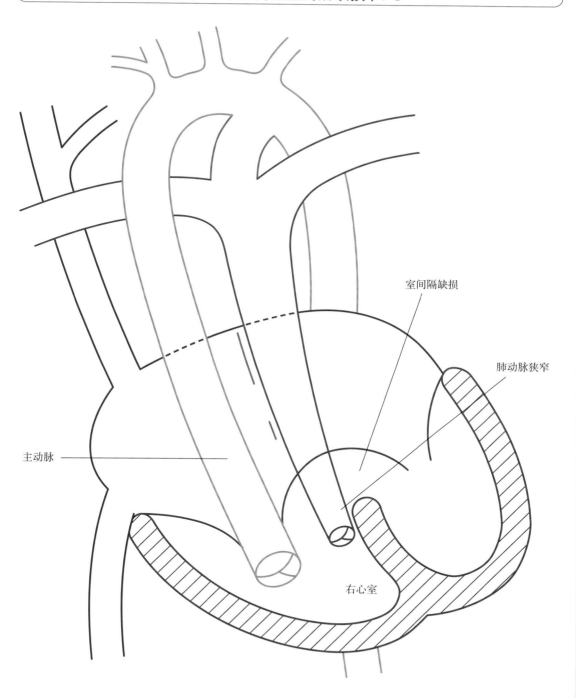

室间隔缺损

肺动脉狭窄

主动脉

右心室

● **永存动脉干**

这是对永存动脉干病例的解释。

1）胎儿的室间隔上有孔隙（室间隔缺损）。
2）从心脏出来一根大血管，分为肺动脉和主动脉弓。

▍胎儿诊断 │ 永存动脉干

▍出生后的情况

（1）由于过多的血液流入肺部，出现呼吸困难。

（2）体循环的血液太少，导致器官供血不足（肾衰竭、坏死性肠炎、多器官衰竭）。病情发展快的话，这些变化会在数天内迅速出现。

▍治疗

（1）低氧疗法（头箱，氮气）：为了调节肺部血流量，使用降低氧气浓度的气体进行换气。

（2）抗心力衰竭治疗：除了予以利尿剂和强心剂治疗外，必要时进行人工呼吸。

（3）手术。

1）第一次：肺动脉环束术（出生数天内）。

2）第二次：Lasteri 手术（出生后数月至 1 年内）。用补片修补室间隔缺损，用人造血管将左右肺动脉连接到右心室。

如果主动脉瓣膜有重度狭窄和反流，应同时进行瓣膜修复术。有时最终要进行瓣膜置换术。

此后，随着身体的发育，有时要更换大号的人造血管。

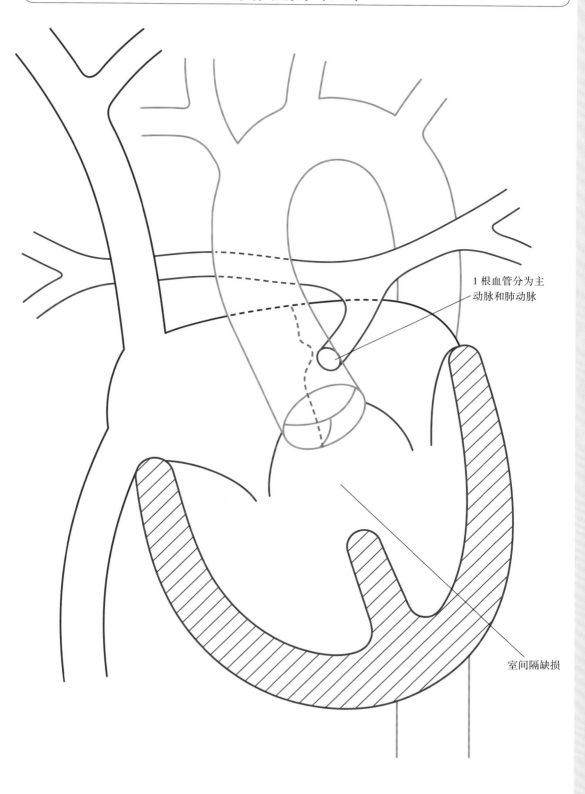

1 根血管分为主动脉和肺动脉

室间隔缺损

● 完全大动脉转位

这是对伴有卵圆孔狭窄病例的解释。

胎儿心脏超声检查所见

1）主动脉源于右心室。

2）肺动脉源于左心室。

3）无肺动脉狭窄。

4）无室间隔缺损。

　　以上所见可以诊断为完全大动脉转位 1 型。

5）卵圆孔狭窄。

▌胎儿诊断 │ 完全大动脉转位 1 型、卵圆孔狭窄

▌出生后症状

发绀（低氧血症）。

· 从体循环返回的含氧量低的血液（静脉血）再次进入体循环。

· 从肺部回流的含氧量高的血液（动脉血）再次流入肺部。

这样下去会导致严重的低氧血症，并且不能向体内脏器提供氧气。

在这种疾病中，卵圆孔和动脉导管通过混合静脉血和动脉血承担着增加体内供氧量的重要作用。卵圆孔和动脉导管的大小对低氧血症的程度有很大影响。

如果卵圆孔和动脉导管没有狭窄：低氧血症的程度轻。

如果卵圆孔狭窄和动脉管狭窄：出生后会立即出现重度低氧血症。→你的孩子推测是这种情况。

如果卵圆孔和动脉导管闭合：出生后数分钟内情况会急剧恶化。

动脉导管在出生时即使是开放状态，但在出生后往往会自然闭合。当动脉导管关闭时，低氧血症会恶化。

另外，流向肺部的血液量对肺部吸收的氧气量影响很大。出生时新生儿一难受，肺部的血管会强烈收缩，有时会使血液难以流入肺部（新生儿继发性肺动脉高压）。新生儿一旦患有继发性肺动脉高压，会引起重度低氧血症。

▌治疗

（1）如果是动脉导管狭窄，静脉滴注前列腺素。不良反应主要有呼吸暂停、肺部出血、消化道出血。不良反应在使用量过大及早产儿中容易发生。

（2）如果是卵圆孔狭窄，用导管扩张卵圆孔（球囊房间隔造口术）。

（3）如果新生儿患有严重的继发性肺动脉高压，给予一氧化氮吸入治疗。

（4）手术通常在出生后 1～2 周内进行（大动脉调转术，即 Switch 手术）。

1）切断并调换肺动脉和主动脉。

2）切下冠状动脉并将其移植到新的主动脉中。

3）用自身心内膜填充肺动脉。

手术后，血液循环将恢复正常，期待生命预后和运动能力和正常人无异，但需要终生随访。

▎手术效果

在出生后早期进行的心脏外科手术中，大动脉调转术即 Switch 手术是最难的心脏手术之一。手术的难度取决于冠状动脉的形状。胎儿超声不能准确确定冠状动脉的形状。在出生后尽可能用超声检查进行正确的判断。

随着麻醉、人工心肺、心脏外科的进步，手术效果迅速提高。有报道救命率达 95% 以上。本院也取得了同样好的效果。

▎远期预后

如果手术顺利的话，几乎没有运动限制，可以过正常的生活。基本上也不需要服用药物。但是，更换的新主动脉瓣的反流和肺动脉狭窄有时会逐渐恶化。此外，因为是移植冠状动脉的手术，所以术后也有可能随着冠状动脉狭窄的加重，而发生心肌梗死。密切、持续的随访至关重要。

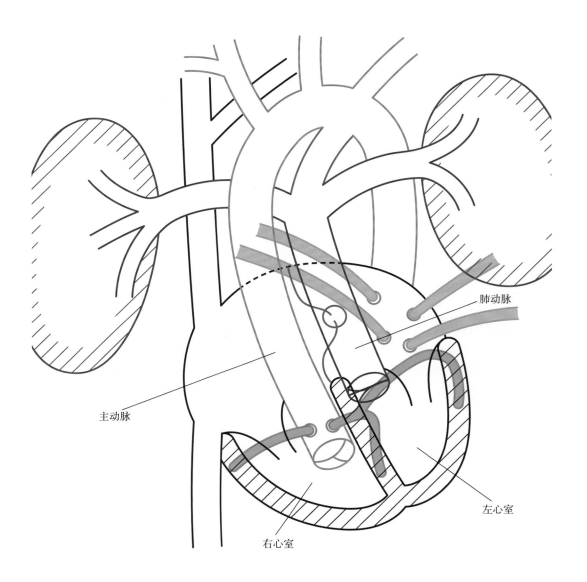

肺动脉

主动脉

左心室

右心室

主动脉缩窄伴室间隔缺损

胎儿心脏超声检查所见

1）主动脉弓途中变细（主动脉缩窄）。

2）室间隔上有孔隙（室间隔缺损）。

以上统称为主动脉缩窄伴室间隔缺损。

▌出生后症状

刚出生的新生儿看上去很健康，没有任何症状。但也可能皮肤会有些发白和发凉。

一旦动脉导管闭合，进入人体的血液急剧减少，全身脏器功能低下（多器官衰竭、动脉导管性休克）。

即使动脉导管未闭合，出生后随着时间推移肺动脉血管扩张，流入肺的血流增加。流向肺部血流过多会导致呼吸困难（呼吸急促，呼吸窘迫）。另外，随着肺血流量的增加，体循环血流量减少，从而流向肾、肠道等脏器的血流量减少、引起尿量减少（肾衰竭）和便血（坏死性肠炎）。

▌治疗

■内科治疗

①静脉滴注前列腺素：阻止动脉导管的闭合。②低氧治疗：为了调节肺部的血流量以免增加太多，将氮气与空气混合，使其氧气浓度降低，进行换气。③抗心力衰竭治疗：给予利尿剂和强心剂。

■手术

一次性根治手术：①扩张主动脉弓；②封堵室间隔缺损。使用人工心肺机，暂时停止心脏跳动，一次全部治愈。

分期手术：分两次进行手术。①第一次不使用人工心肺体外循环，进行主动脉弓修复和肺动脉环束术；②第二次使用人工心肺进行室间隔缺损封堵术。

通常，在本院实行一次性根治手术的方案，但是当判断认为一次性根治手术风险很高时，将进行分期手术。最终手术后，期待血流量与正常情况相同，在疾病预后和运动能力方面不出现问题，但是术后有可能发生主动脉再狭窄，故需要终生随访观察。

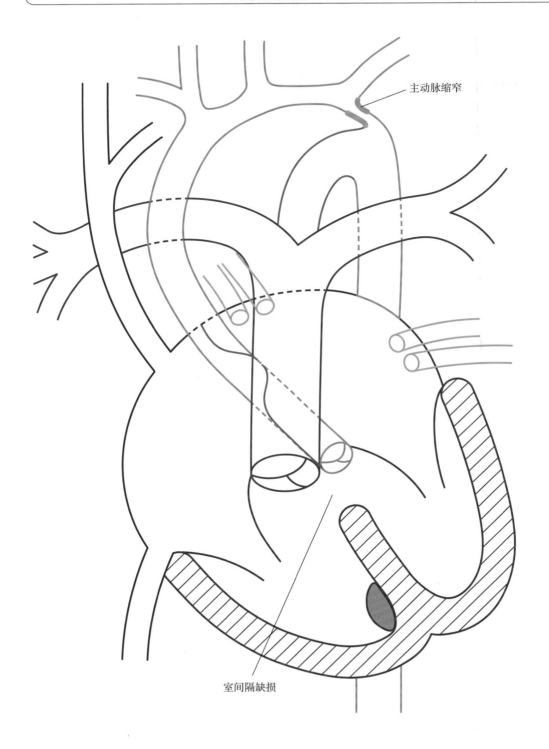

主动脉缩窄

室间隔缺损

动脉导管提前收缩

1）右室壁增厚，收缩欠佳。
2）有三尖瓣反流。
3）动脉导管几乎闭合。

胎儿诊断 | 动脉导管提前收缩

通常情况下，在子宫内胎儿动脉导管不会闭合。服用某些退热药和止痛药会使动脉导管闭合。在欧美国家作为预防先兆早产药物常使用解热镇痛药消炎痛，但有报道其不良反应是动脉导管闭合，引起胎儿心力衰竭。在日本，以前也把消炎痛作为预防先兆早产的药物使用，但现在已被禁止使用。在日本诊断的病例几乎都是原因不明的自然闭合的病例。

胎儿在宫内一旦发生动脉导管闭合，导致右心室压力过大。最终结果是右心室壁变厚，三尖瓣反流。

出生后症状和治疗

出生后一段时间内持续有低氧血症和肺动脉高压，但多数情况下通过吸氧后 1～2 周内会有所改善。但是，当胎儿/新生儿处于窒息状态时，会出现重度肺动脉高压（新生儿继发性肺动脉高压），引起严重的低氧血症，有时需要重症监护治疗。

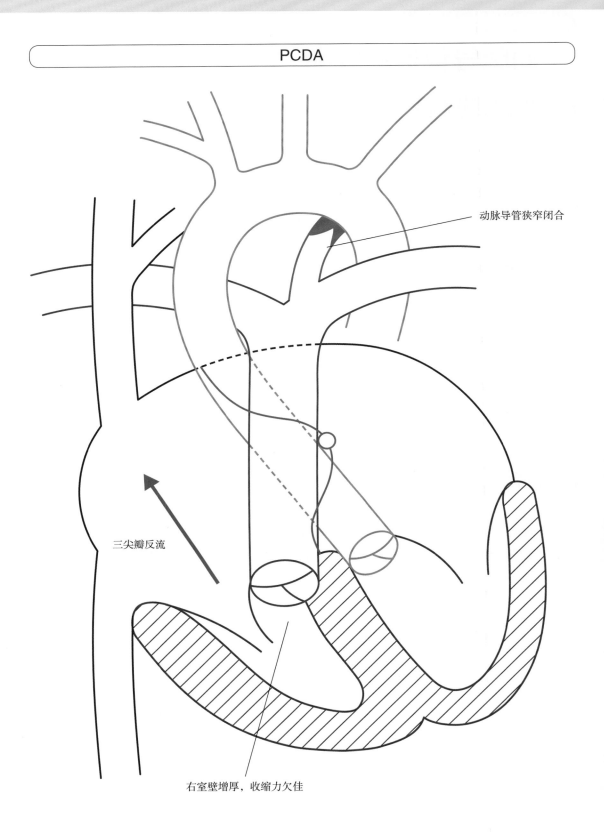

动脉导管狭窄闭合

三尖瓣反流

右室壁增厚，收缩力欠佳

先天性血管环

胎儿心脏超声检查所见

1）主动脉弓向右弯曲（右位主动脉弓）。
2）动脉导管位于气管的左侧（左位动脉导管）。
3）气管和食管被血管环包绕（血管环）。

▌胎儿诊断 | 血管环（右位主动脉弓）

▌症状

气管和食管被血管环压迫，有时会出现以下症状。
（1）呼吸困难。
（2）难以吞咽食物（吞咽困难）。
因为气管、食管狭窄的程度不同，其症状轻重和发病时间也各种各样。
1）最严重病例，出生后立即出现呼吸困难症状。
2）从出生后数个月开始零星地出现，一旦感冒就呼吸困难。
3）开始吃离乳食品时出现吞咽困难、呼吸困难。
4）轻度病例多数无症状。

▌治疗

■ 右位主动脉弓引起的血管环对气管没有压迫的情况

到目前为止，这种疾病几乎在胎儿期不能诊断，出生后出现症状进行进一步检查、确诊，一旦确诊后立即进行手术。但是我们也知道在胎儿期诊断发现后，因无症状进行长期观察的患者也不在少数。因此，如果是胎儿期已诊断，并且出生后无症状，是否应该进行手术尚无定论。现阶段我们是进行细致的随访观察，一旦出现狭窄的症状，即使是轻症，治疗方针也是要尽快进行动脉导管韧带切断术。如果没有狭窄症状，无须手术，进行随访即可。

■ 右位主动脉弓、左位动脉导管引起的血管环对气管有压迫的情况

要进行切断动脉导管、松解血管环的手术。如果气管狭窄严重，应同时进行扩张气管的手术。术后有时需要长时间的人工呼吸。

目前，您孩子的情况，无明显气管狭窄，但将来有可能会变化，需要进行随访。

血管环

正常　　　　　　　　　　　右位主动脉弓导致的血管环

正面图

气管　　　　　　　　左位主动脉弓

右位主动脉弓　　气管

动脉导管

动脉导管

肺动脉

肺动脉

俯瞰图

左位主动脉弓

右位主动脉弓

气管

动脉导管

气管　　　　　　　　　动脉导管

肺动脉

肺动脉

完全性肺静脉异位引流

胎儿心脏超声检查所见（胎儿诊断）

1）肺静脉不流入左心房，汇成一支后，向后上汇入垂直静脉，并经无名静脉流入上腔静脉（全肺静脉回流异常类型 1a）。

2）垂直静脉狭窄（肺静脉狭窄）。

▌出生后症状

肺静脉狭窄的程度决定了疾病的严重程度。

■ 完全没有肺静脉狭窄的情况

刚出生的新生儿看上去很健康，没有任何症状。但是也可能是皮肤有些发白和发凉。随着时间推移（以周为单位）肺动脉血管扩张，流向肺部的血流增加。流向肺部血流过多会导致呼吸困难（呼吸急促，呼吸窘迫）。

■ 有肺静脉狭窄的情况

从出生后的早期就会出现严重的低氧血症和明显的呼吸道症状。症状的轻重与肺静脉狭窄程度成正比。

您孩子的情况，我们认为有肺静脉狭窄，很可能在出生后的早期就会出现症状。

▌治疗

手术是唯一的治疗方法。手术时使用人工心肺机，将肺静脉连接到左心房。手术的紧急程度取决于肺静脉狭窄程度。

■ 如果没有肺静脉狭窄

没必要立即治疗。在出生后 1 个月内择期手术。

■ 如果有严重的肺静脉狭窄

在出生后的早期进行手术（出生后数小时至数天内）。

▌预后

手术后，血液循环将与正常情况相同，期待包括运动能力在内的正常成长发育。但是，部分患者术后会再次出现肺静脉狭窄，应谨慎进行随访。若再次出现狭窄的情况，可能需要再次手术和导管治疗。

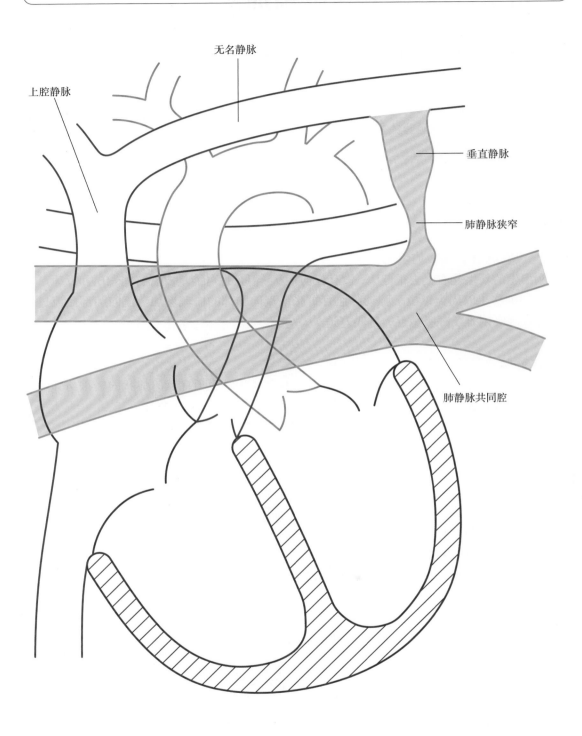

无名静脉

上腔静脉

垂直静脉

肺静脉狭窄

肺静脉共同腔